◈ 临床护理一本通 ◈

口腔科临床护理

主　审　郭　明
主　编　丁淑贞　丁全峰

副主编　吕　艳　吴　冰　庄丽娜　杨　晶
编　者（以姓氏笔画为序）：
　　　　丁全峰　丁淑贞　于　虹　于蕾均　吕　艳
　　　　庄丽娜　李　茹　杨　晶　吴　冰　张　军
　　　　张　彤　张振清　张晓霞　张端凤　林朝虹
　　　　赵瑾瑶　秦　玮　凌　峰　崔丽艳　翟　艳

中国协和医科大学出版社

图书在版编目（CIP）数据

口腔科临床护理／丁淑贞，丁全峰主编. —北京：中国协和医科大学出版社，2016.1

（临床护理一本通）

ISBN 978-7-5679-0443-9

Ⅰ. ①口…　Ⅱ. ①丁… ②丁…　Ⅲ. ①口腔科学－护理学　Ⅳ. ①R473.78

中国版本图书馆 CIP 数据核字（2015）第 251623 号

临床护理一本通

口腔科临床护理

主　　编：丁淑贞　丁全峰
责任编辑：吴桂梅

出版发行：中国协和医科大学出版社
　　　　　（北京东单三条九号　邮编 100730　电话 65260431）
网　　址：www.pumcp.com
经　　销：新华书店总店北京发行所
印　　刷：北京联兴盛业印刷股份有限公司

开　　本：710×1000　　1/16 开
印　　张：23
字　　数：270 千字
版　　次：2016 年 7 月第 1 版
印　　次：2023 年 11 月第 3 次印刷
定　　价：50.00 元

ISBN 978-7-5679-0443-9

前　言

　　护理学是将自然科学与社会科学紧密联系起来的为人类健康服务的综合性应用学科。随着医学科学的迅速发展和医学模式的转变，医学理论和诊疗护理不断进行更新，护理学科领域发生了很大的变化。"临床护理一本通"旨在为临床护理人员提供最新的专业理论和专业指导，帮助护理人员熟练掌握基本理论知识和临床护理技能，提高护理质量，是对各专科临床护理实践及技能给予指导的专业参考书。

　　随着现代医学科学技术的发展，口腔科也有了很大的进步，新的诊疗技术和治疗方法不断地得到应用和推广，其护理知识与要求也应随之相应地提高和完善。为了促进广大口腔科医务人员在临床工作中更好地认识、了解口腔科的疾病，普及和更新口腔科的临床及护理知识，从而满足口腔科专业人员以及广大基层医务工作者的临床需要，结合临床经验，我们编写了这本《口腔科临床护理》。

　　本书基本包括了口腔科专业的常见疾病和多发疾病，具体讲述了相关疾病概述、临床表现、辅助检查、治疗原则、护理评估、护理诊断、护理措施及健康教育等内容，语言简洁，内容丰富，侧重实用性和可操作性，并力求详尽准确。

　　本书适合口腔科及广大相关专业医生及护理人员使用。

　　由于时间仓促，编者经验水平有限，不足之处在所难免，恳请读者批评指正。

编　者

2016 年 3 月

目　录

第一章　口腔科临床护理概述

第一节　口腔科患者基本特征

口腔科患者指因口腔颌面部病损而前来就诊或住院的患者。口腔科护理工作的主要任务是对口腔科患者进行整体护理。因此，口腔科护理人员必须掌握口腔科患者的基本特征，注意护理对象的不同，依据护理程序，对患者进行准确的护理评估，做出正确的护理诊断，采取科学的护理措施。

【患者群广泛】

口腔科疾病发病率高，且多为常见病，如龋齿、牙龈炎、牙周炎、口腔溃疡、牙列缺损等；同时，口腔科患者无性别、年龄、职业的差异，不论男女老少、也不论是何职业，均可患病。

【临床症状典型性】

由于口腔颌面部位于人体暴露部位，无论是软组织还是硬组织病损，均会引起局部相应部位的典型表现，从而使护理人员更容易确定口腔科患者的护理诊断。如急性牙髓炎的典型疼痛、牙龈炎的牙龈出血、颌骨骨折引起的咬合错乱等症状。

【与全身疾病相关性】

口腔科疾病不仅在口腔颌面部有相应的表现，还可引起全身疾病，如口腔病灶感染能引起细菌性心内膜炎、风湿性关节炎、肾小球肾炎等；某些全身性疾病也可以在口腔中表现出相应的症状，如维生素 B_2 缺乏引起口角炎、舌炎，血液病会引起牙龈出血等症状。因此，在护理口腔患者时必须有全局性观念。

【高复诊性】

　　对于口腔科疾病的处理，如牙髓炎、根尖周炎的治疗，牙列缺损的修复，牙列不齐的矫治等，患者常需要多次就诊，而患者如果没有充分的心理准备，就会产生焦虑心理。这就要求护理人员熟知患者心理，如需多次就诊，应事先向患者交代；在复诊过程中，及时对患者进行心理疏导，以避免或减少医患矛盾的发生。

【患者多有恐惧心理】

　　口腔科患者，尤其是门诊患者，对于就医有着更多的恐惧，尤其在医生使用牙钻、牙钳等器械时。此时同样需要护理人员了解患者心理，适时安慰患者，缓解其紧张情绪，以配合医生治疗。

第二节　口腔科患者的护理评估、检查及护理诊断

　　对口腔科患者的护理评估是确定护理诊断、制订护理计划、采用合理而科学护理措施的必要手段和重要依据。在评估时，不仅要了解患者的身体健康状况，还应关心患者的心理、社会、文化及经济等情况，这样才能做出全面正确的评估。口腔科护士除应掌握收集资料的方法和技巧外，还应掌握身体各系统体格检查的方法，以便收集到第一手资料，从而发现患者生理、心理、社会等方面现存的或潜在的健康问题，为护理诊断、护理计划及护理措施的制订提供系统、完整、可靠的资料。

【护理评估】

1. 健康史

　　(1) 收集患者一般资料，如姓名、性别、年龄及家庭住址等。

　　(2) 详细询问患者口腔卫生习惯、有无牙外伤史、吸烟史、过敏史、遗传史、高血压病史等。

　　(3) 结合视诊、触诊、叩诊、嗅诊等，检查患者有无牙洞、缺牙、口腔溃疡、白斑、牙龈出血、牙齿松动及口臭等情况。

2. 身体状况

（1）牙痛

牙痛是口腔科患者最常见的症状，也是口腔科患者就诊的最主要的主诉之一。牙痛的特点包括：自发性剧痛、自发性钝痛、激发痛、咬合痛。由于病因不同所引起的牙痛性质、部位、持续时间、病程、与外界刺激的关系均有所不同。引起牙痛的原因有多种，主要有：

①牙齿本身疾病：深龋、各种牙髓炎、牙本质过敏等。

②牙周组织的疾病：牙周组织损伤、坏死性龈炎、龈乳头炎、牙周脓肿、牙槽脓肿、各种急慢性冠周炎、根尖周围炎及干槽症等。

③邻近组织的疾病所引起的牵涉痛：急性化脓性上颌窦炎、颌骨骨髓炎、颌骨内和上颌窦内的肿物压迫牙根吸收引起的继发感染，急性化脓性中耳炎、咀嚼肌群的痉挛等均可引起牵涉痛。

④神经系统疾病：三叉神经痛可以引起牙痛。

⑤全身疾病：流感、神经衰弱等可引起牙痛，心脏痛也可以引起心源性牙痛，高空飞行牙髓腔内压力增高可引起牙痛。

（2）牙齿松动

正常情况下牙齿只有极轻微的生理活动度（约1mm内），超过生理活动度，多为病理原因所致。牙周病是牙齿松动乃至脱落的最主要的原因，外伤及颌骨病变也可导致牙齿松动。

（3）牙龈出血

牙龈在无任何刺激时的出血，且出血量多，无自限性称牙龈出血。引起牙龈出血的常见原因有：

①牙周疾病，如各种牙龈炎、牙周病、坏死性龈炎、牙龈肿瘤。

②全身疾病，如血液病、严重贫血、维生素C缺乏症、肝硬化、脾功能亢进、尿毒症、苯中毒等。

（4）口臭

是口腔、鼻和某些全身疾病均可出现的一种症状，常常带给患者较大的精神负担而使患者到口腔科就诊，常见口臭的原因有：

①口腔卫生问题所引起的口臭：口腔不洁、牙石、牙垢、过多嵌塞于牙间隙和龋洞内的食物发酵腐败是主要原因。

②口腔疾病所引起的口臭：口腔黏膜糜烂、牙周炎、牙龈炎、智齿冠周炎、残根、干槽症等。

③鼻咽部疾病：化脓性上颌窦炎、萎缩性鼻炎、小儿鼻内异物、扁桃体炎等均可引起口臭。

④某些全身性疾病：如发热、消化不良、胃肠疾病、肺部感染、白血病引起的牙龈和黏膜的坏死等。

（5）牙齿颜色改变

患者长期喝茶、吸烟，可导致牙齿表面有褐色、黑色色素沉着；牙受外伤后或牙体治疗时使用了某些药物，可以使个别牙变色；牙齿发育期间环境和全身因素的影响，可导致全口牙齿变色，如四环素牙及氟斑牙。

（6）张口受限

正常开口度大小相当于自身的示指、中指、无名指合拢时三指末关节的宽度，约3.7cm，凡不能达到正常张口度者，即称为张口受限。常见的原因有：

①口腔颌面部的炎症：如下颌智齿冠周炎、颌面部蜂窝织炎及牙源性颌骨骨髓炎等。

②颞下颌关节病：如颞下颌关节强直、关节盘脱位、关节炎症及下颌关节功能紊乱。

③口腔颌面部外伤：凡能引起颌骨或颌面部软组织、颞下颌关节挫伤者均可引起张口受限。

④口腔颌面部恶性肿瘤：位于颊部、腮腺等区域的恶性肿瘤，由于侵犯和破坏颊肌、翼内肌等组织可引起张口受限。

（7）其他

包括咀嚼功能障碍、吞咽困难、颌面部肿痛及口腔黏膜病损，可见于口腔颌面部炎症、牙体及牙周感染、口腔溃疡等。

3. 心理-社会状况

（1）延迟就医心理

口腔疾病的患者在无自觉症状时，往往不知道自己已患牙病，只有出现疼痛或其他明显症状才就医，部分患者认为牙病是小病，能拖则拖，或自己吃些止痛药，暂时止痛就认为牙病已经好了。因此不能及时到医院诊治，延误了治疗时机，导致严重口腔疾病的发生。

(2) 钻牙恐惧心理

大多数患者对钻牙有畏惧心理，惧怕疼痛，不愿及时就诊。

(3) 求治心切

部分患者在牙痛难忍之时，表情十分痛苦，心情极其烦躁，坐卧不宁，一到医院，就迫切要求立即为其解除疼痛。

(4) 对面容美观要求高

口腔疾病多发生在面部，其治疗范围也在口腔颌面部，因此，在疾病治疗的同时，患者往往对面部外形的维持和美观改善要求高，仅术后短暂的颜面肿胀都难以面对，一旦未达到预期值，就可能引发较为复杂的心理问题和医疗纠纷。

(5) 焦虑不安

患有复发性口腔溃疡的患者，因反复交替发作，治疗时间较长，可引起患者不安；同时在进食时因溃疡引起的疼痛，让患者更惧怕进食，使患者十分焦虑。口腔颌面部外伤、恶性肿瘤术后引起面容毁损的患者焦虑、自卑心理更为严重。

(6) 社会交往障碍

因口腔病患（唇腭裂）而致的口臭、语言不清、功能障碍以及颜面的改变与毁损，都严重地影响到患者的正常社会生活，使患者不愿多与社会群体接触，感觉孤独寂寞，自卑心理严重，自己将自己禁锢在个人世界的狭小空间，从而导致社会交往障碍。

(7) 社会支持不足

唇腭裂患者如未在婴幼儿期进行修复术，通常伴有自卑、孤僻感，不愿与人交往，并常常会受到同龄儿童的歧视，患者的父母也会受到来自各方面的压力和遗留心理创伤。腭裂患者术后需要进行较为系统的语音训练，才能改善腭裂语音，由于缺乏相关知识，患者家属往往在手术修复改善了外观后，就不重视语音的序列治疗，或在进行语音序列治疗的过程中难以坚持而终止训练。语音序列治疗的时间较长、经济花费高，同龄儿童的歧视，家属缺乏相关知识等因素，是唇腭裂患者社会支持不足的原因。

【辅助检查】

1. 基本检查法

护理人员首先对患者做一般性观察，如观察患者意识及精神状态是否正常，体质、发育及营养状况如何，身体及颌面部有无畸形，皮肤色泽是否正常等；一般性观察后，即可通过交谈法进行问诊，同时进行护理体格检查。

（1）问诊

通过问诊可获得护理对象的一般资料，并掌握本次患病情况，如牙痛了几日，疼痛的程度如何，是否去过其他医院诊治。主要是针对患者的主诉、现病史、既往史和家族史等进行询问。

（2）视诊

首先要观察主诉部位的情况，再依次检查其他部位。观察颌面部发育是否对称，有无畸形、肿胀，开口型是否正常；口腔内有无坏牙、缺牙，是否有充填体等；口腔黏膜颜色、形态、质地的情况。

（3）探诊

利用探针检查并确定病变部位、范围、程度、疼痛反应等情况。探诊可确定牙龋坏部位及深浅、牙髓暴露情况、充填物边缘密合程度、有无继发龋等，而钝头的牙周探针可用来检查牙周袋深度和瘘管方向。

（4）叩诊

利用口镜柄、牙用镊子柄在牙齿𬌗面或切缘轻轻垂直叩打。应先叩正常牙做对比。叩诊的主要目的为检查牙周膜的炎症反应，叩痛的程度用（+）、（++）、（+++）表示。

（5）扪诊

扪诊是用手指或器械按压、触摸检查部位，用于检察病变部位、范围、大小、形状、硬度、压痛、波动、溢脓、热感、振动的大小等情况。

（6）嗅诊

口腔卫生不良、牙周疾病、全身性疾病都可引起口臭，护理人员可凭嗅觉协助诊断。

（7）咬诊

主要用于检查患者在咬合时有无牙齿的松动、移位及疼痛，如牙隐裂、急性根尖周炎等。

2. 辅助检查法

（1）牙齿松动度的检查

用牙科镊子固定住牙冠，并向各个方向摇动，检测牙齿的松动度。

（2）牙髓活力的检查

正常牙髓能耐受一定量的电流刺激或温度刺激。临床上常用牙髓对温度和电流的不同反应来协助诊断牙髓是否患病、病变的发展阶段以及牙髓的活力是否存在。正常情况下，牙髓对 $20\sim50℃$ 的温度刺激不产生反应。一旦发生炎症，则对温度刺激反应敏感，如发生变性或坏死，则反应迟钝或消失。

①冷试法：可用冷水、冷气、氯乙烷、无水酒精、冰棒等。临床上最简便易行者为用冷水，即用三用枪喷试。

②热试法：可用 $50\sim60℃$ 热水喷注患牙或用热牙胶置于受检牙上，测试时应以对侧同名牙或相邻牙作为对照。

③电流检查：用牙髓活力电测验器（亦名电牙髓活力计）来进行测试。电流检查时同样要测试相邻牙或对侧同名牙作为对照。

（3）影像学检查

可借助 X 线摄片、超声检查、CT 等检查牙体、牙周、唾液腺、颌骨及其关节等疾病，根据病变的部位、性质、检查目的的不同，可采用不同的检查方法。

（4）实验室检查

包括临床检验、生物化学检验、细菌学检查等。实验室检查对颌面外科疾病患者的诊断、治疗及全身情况监测具有重要的意义。

3. 口腔检查

（1）唇

主要检查皮肤、黏膜、形态、有无肿胀、疱疹、脱屑、皲裂、口角有无糜烂、色素沉着、白斑及增生物等。正常唇呈粉红色，若唇苍白或青紫多为疾病所致。

（2）颊

主要检查颊部的色泽、对称性、有无肿胀、有无压痛、有无慢性瘘管、有无感觉障碍与过敏等。在检查颊部黏膜时应从色泽、形态、质地三方面检查。应注意颊黏膜有无角化异常、表面发白的情况；特别要注意腮腺导管乳头有无充血、水肿、溢脓及触痛。

（3）牙龈

主要检查牙龈组织的色泽、形态、质地的情况，观察是否有色素沉着，有无瘘管存在，牙龈有无出血，龈缘有无红肿、出血、增生、萎缩、溃疡、坏死和窦道等。正常牙龈呈粉红色，有点彩。牙龈炎、牙周病的最常见表现为点彩减少或消失。

（4）系带

是口腔内一种带状的纤维结缔组织，依其所在部位不同而命名为唇系带、颊系带、舌系带。检查时应注意其数目、形状、位置及附着情况、对牙位及口腔功能有无影响等。

（5）腭

硬腭黏膜正常呈粉红色，黏膜下有骨质，软腭黏膜略呈暗红色，黏膜下无骨质。主要观察有无畸形、肿块、充血、水肿、溃疡、假膜、白色斑块等异常变化。

（6）舌

正常舌质淡红，舌体柔和、滋润有光泽，舌背表面覆盖有薄层白苔，无裂隙。舌腹部黏膜薄而平滑。检查时应注意舌质的色泽，舌苔的变化，舌背是否有裂纹，舌乳头是否充血、肿大、有无肿物，舌的运动与感觉功能是否有障碍，以协助诊断机体全身性疾病。

（7）口底

主要检查舌系带是否过短，舌下肉阜有无异常分泌物，导管乳头有无红肿，口底有无肿胀、包块及其硬度和活动度等情况。

4. 牙齿检查

（1）视诊

先检查主诉部位，再检查牙齿的数目、形态、颜色、位置、萌出替换情况、牙体、牙周组织及咬合关系等。

（2）探诊

用牙科探针或牙用镊子检查并确定病变部位、范围和反应情况。包括检查牙有无龋坏，确定其部位、深浅，有无探痛以及牙髓是否暴露。有充填物时，探查充填物边缘与牙体是否密合及有无继发龋。当牙本质过敏时，可以探测敏感部位。还可用探针检查牙龈是否出血、牙周袋的深度、龈下牙石的分布以及瘘管的方向等。必要时可用钝头牙周探针检查牙周袋的深度。

（3）叩诊

用口镜或镊子柄垂直或从侧方叩击牙齿有无疼痛，用以检查是否存在根尖周或牙周病变。应先叩健齿再叩患齿对比反应。正常叩诊音清脆，音变混浊表示根尖有损害或牙周膜有破坏。

（4）扪诊

手指轻压牙周组织进行扪诊，轻压龈缘处观察是否有脓液溢出，触诊根尖部的牙龈注意有无压痛和波动感。

（5）牙齿松动度的检查

牙齿的松动度是检查牙周膜和牙槽骨健康状况的重要指标。检查方法：前牙用牙科镊子夹住牙冠做唇舌向摇动，后牙可将镊子尖并起后放于咬𬌗面的中央窝做颊舌（腭）向及近远中向摇动。临床上常用的牙动度测量和记录的方法有以下两种：

①以牙松动幅度记录

Ⅰ度松动	活动幅度不超过 1mm
Ⅱ度松动	活动幅度为 1~2mm
Ⅲ度松动	活动幅度大于 2mm

②以牙松动方向记录

Ⅰ度松动	仅有唇（颊）舌向运动
Ⅱ度松动	唇（颊）舌向及近远中向均有松动
Ⅲ度松动	颊舌（腭）向（唇舌向）、近远中向及垂直向均松动

5. 颌面部检查

（1）视诊

注意观察颜面表情与意识状态；颜面部外形与色泽，即颜面部外形与轮廓的对称性、丰满度，颜面皮肤的色泽、皱纹、弹性等。

（2）扪诊

检查病变范围、大小、形态、深度、硬度、温度、能否移动、有无触痛、有无波动感等以及皮肤和深层组织的关系。

6. 颞下颌关节检查

主要检查关节运动是否正常。常用的方法是医生站在患者的前方，将双手的示指及中指的腹面分别贴放于患者两侧耳屏前（即髁突的外侧面，下关穴处）或用两手的小指末端放在患者两侧的外耳道内，以拇指在颧骨部固定，请患者做开闭口及侧方、前伸运动，以触知髁突运动是否协调、有无杂音、滑动情况如何，同时观察下颌运动是否居中或向一侧偏斜等。特别要注意杂音出现的时间（开口初、中及末期），性质（是清脆声，还是破碎声或磨擦音等），数量（是单声，还是双声或多声）。再用手指触诊髁突前、后方，喙突、乙状切迹及咀嚼肌群的肌肉等，若有压痛可协助颞下颌关节疾病的诊断。如：翼外肌痉挛的患者在下关穴深层有压痛；若关节后区损伤者，髁突后有压痛；患有夜磨牙症者，在触压咀嚼肌或颞肌时，常有酸胀或痛感等。还应检查咬合关系是否正常，有无𬌗紊乱，有无早接触，牙齿的磨耗程度，正中关系位与正中𬌗位是否协调，正中接触是否平衡，义齿是否合适等。

7. 开口度检查

用卡尺测量上下切牙切缘间距离，或用手指宽度表示。临床上，如有开口度异常时可参照以下标准：

轻度张口受限	上下切牙切缘间距离可置入两横指（2~3cm）
中度张口受限	上下切牙切缘间距离可置入一横指（1~2cm）
重度张口受限	上下切牙切缘间距离不足一横指，不足1cm
完全性张口受限	完全不能张口，也称牙关紧闭
张口过度	开口度超过4.5cm

8. 唾液腺检查

（1）视诊

两侧对比，了解形态变化，注意导管口有无分泌物等。

（2）扪诊

腮腺的扪诊以示指、中指、无名指三指平触为宜，颌下腺及舌下腺的扪诊常用双合法检查。扪诊导管时，应了解导管的质地，排除导管结石。用手轻轻按摩和推压腺体，观察导管排出物的性质和量，必要时双侧进行对比。

（3）探诊

用钝头探针探测唾液腺导管或注入造影剂及药物。探诊时动作要轻柔、准确，应认真、耐心，以免损伤导管乳头或将药液注入软组织中。在未触及结石时方可进行探诊，以免出现结石被推向腺体的可能。

【护理诊断】

1. 急性疼痛
与牙髓腔及根尖周组织压力增大、食物刺激口腔黏膜病损有关。

2. 有窒息的危险
与颌面部外伤、术后不能有效地清理呼吸道中的分泌物和阻塞物有关。

3. 有感染的危险
与口腔颌面部损伤或手术后个体病原体侵犯的危险性增加有关。

4. 体温过高
与急性炎症有关。

5. 牙齿受损
与牙体硬组织脱矿、牙菌斑堆积、食物嵌塞及口腔卫生不良习惯等有关。

6. 组织完整性受损
与颌面部外伤、肿瘤术后及慢性根尖周炎症有关。

7. 口腔黏膜受损
与牙龈萎缩、地图舌、黏膜剥脱等损伤有关。

8. 语言沟通障碍
与张口受限、外伤、骨折固定、术后禁发音等有关。

9. 吞咽障碍
与口腔疾病引起的口腔、咽结构功能缺陷和运转异常有关。

10. 睡眠型态紊乱
与患病后患者的心理、生理因素改变及住院后环境改变有关。

11. 自我形象紊乱
与颌面部外伤或手术后颜面及功能改变有关。

12. 自理能力缺陷
与口腔颌面部手术后，自我进食及自我口腔护理能力受损有关。

13. 营养失调：低于机体需要量	14. 焦虑
与颌面部组织损伤、炎症，张口困难等影响进食的因素有关；与食欲降低有关。	与身体不适感、担心疾病预后等有关。
15. 恐惧	16. 社交障碍
与担心手术、麻醉意外有关，与患者惧怕疼痛或治疗器械有关。	与牙龈出血、口臭有关。
17. 知识缺乏	18. 潜在并发症
与患者缺乏口腔疾病的预防、保健及治疗方面的知识有关。	与手术、伤口感染有关，如出血。

第三节　口腔科护理管理

口腔科护理工作贯穿于患者就诊的全过程，包括导诊、分诊、协助治疗、健康指导以及整个诊疗过程中的交叉感染控制。在工作中不但要求医护配合协调、护士护理技能娴熟，调制材料保证质量，而且也要求护士具备丰富的人文知识，从而将传统的"医护配合"模式转变到"以患者为中心"的护理模式上来，为患者提供全程的优质护理服务，满足患者生理、心理、社会、精神等多方面的需要。

【门诊护理管理】

口腔疾病大部分在门诊进行诊疗，因此做好门诊护理工作十分重要。口腔门诊护理的主要任务是做好开诊前准备、患者的分诊、椅旁护理及健康教育等，并协助医生进行疾病的检查、治疗。

1. 门诊的特点

（1）门诊患者的特点

口腔门诊是集检查、诊断、治疗为一体的空间。口腔门诊患者流动性和开放性强，对治疗和护理要求高。患者不仅要求解除痛苦，恢复功能，满足美容的需要，同时在整个治疗中还要求得到舒适、愉快的情感体验。

（2）操作区域的特点

由于口腔疾病诊疗工作的特殊性，大量的治疗工作都是医生、护士在患者充满唾液、血液和多种微生物的口腔内用手操作完成，如果处置不当，极易造成交叉感染，从而影响患者及医护人员的安全，因此，院内感染的预防和控制工作贯穿于口腔门诊护理工作的全过程。

（3）医护合作的特点

门诊治疗要求护士与医生配合十分紧密，护士不但要熟悉、配合治疗的全过程，而且材料调拌技术要求高，因为材料调拌的质量直接关系到治疗的成败。

（4）医疗器械的特点

口腔治疗工作中所需的器械种类繁多，使用时周转快、频率高、操作中污染机会多，易成为交叉感染的隐患。因此，口腔门诊护士在器械物品的保养与维护等管理中具有着重要的作用。

2. 门诊的管理

（1）做好诊前准备

诊疗室内应整齐、清洁、舒适、安静、空气清新、采光良好，设备运转良好，处于备用状态。洗手池旁备好洗手液、擦手纸巾等。

（2）诊室所需物品

检查电源通电情况并使医疗设备处于工作状态。备好物品，如无菌棉球及纱球、弯盘、窝洞消毒药物、丁香油、牙钻、牙胶类、复合树脂、氧化锌粉、磷酸锌粉、酒精灯、火柴、漱口杯及漱口水等。同时备好各种表格，检查器械是否充足齐全，并摆好位置、固定。

（3）就诊秩序

分诊工作在口腔科中占重要地位。护士对患者初步问诊后，合理分诊，优先安排急、重症患者，年老体弱者及残障人士就诊。维护好诊室秩序，保持诊室安静。

（4）做好椅旁护理

椅旁护理是指患者坐在牙科椅子上，医生为其诊治时，护理人员在椅旁对医生的操作密切配合。指导患者就座，调整好治疗椅位，调整头靠，使患者取舒适体位，调整灯光，为患者系好胸巾，准备好检查器械及漱口杯等。诊治上颌牙时，应使患者张口后上颌牙殆面与地平面约呈45°角，高度约与检查者肩部相平；诊治下颌牙时，椅背与座位平面大体垂直，但略向后仰，使下颌牙的殆面与地平面大致平行，高度与检查者肘部平齐。诊治过程中，应积极、主动地配合医生进行操作，做到及时、准确、主动地递送药品和调拌好的材料。在治疗过程中随时观察患者的反应，重视患者的意见和问题，并适时解答。治疗后整理诊桌、治疗台上的物品，保持桌面干净、整齐，并及时补充各种消耗物品。

（5）复诊

患者诊疗完毕离开前，指导其用药及自我护理，必要时登记预约复诊时间。

（6）器械的维护和保养

按规定清洁和消毒诊疗室常用器械及维护和保养相关设备。

（7）健康教育

针对不同疾病的患者做好门诊口腔卫生健康指导工作，必要时可通过向患者发放健康教育小册子、电视、录像或现场示范等方法做好患者就诊前后的健康教育工作。

【颌面外科病房管理】

1. 颌面外科患者疾病的特点

（1）口腔颌面部血流丰富，上接大脑，下连颈部，为呼吸道和消化道的起端；同时，颌面骨及腔窦较多，牙附着于颌骨体，口内含有舌、牙等器官。它们行使着表情、语言、咀嚼、吞咽及呼吸等功能。

（2）口腔颌面部位于人体上部且暴露在外，易遭受损伤。近年来，颌面部创伤的发生率呈逐年上升趋势。颌面部损伤患者的病情复杂，损伤部位广泛，常以出血、肿胀等为特点，若伴有颌骨骨折则可出现张口受限，通常合并有颅脑损伤、休克、呼吸道梗阻等。

（3）颌面部血管吻合支多、缺乏静脉瓣，所以损伤后易引起大出血；同时由于颌面部皮下组织疏松，筋膜间隙多，损伤后易形成组织内血肿或间隙感染，从而导致面部肿胀。但另一方面，由于面部血管丰富，使组织的抗感染能力与愈合能力增强，有利于创伤治疗。

（4）口腔颌面部解剖关系复杂，其窦腔内有多种微生物存在，创口一旦与窦腔相通，异物的污染和细菌的存在就均可导致与加重感染；同时颌面部组织器官种类繁多，又有神经、唾液腺及导管、颞下颌关节等，一旦损伤或骨折，就易引起咀嚼、语言、呼吸、吞咽及表情等功能障碍和颌面部畸形，给患者的生活和精神造成极大的痛苦。

（5）口腔颌面外科全麻手术结束时，虽然手术已结束，但患者仍处于麻醉药物继续作用之中，或逐渐从麻醉状态下复苏，可能出现一些危急情况，如误吸、舌后坠、喉痉挛、喉声门下水肿、支气管痉挛、呼吸道梗阻以及低氧血症等。因此术后的严密观察和呼吸管理至关重要。

（6）颌面外科手术伤口大多数在口腔，而口腔由于其特殊的解剖生理特点，使得口腔的微生态环境相当复杂，因此，术后的口腔清洁十分重要，术后口腔护理具有特殊的专科要求。

2. 病房管理

（1）护士应保持病室清洁、安静、安全、舒适、美观，为患者营造一个有利于诊治与休息的人性化环境。

（2）护士应与患者及家属建立良好的人际关系，适时进行健康宣传教育，以提高患者自我护理能力，维护患者良好的治疗、护理依从性。

（3）保证病室空气流通，采光良好与光线柔和，避免强光刺激而影响患者休息。

（4）重视患者的心理反应与心理问题，应有针对性地及时解决患者存在的心理问题。

（5）监护室设备、多功能监护仪及抢救车等急救物资应由专人管理，并保证其功能良好，处于备用状态。

（6）加强患者口腔护理，保持患者口腔清洁，预防口臭、口腔感染等并发症。

（7）患者入院时，护士应认真对患者进行护理评估，初步了解患者的病情以及心理状态等情况，并做好护理记录。

（8）患者手术前后及出院时，护士应对患者进行全面护理评估，并针对性地对患者或家属进行健康指导。

（9）出院后，患者床单位应行终末处置，床以及被褥采用床单位消毒器进行深层次消毒，并做好接收新患者的准备。

【口腔科医院感染管理】

口腔科是医院感染管理的重点。因为口腔疾病的诊治绝大部分在口腔进行，而在口腔内寄居了大量的微生物，是体内多种疾病的感染入口，也是许多传染性疾病的传播途径，如就诊患者中有乙型肝炎、艾滋病等疾病的患者或病原携带者，如果处理不当，则可能导致交叉感染或医源性感染。因此，必须建立严格的消毒隔离制度。具体措施在于抓好诊疗环境、器械的消毒管理工作，规范操作流程，做好监督检测及污染物的处理工作。

1. 口腔科的医院感染特点

（1）门诊患者易感因素多

口腔门诊医院感染的重要危险因素来自患者口腔中的分泌物、血液及大量的共生微生物。由于口腔诊室特殊的环境结构（每 $3m^2$ 放置 1 台诊椅），导致诊室内通风受到一定的影响；口腔疾病治疗中一次性器具的大量使用和特殊器械（车针、手机、洁治器、拔髓针等）的反复使用，都增加了口腔科医院感染的危险。当上述危险因素通过不同方式污染诊室空气和环境及口腔器具时，极易因消毒或预防工作中的疏忽而增加门诊患者的感染机会。

（2）住院患者易感人群多

口腔科由于专业限定，收治的住院患者多以颌面部肿瘤、唇腭裂整形、颞下颌关节疾病、口腔颌面部创伤等病种为主。根据全国医院感染监控组织医院感染发病率情况报告，口腔外科医院感染高居第二位，口腔儿科医院感染居第三位；重要感染部位外科切口位居第二位；重点人群中口腔颌面部肿瘤患者感染率最高，高龄及婴幼儿患者感染率处于较高水平。而口腔科住院患者中手术、高龄者、儿童居多，因此，口腔科住院患者都具有医院内感染的易感人群特征。

（3）医务人员感染机会多

以口腔每一门诊患者平均就诊时间 30 分钟，每一病种平均治疗疗程 4 次，每位医生日均接诊患者 15 人次计算，医务人员的工作量都是巨大的。如此大量的治疗工作都是由医生、护士在患者充满唾液、血液和多种微生物的口腔环境下用手操作完成，且往往医务人员、患者都无法判定和回答口腔疾病患者或自己是否是感染性疾病的感染者，因此稍有不慎，医务人员即会患上感染性疾病。

2. 口腔医院感染护理管理

（1）保持诊疗室内空气流通净化

①自然通风：各诊疗室对流通风，每日早、中、晚各1次，每次30分钟以上，尤其是使用空调的房间更应注意通风，以保持室内空气新鲜，减少空气中微生物含量。这是最为简便有效的空气净化手段。

②空气消毒：每日治疗结束后，应用循环风紫外线消毒器或静电吸附空气消毒器消毒1小时。每周应用化学消毒剂熏蒸消毒。以减少细菌存留污染。

③通风设备：实验室、技工室、消毒室的工作环境必须备有有效的通风设备以控制有毒的蒸气。同时，必须考虑到一些微生物可能通过换气而从一个地方吹到另一个地方，因此通风设备应有防止污染空气再循环的装置。为防止微生物的扩散，在通风设备及冷热空调上应备有滤膜，并注意维护。

④常规清洁：每日治疗结束后，应立即湿式清洁地面，冲洗消毒洗手池，用消毒液刷洗痰盂，凡与患者有表面接触的治疗用品及工作面均应采用相应的消毒剂擦拭消毒，有外套覆盖的物体应及时更换覆盖外套。

（2）加强手卫生的管理

医护人员的手是传播口腔感染性疾病病原体的重要载体，为尽量减少手表面微生物数量，减少交叉感染，最简单的方法就是规范运用六步洗手法洗手，用肥皂认真搓揉双手及腕部15～30秒，用流动水冲净后，再用一次性纸巾擦干。

（3）加强医护人员隔离防护措施

口腔医护人员在进行操作前应衣着整齐、整洁，戴好眼罩和口罩，必要时可使用橡皮障隔离和吸引器装置，并应保持诊室通风良好等。

（4）合理布局和规划诊室

口腔诊室的设计布局已经成为保证医患双方健康与安全的重要环节。合理的布局可避免洁污区域交叉，可保证患者就诊流程安全可靠，医护人员操作治疗也可受到安全保护。每台诊疗椅至少应保持5~6m²的空间距离，边台应距诊疗椅扶手66cm，目的是使医生能较容易接触边台，避免接触无关区域。口腔诊室的无菌区、清洁区、污染区应划分明确。

（5）器械、材料消毒灭菌

①器械消毒灭菌应按照"去污染-清洗-消毒灭菌"的程序进行。

②凡接触患者伤口和血液的器械（如手机、车针、扩大针、牙钳、牙铤、骨凿、手术刀、牙周刮治器、洁牙器、敷料等）每人用后均应灭菌；常用调拌刀、橡皮调拌碗、技工钳等每人用后均应消毒。

③器械应尽量采用物理灭菌法灭菌，有条件的医院可配备快速压力蒸气灭菌器；如使用化学灭菌剂灭菌，则每日必须进行灭菌剂有效浓度的测定。

④修复技工室的印模、蜡块、石膏模型及各种修复体应使用中效以上的消毒方法进行消毒。

⑤用后的敷料等医用垃圾应按要求处理。

（6）其他

①麻醉药开启后应注明启用日期和时间，启封后使用时间不得超过24小时，现用现抽，尽量使用小包装。

②X线检查室应严格控制拍片中的交叉感染。

第四节　口腔科手术患者护理常规

手术是治疗颌面部外科疾病的重要手段，与其他外科手术一样，颌面部手术的创伤、麻醉以及疾病本身的刺激可导致人体发生一系列的神经内分泌反应，如生理功能的紊乱和心理压力的增加，从而可削弱机体的防御能力和对手术的耐受力，直接影响手术预后，故口腔科手术围手术期护理极为重要。

【手术前护理常规】

1. 做好患者入院评估

了解患者既往健康史，即患者有无高血压、心脏疾病以及糖尿病等疾病，尤其与现患疾病相关的病史和用药情况，初步评估患者对手术的耐受性。了解患者现病史、饮食习惯、嗜好、过敏史、手术麻醉史、家族史、遗传病史和女性患者的生育史等情况。

2. 评估患者身体状况

通过患者生命体征和表现的主要体征情况，了解患者全身情况，如有无心、肝、肺及肾等器官功能不全；有无营养不良或肥胖；有无张口困难和进食情况的异常；了解各项辅助检查情况，评估患者对手术的耐受性。

3. 心理和社会支持状况评估

评估患者有无恐惧、焦虑、自卑、悲伤、孤独、无望感、身体意象紊乱等表现。评估患者亲属、朋友、社会的支持程度以及经济状况等情况，有利于及时进行有效的心理护理。

4. 饮食护理

指导患者进食后清洁口腔，保持口腔清洁；让患者了解摄取足够营养和增进食欲的技巧。对于吞咽困难的患者进食前应仔细评估患者的反应是否灵敏、有无控制口腔活动的能力，并协助患者取正确体位，指导其集中精力进食。

5. 疼痛护理

协助患者使用恰当的、无创的解除疼痛的措施。如松弛法、皮肤冷热刺激法，必要时根据医嘱使用镇痛药。对疼痛的预期发展情况加以说明（如告诉患者颌面部骨折、手术伤口疼痛持续的时间）。

6. 术前常规护理

（1）术前常规检查：包括肺部 X 线片、心电图、血常规、尿常规、凝血功能、肝肾功能等多项检查。

（2）皮肤准备：是预防手术切口感染的重要环节，重点是做好术区皮肤的准备，一般在手术前 2 小时准备为宜，皮肤准备的时间若超过 24 小时，应重新准备。要求如下：

①如涉及头部或颌瓣转移手术须剃光头，下颌骨切除、腮腺区手术等须剃发至耳上、后 3 横指。

②面部手术要剃须。

③鼻部手术应剪去鼻毛。

④眼部手术剪去睫毛，眉毛是否剃去应据需要。

⑤植骨患者术前 2 天开始备皮，术晨用 75% 酒精消毒取骨区皮肤后，用无菌巾包扎进手术室。取肋骨及胸大肌、背阔肌皮瓣等做皮瓣转移时，要剃腋毛。

⑥取髂骨及腹股沟皮瓣时，要剃去阴毛。

⑦备皮范围应大于手术区 5~10cm。

（3）口腔清洁：术前 3 天开始用 1:5000 氯己定溶液或 0.1% 碘伏溶液漱口。牙结石过多者应行牙周洁治，以保持口腔清洁。

（4）术前 1 天做抗生素的过敏试验并记录结果。

（5）术中需全身麻醉的患者按全身麻醉术前护理常规护理：如呼吸道、消化道的准备以及术前适应性训练，如帮助患者练习床上使用便器，训练小儿使用汤匙或滴管进食。

（6）手术当日详细检查患者病历资料及术前准备工作是否完善，除去患者身上的饰物、发夹、义齿、指甲油、口红等，让患者排空膀胱、更换手术衣，术前30分钟给予术前药物并观察患者情况。护送患者到手术室与手术室护士交接患者病情及物品，并对患者家属进行心理支持。

（7）术前健康指导：全麻者术前1天交代患者及其家属不得离开病房，以便等待麻醉医生来看患者，并完成麻醉手术签字，同时告知患者术前8小时禁饮禁食，婴幼儿术前6小时禁食、4小时禁饮。局麻者只需完成麻醉手术签字，饮食照常，但不宜过多。

【手术后护理常规】

1. 做好交接工作

患者术后回病房时，护理人员即需与医生、麻醉师了解患者手术过程中的情况，并与手术室护理人员做好交接班及注意事项的交接工作。

2. 全身麻醉未清醒时的护理

患者全身麻醉未清醒时，按全麻术后常规护理。应设专人护理，将患者置于去枕平卧位，头偏向健侧，及时清除患者口腔、鼻腔、咽部及气管的呕吐物、分泌物或血液，以保持患者呼吸道通畅。严密观察患者体温、脉搏、呼吸、血压、神志、瞳孔变化，血压每15~30分钟测量1次，待患者全身麻醉清醒或血压平稳后可酌情减少测量次数。

3. 麻醉清醒后护理

麻醉清醒后，保持患者半坐卧位，以有利于排痰；指导患者用正确的方法咳嗽：即在吸气末屏住呼吸3~5秒，然后进行两次短促有力的咳嗽，将痰液从胸部咳出。

4. 饮食护理

全身麻醉清醒6小时后无呕吐者，可给予少量温开水或流食。以后根据患者手术情况采用流食、鼻饲流食或进半流食。应给高热量、高蛋白、高维生素饮食。

5. 伤口护理

密切观察术后伤口是否有渗血、伤口组织肿胀情况及敷料包扎松紧度，如果伤口渗血较多应及时报告医生处理。保持伤口引流管的通畅和单向闭式引流，并注意观察引流物的量、颜色、性状，做好记录（一般术后 12 小时引流量不超过 250ml），密切监测患者生命体征的变化。

6. 皮肤护理

长期卧床患者应加强皮肤护理，防止压疮的发生，同时应根据手术情况变换体位，以免影响手术效果和游离皮瓣的成活。

7. 疼痛护理

对术后疼痛的患者应认真评估疼痛的部位、性质、程度。对于伤口引起的疼痛可采取松弛法、注意力转移法等方法护理，或遵医嘱给予镇痛药。

8. 口腔护理

每日口腔护理 2 次，保持口腔湿润、清洁。

9. 心理护理

加强心理护理，缓解患者的焦虑和恐惧。加强护士巡视以及与患者的沟通交流，鼓励患者说出自身感受和焦虑原因并帮助分析，尽量帮助患者解决问题。对语言沟通障碍的患者鼓励其用文字或手势进行表达和交流。根据患者病情，提供相应的健康知识，以帮助患者尽快康复。

第五节　口腔四手操作技术

口腔四手操作技术是口腔设备、器械不断更新发展，在保护口腔科医生、护理人员体力及健康的前提下，逐步完善发展起来的国际化口腔科操作模式。口腔四手操作技术是指在口腔治疗的全过程中，医生、护士采取舒适的坐位，患者平卧于牙科综合治疗台上，医护双手（四只手）同时为患者进行各项操作，平稳而迅速地传递治疗所用器械、材料，从而提高工作效率及质量的一项操作技术。该技术极大地提高了医疗质量和工作效率，相对减轻了医生的压力和疲劳，缩短了患者的诊疗时间，促进了医患之间的沟通，有利于医生更好地为患者服务。

【四手操作技术所需的设备】

1. 综合治疗台

牙科综合治疗台是口腔诊治工作的基本设备，随着口腔医学的发展，新型的综合治疗台的设计更符合人机工程学原理和四手操作要求。综合治疗台主要有牙椅、全方位冷光无影灯、器械台、观片灯、吸引器、排唾器和三用枪等。

2. 医生用椅

医生座椅是医生保持正确操作姿势和体位的重要保证。基本要求是椅位能上下调节，有适当厚度的坐垫，坐垫应柔软适当，可使医生臀部完全得到支持；小腿和椅脚要有一定的空间，有利于医生更换体位；座椅的高度以使医生大腿和地面平行，下肢可自然下垂为宜。

3. 护士用椅

与医生座椅基本相同，但椅位高度应高于医生座椅 10~15cm，座椅底盘要宽大稳定，并带有可放脚的基底，椅背要有可旋转的放前臂的扶手。

4. 固定器械柜

用来储存不常用的器械，表面可作为写字台面，也可设有调拌机、洗涤槽等设备，这样更为方便省力。

5. 活动器械柜

可滑动，顶部为工作台，其上可放置治疗中常用的器械和材料，下面柜内可存放治疗必备的各种小器械、材料和口腔常用药物。

6. 洗手池

口腔治疗中预防医院感染不可缺少的设备。最好用脚踏或自动控制开关，以减少洗手后再污染。

【四手操作时医生、护士、患者位置】

1. 椅旁护士正确护理姿势

（1）平衡操作位置

平衡操作位置是指坐骨粗隆与股骨粗隆连线呈水平状，大腿与地平面约呈 15°角，身体长轴平直（特别是第 7 颈椎与第 4 胸椎间），上臂垂直，肘维持与肋接触，头微微前倾，操作高度大约在胸骨中部（心脏部位水平）。

（2）椅旁护士平衡工作位要求

护士椅位在 2~4 点钟位置，面对医生，座位比医生高 15cm，眼睛比医生大约高4cm（视野清楚、不易疲劳）。双脚并放在座椅底盘上，以维持舒适平衡的工作位置。髋部与患者肩部平齐，大腿与地平行。坐位与患者左耳和左肩连线平行，大约与患者人体长轴呈45°。注意：护士大腿与患者或治疗椅间最好不要成直角。工作时护士应尽可能接近操作区。

2. 医生、护士、患者位置

（1）患者正确的治疗位置

患者的治疗位置一般是取平卧位。在治疗前，护士可协助患者取舒适的体位，以便于医生和护士的操作。

①在治疗前需要给患者围上胸巾，以减少治疗中对患者衣物的污染。

②护士右手托住患者背部，使患者轻轻躺在治疗椅上。

③当患者背部已靠在椅背上时，护士迅速移动右手，托住患者颈部，将患者的头轻轻置于头靠上。

④患者头部必须与头靠上部平齐。

⑤患者头部未与头靠上部平齐而存在一定距离时，可协助患者调整卧位。

⑥儿童因年龄小而无法躺到治疗椅上时，可帮助其在治疗椅上躺好。

（2）医生、护士与患者的位置关系

在实施四手操作时，医生、护士与患者有各自互不干扰的区域，以保证通畅的工作线路和相互密切的配合。如果将医生、护士和患者的位置关系假想成一个钟面，可将仰卧的患者分为4个时钟区。

①医生工作区：位于7~12点，此区不能放置物品，以免影响医生操作。上颌操作多选12点，下颌操作多选7~9点。医生通常位于11点操作。

②静态区：位于12~2点，此区可放置治疗车或活动柜。

③护士工作区：位于2~4点，护士通常保持在3点的位置，这样既可接近传递区，又可通往放置治疗车的静态区。

④传递区：位于4~7点，是医生和护士传递器械和材料的区域。

为了便于治疗中传递和拿取器械，在治疗椅四周需要留出一定空间，以便护理人员巡回走动，同时方便患者的进出。

3. 护理操作位置

（1）患者口腔内操作时护士的位置

上半身姿势与术者平行，并略向左旋转。

（2）患者口腔周围操作的位置

护士不仅需要在患者口腔周围进行操作，还需要在边台进行辅助操作，将已准备好的材料递给医生，以达到最佳辅助诊疗效果。

4. 医生、护士位置关系及椅位调节

（1）下颌后牙区左侧操作时的位置关系

①医生位于 10 点 30 分的位置，与患者或椅位长轴呈 45°。

②护士位于 2 点 30 分位置。

③治疗椅椅位调整到靠背与地平面呈 30°。

（2）下颌后牙区右侧操作时的位置关系

①医生位于 10 点的位置，与患者或椅位长轴呈 30°。

②护士位于 3 点 30 分的位置。

③治疗椅椅位调整到靠背与地平面呈 40°。

（3）上颌后牙区左侧操作时的位置关系

①医生位于 10 点的位置，与患者或椅位长轴呈 35°。

②护士位于 2 点的位置。

③治疗椅椅位调整到下颌平面与地平面平行，上颌平面与地平面呈 45°。

（4）上颌后牙区右侧操作时的位置关系

①医生位于 11 点的位置，与患者或椅位长轴呈 65°。

②护士位于 2 点 30 分的位置。

③治疗椅椅位调整到下颌平面与地平面平行，上颌平面与地平面呈 45°。

【四手操作技术对护士的要求】

口腔四手操作技术要求护士对患者有高度的责任感和同情心，熟悉本专业常见病、多发病的病因、诊断、治疗和预防保健知识，掌握各种口腔疾病治疗的规范化操作程序，熟悉现代口腔医疗设备、器械和材料的性能、使用方法、注意事项、维护和保养等，才能保证口腔科诊疗工作顺利进行和高水平的医疗质量。在治疗操作过程中，护士要做好以下工作。

1. 治疗前

（1）物品准备	（2）接待患者
保持治疗区域的整洁，将常用的器械按规定摆放整齐，随时准备接待患者。	患者进入诊室后，主动热情接待患者，应协助其取舒适体位，调节光源，指导患者口腔含漱，为患者围好胸巾，戴好护目镜，以减少诊室内空气污染及防止患者衣物被污染。

2. 治疗中

（1）为保持诊疗部位清晰，应及时用吸引器吸去患者口腔内的唾液、冲洗液、碎屑、粉末等。吸引时动作应轻柔，防止将舌及舌下组织等软组织吸入吸引器管内，切记勿使吸引器头接触到患者的咽部，以免引起不适。

（2）协助医生牵拉患者口腔软组织，避免医源性损伤。	（3）了解医生制订的工作程序，以保证治疗能顺利实施。
（4）根据治疗需要，做好器械、药品的传递。调拌材料要符合要求，应在规定时间内完成。	（5）注意观察患者反应，若有异常应及时向医生报告并协助医生做紧急处理。

3. 治疗后

（1）向患者交代口腔护理注意事项，预约下次复诊时间

（2）污染材料的处理与污染器械分类清洗与消毒

①对于一次性使用的塑料器械盘、注射器、托盘、探针、镊子和口镜等，按规定通常采取毁形或焚烧的方法处理，严禁污染医疗用品重新使用或流向社会。

②患者使用后的治疗椅和治疗台，可以使用含消毒剂的纱布擦拭或使用消毒剂喷撒，进行物体表面灭菌消毒。

（3）器械消毒与保养

①治疗器械清洗和消毒：临床治疗器械操作后常常附着不少污物，如血液等，必须及时清洗，然后按照物品性质，分别进行不同形式的灭菌处理。

②器械每天的保养：治疗结束后，牙科手机在带车针的情况下使用牙科综合治疗台水、气系统，冲洗牙科手机内部水路、气路30秒；卸下手机，取下车针，去除表面污染物，使用压力罐装清洁润滑油清洁牙科手机进气孔管道，或使用压力水枪冲洗进气空内部管路，然后使用压力气枪进行干燥。

③器械每周的保养：每周需要做的保养是气泵内储气罐排水和适时添加润滑油。

【口腔器械传递】

1. 器械传递的目的

在正确的时间、正确的部位传递正确的器械，可使医生保持正确的操作姿势，最大限度、最高效率地发挥其技能。

2. 器械传递的范围

除口镜、镊子及探针外，其他器械都必须由助手传递。

3. 器械的传递方法

（1）握笔式直接传递法

①护士以左手握持器械的非工作末端。工作端的方向是向上还是向下，取决于医生的工作习惯。

②医生以拇指和示指准备，以握笔式方法接过器械。器械在传递区的位置方向与患者额部平行，当医生在11点工作位时，应与患者口角连线平行，在9点30分的工作位时，应与患者口角连线呈45°。

③当医生从患者口中拿出器械时，护士左手保持在传递区，准备接过医生已用完的器械，接过器械正确的部位是在器械的非工作端。

（2）掌-拇握持式传递法

1）镊子传递

①当镊子夹持物品（小棉球）时，护士左手握住镊子的工作末端，并稍用力以免夹持物松脱。

②镊子与患者口角线平行，将柄部置于医生手中。

③镊子使用完后，护士以左手拇指和示指握持镊子后柄部，接过已使用过的镊子。

2）探针与口镜传递

①传递探针时，护士右手握住探针的非工作端；传递口镜时，护士左手握住口镜柄的中部。

②直接将探针或口镜递送到医生的左手或右手中。

（3）掌式握持传递法

最常用掌式握持传递法的是牙钳的传递。

①将消毒过的牙钳置于消毒袋内（或者无菌消毒巾中），剪开消毒袋（或打开无菌消毒巾），护士右手在消毒袋（或无菌消毒巾）外握住牙钳喙头，露出牙钳手柄。	②医生右手以掌式握持传递法握持住牙钳。直到感觉医生已握紧牙钳后，护士才可以松手，拿走消毒袋（或无菌消毒巾）。

4. 传递过程中注意事项

①禁止在患者头面部传递器械，以确保治疗安全。

②传递器械要准确无误，防止器械污染。

③器械传递尽可能靠近患者口腔。

【口腔器械交换】

1. 器械交换的前提

任何平稳与准确的器械传递和交换必须具备 4 个前提：

（1）医生依据治疗需要决定其操作程序，护士必须提前了解医生每个治疗程序所需器械。	（2）医生使器械离开患者口腔 2cm 左右，是结束使用该器械的信号，护士应及时准备传递下一步治疗所需器械。
（3）护士左手拇指、示指、中指起"传递"作用，递送器械，无名指、小指起"拿取"作用，接过已使用器械。	（4）器械的交换应平行进行。

2. 器械交换的方法

（1）双手器械交换法

①护士以右拇指和示指握持器械工作端，将器械非工作端递给医生。

②护士右手递过新器械的工作端，左手准备接过医生已使用过的器械。

③护士左手拇指和示指接过医生已使用过的器械的非工作端。

（2）平行器械交换法

①护士以左手拇指和示指握持新的器械非工作端。

②以小指和环指握住医生已使用过器械的非工作端。

③护士将新器械向前下传递给医生。

④医生右手维持原来在传递区的位置，接过护士传递的器械。

（3）器械旋转交换法

①护士使用左手拇指与示指握持新器械的工作端，小指与环指接过医生已使用过的器械非工作端。

②护士左手顺时针旋转180°，将新器械非工作端传递给医生。

3. 器械交换的注意事项

①护士应提前了解患者病情及医生治疗程序，及时、准确地交换医生所需器械。

②使用过的器械和待用器械始终保持平衡，以保证器械交换顺利，无污染，无碰撞。

第六节　口腔科常用材料调拌技术

【磷酸锌黏固剂】

1. 用途

窝洞垫底、暂时充填嵌体、冠桥与桩核的黏固。

2. 用物准备

磷酸锌黏固剂（粉和液）、玻璃板、金属调拌刀、治疗巾。

3. 粉液体积比例

垫底：4:1；充填：3:1；黏结：2:1。

4. 操作过程

（1）打开无菌治疗巾，将玻璃板和调拌刀平放于治疗巾上。玻璃板放置在治疗巾中间，将镊子放置在玻璃板的左侧，金属调拌刀放置在玻璃板的右侧。

（2）遵医嘱取适量的粉剂和液剂置于玻璃板上，粉剂置于玻璃板上端，液剂置于玻璃板下端，两者之间相距 3~4cm。

（3）取出粉剂和液剂后，立即将瓶盖旋紧，以免粉剂受潮，液剂失水。

（4）左手固定玻璃板，手指不能超过玻璃板边缘 1cm。右手持调拌刀，将粉剂分成三等份。

（5）将粉剂逐次加入液剂中，用旋转推开法将粉液充分混合，注意避免在黏固粉内形成气泡。每次将粉剂加入液剂时一定要混合均匀后再加入另一份粉剂，直至调成所需性状，再用折叠法将材料收拢递给医生使用。

（6）调拌和充填过程中，都应避免接触水分，否则会影响黏固粉的强度。在已调拌好的黏固粉中，不能因过稠而再加入液剂，否则会阻碍其结晶作用。

（7）用于垫底时应调拌成面团状，用于充填时应调拌成稀糊状，用于黏结时应调拌成丝状。

（8）质量要求：表面光滑细腻、断面结构致密、不粘器械。

（9）使用后用清水洗净玻璃板和调拌刀，消毒后备用。

5. 注意事项

（1）调拌的环境应在 23℃左右，调拌时只能将粉剂逐次加入液剂中，而不能加液剂于粉剂中。

（2）黏结时调拌成丝状，即用调拌刀能把材料从玻璃板上提起成丝状。

（3）调拌时间为 1 分钟。调拌时间过长或过短都将影响材料的质量。

（4）黏固剂取用后应立即拧紧瓶盖，以免材料受潮。

【氧化锌丁香油酚】

1. 用途

安抚治疗，间接盖髓时作为窝洞暂封剂和用于深龋垫底、根管充填等。

2. 用物准备

氧化锌粉、丁香油、玻璃板、调拌刀、75%酒精棉球、治疗巾。

3. 粉液体积比例

粉液比例为（1.5~1.8g):0.5ml。

4. 操作过程

（1）遵医嘱取适量的粉液，分别置于玻璃板或调拌纸上，用干燥而洁净的调刀，将粉剂分为三等份，逐次逐量（首次1/2，第2次1/4，第3次为剩余1/4）加入丁香油中充分调拌，根据医生的治疗需要调成相应性状。

（2）切忌一次加粉剂过多，以致不能调匀。全过程约在1分钟内完成。应避免与水接触，以免固化过快。

（3）用于垫底时应调得稍稠厚些，以免黏固剂黏着于器械或洞壁上，不便于填压。用于窝洞暂封时，宜较稀以延长固化时间。

5. 注意事项

氧化锌丁香油酚调拌完成后调拌用具不宜用清水清洗，因丁香油不溶于水，必须用75%酒精棉球擦拭。

【玻璃离子黏固剂】

1. 用途

可作为Ⅲ、Ⅴ类窝洞及乳牙各类窝洞的充填、黏结固定修复体材料。

2. 用物准备

玻璃离子黏固剂（粉和液）、塑料调拌刀、玻璃板或调拌纸、75%酒精棉球。

3. 粉液体积比例

重量比为粉剂2.0g，液剂1g；体积比为1匙粉剂，1滴液剂。

4. 操作过程

（1）将调拌纸或玻璃板、调拌刀平放于治疗巾上，调拌刀平放于调拌纸或玻璃板的右侧。

（2）用配套的塑料小匙取适量的粉剂置于调拌纸或玻璃板的上端，按比例滴适量的液剂于调拌纸或玻璃纸的下端。盖好粉、液剂瓶盖。

（3）左手固定调拌纸或玻璃板，右手持调拌刀将粉剂分成两份。

（4）将粉剂逐次加入液剂中，用旋转推开法将粉液充分调拌成面团状。每次将粉末加入液剂时一定要混合均匀后再加入另一份粉剂，材料固化时间3~5分钟，调拌时间约1分钟。

（5）质量要求：表面光滑细腻、质地均匀、断面结构致密。

5. 注意事项

操作完毕，用75%酒精棉球擦拭玻璃板和调拌刀，消毒备用，用一次性调拌纸则需将剩余调拌纸包装密封保存。

【氢氧化钙糊剂】

1. 用途

用于填充前盖髓，护髓、切髓后活髓保存，乳牙根管充填，根尖诱导成形术，根管暂封消毒等。

2. 用物准备

氢氧化钙糊剂1套、玻璃板、调拌刀、75%酒精棉球、治疗巾。

3. 粉液体积比例

粉液体积比例2:1。

4. 操作过程

（1）根据治疗需要，按照1:1比例取适量糊剂置于玻璃板上。

（2）用旋转折叠法将糊剂进行一次性调和，充分混匀，调拌时间不超过10秒。

5. 注意事项

（1）该材料应在温度为22℃，湿度为50%时调拌，调拌完成后的凝固时间为2~3分钟，若室温过高，湿度过大，则会使该材料凝固时间缩短，所以医护配合时，要协调迅速。

（2）此糊剂在空气中极易氧化变质，因此取完材料后应立即加盖。

【根管充填材料】

以碘仿氧化锌糊剂为例。

1. 用途

严重感染根管的治疗，作为根尖未发育完成的根管诱导剂。

2. 用物准备

碘仿、氧化锌粉、丁香油、玻璃板、金属调拌刀、治疗巾、75%酒精棉球。

3. 粉液体积比例

氧化锌、碘仿与丁香油的体积比为 3∶1∶3，或遵医嘱，视病情而调整碘仿与氧化锌的比例。

4. 操作过程

（1）打开无菌治疗巾，将玻璃板和调拌刀平放于治疗巾上。玻璃板放置在治疗巾中间，将镊子放置在玻璃板的左侧，金属调拌刀放置在玻璃板的右侧。

（2）左手固定玻璃板，右手持调拌刀，将粉剂混合均匀并收拢放置在玻璃板的上端。

（3）取丁香油放置在玻璃板下端，粉液相距 3~4cm。

（4）左手固定玻璃板，右手持调拌刀，将混合均匀的粉剂分为三等份。

（5）将粉剂逐次逐量（首次 1/2，第 2 次 1/4，第 3 次为剩余 1/4）加入丁香油中，以同一方向旋转调拌，使粉液充分调匀成稀糊状。每次将粉剂加入液剂时一定要混合均匀后再加入另一份粉剂，调拌时间为 1 分钟。

（6）质量要求：表面光滑细腻，质地均匀。

（7）用 75%酒精棉球擦拭玻璃板和调拌刀，消毒后备用。

5. 注意事项

（1）按粉液比例调拌，若过稠，糊剂则不易进入根管内，过稀则流动性太大，材料凝固后根管内有空隙形成，所以过稠过稀均会影响根管充填的效果。

（2）操作过程应遵守无菌原则。

【牙周塞治剂】

1. 用途

杀菌、止血、安抚、镇痛、防腐、保护手术创面、防止感染。

2. 用物准备

牙周塞治剂的调拌剂、丁香油、玻璃板、金属调拌刀、治疗巾、75%酒精棉球。

3. 粉液体积比例

调拌剂与丁香油的体积比为 3:1。

4. 操作过程

（1）打开无菌治疗巾，将玻璃板和调拌刀平放于治疗巾上。玻璃板放置在治疗巾中间，将镊子放置在玻璃板的左侧，金属调拌刀放置在玻璃板的右侧。

（2）根据手术区面积的大小，取适量的调拌剂和丁香油放在玻璃板的上端和下端，两者相距 3~4cm。

（3）左手固定玻璃板，右手持调拌刀将调拌剂分为三等份。

（4）将调拌剂逐次加入丁香油中，以同一方向旋转调拌。每次将调拌剂加入丁香油时一定要混合均匀后再加入另一份调拌剂，调拌时间为 1~2 分钟，使粉液充分调匀成面团状，形成与手术创口相似的条状，其表面可蘸附少许粉剂。

（5）协助医生将调拌好的牙周塞治剂分段或整条送入口内创面，并递上湿棉球或棉签加压成形，使之形成厚薄均匀、宽窄适当、表面光滑的敷料。

（6）质量要求：表面光滑细腻，质地均匀。

（7）用 75% 酒精棉球擦拭玻璃板和调拌刀，消毒后备用。

5. 注意事项

（1）牙周塞治剂调拌的硬度取决于手术的种类，牙龈切除术时要求塞治剂应较硬，可起到压迫止血的功能；牙周翻瓣术或牙周骨成形术则要求塞治剂应较软，避免过度压迫软组织或使龈片移位，不利于创口愈合。

（2）影响牙周塞治剂凝固的因素为空气的温度和湿度。夏天空气温度高、湿度大，塞治剂凝固较快；冬天空气干燥、湿度小，塞治剂凝固较慢。

（3）塞治剂调拌速度应适中，匀速进行，充分调拌。调拌均匀、充分，其凝固速度慢且黏性大，临床效果好；相反，调拌粗糙，黏性差，易脱落，影响治疗效果。

（4）牙周塞治剂用于防止口腔感染或保护手术创面，在调制过程中应注意无菌操作，防止继发感染。

【印模材料】

以藻酸钾印模材料调拌为例。

1. 用途

各类修复治疗的印模制取。

2. 用物准备

橡皮碗、调拌刀、藻酸钾印模材料、清水、量杯。

3. 粉液体积比例

水和粉比例按照商品要求计量。

4. 操作过程

（1）调拌方法

①了解治疗方案及患者口腔情况，协助医生选择合适的托盘。

②按商品要求取适量的水和粉于橡皮碗内，然后开始调拌。

③调拌时，调拌刀与橡皮碗内壁平面接触，开始10～20秒时轻轻调拌，待水粉均匀混合后加快调拌速度。调拌时间一般为30秒，凝固时间为2~3分钟。冬季室温较低时可用温水调和，以缩短凝固时间。

（2）上托盘方法

将调和完成的材料装入托盘前，应用调拌刀收刮材料于橡皮碗一侧，并反复在碗内折叠、挤压排气。置于上颌托盘时，使材料形成团状，用调拌刀取出，从托盘远中方向向近中方向推入，防止产生气泡；置材料于下颌托盘时，使材料形成条状于调拌刀上，从托盘的一端向另一端旋转盛入。堆放在托盘上的材料应表面光滑，均匀适量，无气泡。

（3）整理用物，消毒备用。

（4）质量要求

①橡皮碗、调拌刀应清洁，无残留物。

②调拌完成的印模材料要均匀、细腻、稀稠适宜呈糊状。

③堆放在托盘上的材料要表面光滑、无气泡。

④材料取量适度、少浪费。

5. 注意事项

（1）印模材料调拌前，要保持调拌用具的清洁、干燥。若调拌用具残留陈旧印模材料或石膏碎屑等物质，将会影响材料的质量。

（2）印模材料调拌时，要严格按水粉比例及调拌时间的要求调拌。调拌应在30秒内完成。调拌时间不足，会使印模强度下降，调拌时间过长，会破坏凝胶而同样使印模强度下降。不能通过改变水粉比例的方式来改变凝固时间。

（3）为了使所调材料取量适宜，在材料调拌前应了解患者牙缺失的部位、数量及修复方法，以确定所需材料的用量及材料放置在托盘上的主要位置。

（4）材料取用后应加盖密闭存放。橡皮碗、调拌刀使用后应清洗干净，消毒处理、干燥后备用。

第七节　口腔科常用器械材料的消毒灭菌

口腔疾病的治疗依靠医护人员的操作。口腔医学是个操作性极强的专业，所需器械也较多。而口腔科每种疾病的治疗所需的器械的种类都大不相同。但口镜、镊子、探针等是口腔各专业、每个口腔医生检查患者病情时所必须使用的，因而是常规消毒备用的器械。

口腔疾病的诊疗均在口腔内进行，口腔医疗器械随时可被带有大量病原微生物的唾液、血液污染，如果处理不当，就会造成医源性交叉感染。对口腔医疗器械进行严格消毒灭菌，是预防和控制医源性感染最有效的方法。

【口腔临床常用检查器械】

1. 口镜

由口镜头、口镜颈和口镜柄组成。可牵拉口角、唇、颊及推压舌体；也可借助口镜反光、聚光，以增强照明及检查视线达不到的部位；口镜柄可做牙叩诊。

2. 镊子

为口腔科专用反角镊子。工作头呈反角形，尖端密合。用以夹持药物、敷料及小块异物；也可夹持牙以测定其松动度。

3. 探针

两端尖细，一端为镰形，另一端呈双角形。用以探测牙齿的点隙、沟裂、龋洞、龈下牙石以及敏感部位；检查充填物及修复体与牙体的密合程度。

4. 挖匙

口腔用的挖匙较小，两端呈弯角，头部呈匙状，边缘为刃口，用以挖除龋洞内异物及腐质；根管充填时，挖除多余牙胶尖；无菌操作下，挖除根尖瘘管内的肉芽组织。

5. 治疗器械盘序列

将治疗器械按照治疗需要，系统分类准备，并将其置于器械盘内；各种器械盘和器械用不同颜色加以区别，称之为治疗器械盘序列或治疗盘系统。护士必须在治疗前了解医生需要，医生也必须熟悉治疗器械盘序列。这种操作又称之为"合理工作型"。治疗器械盘序列的优点是：

（1）减少对器械的选择，减少疲劳。

（2）减少和提高椅旁治疗时间和工作效率。

（3）已使用和未使用的器械交换迅速。

（4）治疗盘系统从灭菌到使用前，可以一直保持无菌状态，避免污染。

治疗盘系统所需器械较多，如果无法达到，可以参照治疗器械盘序列原则，将各类器械按需要分类准备，也可做到有条理的操作。如：

（1）正畸黏固材料

医用高分子黏固材料、玻璃板、调拌刀。

（2）拔牙器械

①一般病例：准备牙钳、牙挺、刮匙等器械。	②复杂病例：例如有阻生牙、埋伏牙等情况时，则必须增加一些特殊器械，如牙根挺、骨凿、牙槽咬骨钳、刮匙、缝合线等。	
（3）树脂类充填材料　　光固化机、树脂材料、比色板、调拌刀，调拌纸等。	（4）银汞充填材料　　银汞合金、垫底材料（如磷酸锌黏固剂）、汞合金充填器、雕刻刀等。	（5）印模材料　　弹性印模材料、托盘、调拌刀、橡皮调拌碗。

6. 器械的放置次序

口腔器械每次使用类型较多，重复使用率高，因此有必要对口腔器械进行分类摆放，避免交叉感染的发生。口腔器械放置常分为已消毒而未使用器械区、需要重复使用器械区、污染而不再使用器械区。

【口腔器械消毒灭菌管理】

口腔器械使用频繁，被血液、唾液、残屑及炎性坏死组织等污染的机会多，必须进行严格的消毒灭菌处理后，才可以再使用。通常根据口腔器械危险程度的分类，分别采取不同的方法对不同的口腔器械进行消毒灭菌处理。

1. 口腔器械危险程度分类及消毒灭菌原则

（1）高度危险的口腔器械是指穿透软组织、接触骨、进入或接触血液或其他无菌组织的口腔器械。如：

①拔牙器械：牙钳、牙挺、牙龈分离器、牙根分离器、牙齿分离器、牙科凿子等。

②牙周器械：洁治器、刮治器、探针、超声波洁牙器工作尖等。

③牙体器械：根管扩大器、各类根管锉、各类根管扩孔钻、根管充填器等。

④手术器械：包括种植牙、牙周手术、牙槽外科手术用器械，种植牙和拔牙用牙科手机等。

（2）中度危险的口腔器械是指与完整黏膜相接触，而不进入人体无菌组织、器官和血流，也不接触破损皮肤、破损黏膜的口腔器械。如：

①检查器械：口镜、镊子、器械盘等。

②正畸器械：正畸钳、带环推子、取带环钳子、金冠剪等。

③修复器械：去冠器、拆冠钳、印模托盘、垂直距离测量尺等。

④牙体器械：黏固粉充填器、银汞合金充填器、银汞合金输送器等。

⑤其他器械：牙科手机（要求灭菌处理），卡局式注射器、研光器，吸唾器，用于舌、颊的牵引器，三用枪头，成形器，开口器，拉钩，挂钩，橡皮障夹，橡皮障钳等。

（3）低度危险口腔器械是指不接触患者口腔或间接接触患者口腔，参与口腔诊疗服务，虽有微生物污染，但在一般情况下无害，只有受到一定量的病原微生物污染时才造成危险的口腔器械。如：橡皮调拌碗、牙锤、聚醚枪等。

（4）消毒灭菌原则：

①高度危险的口腔器械应当灭菌。

②中度危险的口腔器械应当灭菌或高水平消毒。

③低度危险口腔器械应当采取中或低水平消毒措施。

2. 口腔器械常用的消毒与灭菌方法

（1）压力蒸气灭菌

适用于耐湿、耐热的器械、器具和物品的灭菌。包括下排气式和预真空压力蒸气灭菌，根据待灭菌物品的性质选择适宜的压力蒸气灭菌器和灭菌程序。下排气式的蒸气灭菌器用于敷料灭菌时灭菌温度 121℃、灭菌时间 30 分钟、灭菌压力 102.9kPa；用于器械灭菌时灭菌温度 132~134℃、灭菌时间 4 分钟、灭菌压力 205.8kPa。

（2）干热灭菌

适用于耐热、不耐湿、蒸气或气体不能穿透物品的灭菌。灭菌温度 160℃ 时，所需最短灭菌时间 2 小时；灭菌温度 170℃ 时，所需最短灭菌时间 1 小时；灭菌温度 180℃ 时，所需最短灭菌时间 30 分钟。

（3）过氧化氢等离子低温灭菌

适用于不耐高温、湿热的诊疗器械的灭菌。灭菌时过氧化氢作用浓度 >6mg/L、灭菌腔壁温度 45~65℃、灭菌周期 28~75 分钟。

（4）化学消毒灭菌法

利用化学药物杀灭病原微生物或所有微生物的方法。根据化学消毒剂的灭菌效果分为高、中、低效消毒灭菌剂。适用于不耐高温器械的消毒灭菌。

【口腔科特殊器械、材料的消毒、灭菌】

1. 器械

（1）牙科手机

牙科手机在清洗之后，采用全自动注油养护。养护后的手机可用器械纸塑封包装，再选用 3 次预真空压力蒸气灭菌器（台式）进行灭菌处理（灭菌温度 134℃，时间 3.5 分钟）（德国 B 级标准），真正做到"一人一灭菌"。

（2）车针、砂石、磨石

车针经常接触破损的黏膜，被血液污染，属高度危险性物品，必须灭菌。车针、根管锉、钻头、拔髓针等用后应立即进行清洗、消毒，可采用超声波清洗，清洗液中应加入酶清洗剂，以加快血液、体液、残屑及炎性坏死组织等污染物的溶解与分解，提高清洗效果。洁净水冲洗干净，干燥封装后，首选压力蒸气灭菌，121℃、30 分钟或 132℃、4 分钟，也可用快速压力蒸气灭菌器做裸露灭菌。

（3）拆冠钳、正畸钳、托盘

清水冲洗干净，再放入超声波清洗机加酶清洗剂清洗，洁净水冲净，干燥后封装，压力蒸气灭菌。

（4）光固化机头

用一次性薄膜覆盖加擦拭消毒处理，一人一套，薄膜套使用后做无害化处理。

（5）洁牙机手柄

不能卸下的手柄，采用一次性塑料薄膜覆盖；能卸下的手柄，采用压力蒸气灭菌。

2. 材料

（1）口腔印模

口腔印模表面有患者唾液、血液的污染，如果消毒处理不彻底，极有可能导致医院感染。印模的消毒方法有多种，如喷雾及短时间浸泡、紫外线照射和气体熏蒸消毒。有学者对喷雾是否能使消毒剂到达印模的各个面持怀疑态度，但是浸泡消毒的方法可解决这一问题。建议可选择的消毒液有戊二醛、碘伏、次氯化物、合成酚类等。

（2）口腔修复体及矫正器

修复体在技工室完成后需要试戴而往返于治疗室与技工室之间，如果不能对其进行消毒处理，则其有可能成为感染的来源。美国牙科协会（American Dental Association，ADA）推荐用环氧乙烷或碘伏、次氯化物浸泡活动（可摘）修复体以达到灭菌的目的。碘伏、次氯化物对金属有一定的腐蚀作用，但如果浓度（1:10次氯化物溶液）及时间（10分钟）合适，其对钴铬合金的影响甚微。

（3）咬合蜡、咬合堤、咬合模型以及咬合记录

ADA建议使用碘伏，采用"喷-擦-喷"的方法进行咬合堤及咬合蜡的消毒，并保持一定的湿度及达到杀灭结核杆菌的时间，咬合记录若使用ZOE或复合印模时，也可使用上述方法消毒印模。石膏模型可采用消毒剂喷雾到足够湿度以及用1:10次氯酸钠溶液或碘伏浸泡的方法消毒。

第八节 口腔卫生与保健

1981 年世界卫生组织（WHO）制定的口腔健康标准是"牙齿清洁，无龋洞，无疼痛感，牙龈颜色正常，无出血现象"。良好的口腔卫生是保证口腔健康的基础。口腔卫生是指保持口腔清洁，其目的在于控制牙菌斑，消除软垢及食物残渣，使口腔有一个健康的环境，从而使牙齿发挥正常的生理功能。口腔保健是机体健康保健的组成部分，其广泛应用于口腔医学的各个领域，以预防为主，纠正不良的习惯，消除病因，保持口腔健康。为了预防口腔疾病，促进身体健康，必须做好口腔卫生保健工作。

【口腔卫生】

1. 漱口

饭后及时漱口，可清除滞留在牙齿的窝沟、裂隙及牙龈沟内的食物残屑和部分牙垢，减少口腔内致病微生物。通常多采用自来水或温开水漱口。近些年来有用含氟的防龋漱口剂和具有杀菌作用的氯己定溶液漱口。用茶水漱口也是一个好办法，因茶水含有氟，可防龋齿，还含有鞣质，对预防牙龈炎也有好处。

2. 刷牙

刷牙不仅可以有效地去除牙菌斑、软垢、食物残渣，而且由于牙刷毛的适当按摩刺激还能促进牙龈组织的血液循环和牙周组织的新陈代谢，提高上皮组织的角化程度，有利于牙周组织抗病能力的提高，可增强牙周组织的防御能力，维护牙龈健康。一般应养成早晚刷牙、饭后漱口的良好习惯，同时应选用合适的保健牙刷和含氟牙膏。刷牙可使口腔微生物减少 50%～60%，晚上刷牙可延长口腔清洁的有效时间。

（1）牙刷的选择

①理想的牙刷是以清洁牙面、按摩牙龈且不损伤口腔组织为主要目的。

②牙刷种类较多，如普通牙刷、电动牙刷、牙间隙刷、指套牙刷等，应根据成人或儿童的年龄、口腔大小、牙周组织的健康程度的差异来挑选牙刷。

③牙刷刷毛软硬应适宜，如儿童、老人和牙周病患者应选择刷毛稍软、刷头较小的牙刷；吸烟者或牙石较多的人应选择中等硬度刷毛的牙刷。

④牙刷必须每人一把，不能几个人合用，以避免疾病的交叉感染。牙刷使用后应用清水反复冲洗，然后放置在通风干燥之处，注意不要将牙刷刷头倒置放在漱口杯中或密闭的容器中，以免滋生细菌。

⑤3 个月左右应更换 1 次牙刷。

（2）牙膏的选择

牙膏是最常用的洁牙剂，其作用除了在刷牙时辅助增强摩擦、洁净作用外，还可以减轻口腔异味，增加刷牙兴趣。主要有普通牙膏、含氟牙膏和药物牙膏三大类，对牙膏的选择应注意其效果和安全性。儿童最好使用儿童专用牙膏，不宜使用成人牙膏，因儿童刷牙时难免误吞，如经常吞服过多的氟，则不利于儿童健康成长；选用中草药牙膏能消炎、止血、镇痛、除口臭；选用脱敏牙膏对治疗和预防牙齿过敏有一定的作用；含氟牙膏有防龋、抗龋作用（合格的含氟牙膏本身是安全的，使用时一定要注意控制用量：每次不超过 1g，牙膏占牙刷头的1/5～1/4）。

（3）刷牙方法

刷牙的方法很多，每一种方法都有其一定的特点，没有一种方法能适合所有的人，这里介绍常用的 4 种方法。

①旋转法：其方法为手握牙刷刷柄，刷毛方向约与牙面呈 45°角，刷毛指向牙龈，上颌牙向上，下颌牙向下，轻压使刷毛屈曲，对准牙龈轻压刷毛一侧，可见牙龈发白。手腕稍做转动，在牙面上缓慢旋转牙刷，刷毛仍保持屈曲，部分刷毛可到达牙间隙。重新放置牙刷在不同位置，反复转动 3 次以上。

②竖刷法：使牙刷刷毛与牙长轴平行，紧贴牙面，刷毛尖端对牙龈缘，转动牙刷，使刷毛进入牙间隙；上颌牙从上向下刷动，下颌牙从下向上刷动；动作宜慢，每个部位重复刷 7～10 次，以清除前牙唇腭（舌）面和后牙颊腭（舌）面的牙菌斑；咬合面来回刷。本方法适合大多数人使用。

③巴斯刷牙法：主要选用软毛牙刷，使用时使刷毛与牙长轴呈45°角，刷毛尖伸入龈沟，水平位颤动（幅度2～3mm）不少于10次，然后再顺牙间隙刷。刷牙𬌗面时，刷毛紧压𬌗面，使刷毛端伸入沟裂点隙做短距离前后向颤动。本方法因刷洗力较强，可以清除牙颈部和龈沟内菌斑，适合于所有人群及牙周疾病患者使用，使用时注意用力应大小合适。

④圆弧法：这是一种青少年容易学习和掌握的刷牙方法。具体操作方法是：在牙闭合状态下，牙刷进入颊间隙，用很小的压力使刷毛接触上颌最后一颗磨牙的牙龈区，用较快较宽的圆弧动作从上颌牙龈拖拉至下颌牙龈；前牙的上下牙切端对齐接触做圆弧形颤动。

3. 牙间清洁

（1）牙签

常用的牙签有木质、塑料和金属的。牙签呈45°角进入牙间隙，尖端指向咬合面，侧面紧贴邻面牙颈部，向咬合面方向剔起或做穿刺动作，清除邻面的菌斑和嵌塞的食物，并磨光牙面，然后漱口。

（2）牙线

可用棉、麻、丝、尼龙或涤纶制成，有含蜡或不含蜡的牙线，也有含香料或含氟牙线。

（3）牙间刷

适用于龈乳头丧失的邻间区以及暴露的根分叉和排列不齐的牙邻面清洁。

【口腔保健】

1. 定期口腔健康检查

定期进行口腔检查是口腔预防保健的重要措施。通过检查，以达到"早预防、早发现、早治疗"的目的。1～12岁者，每半年检查1次，13岁以上者每年检查1次，孕妇每2～3个月检查1次。

提高人们防病治病的意识，如发现以下情况，提示有口腔癌前病损或口腔癌表现：

①口腔黏膜有红色、白色或发暗的斑。

②口腔反复出血，出血原因不明。

③口腔内的溃疡，2周以上未愈。

④面部、口腔等部位不明原因的麻木与疼痛。

⑤口腔与颈部有不正常的肿胀和淋巴结肿大。

2. 口腔卫生宣教

口腔卫生宣教是口腔保健工作的重要组成部分，也是广大医务工作者应尽的义务和职责。通过卫生宣教，提高人民口腔卫生知识水平，使人民养成良好的卫生习惯。积极参加和开展社会化口腔保健工作，建立、健全口腔预防保健组织，从而达到预防疾病，增强体质的目的。

3. 一般人群口腔保健

（1）纠正不良习惯

多数患者在婴儿时期就养成了不良习惯，久之则影响牙齿和颌骨的正常发育。如单侧咀嚼可致口腔对侧组织发育不良，又因缺乏咀嚼自洁作用而致对侧牙牙石堆积，在牙冠、牙颈部引起牙龈炎；张口呼吸影响腭部发育，导致口干和牙龈增生；吮唇、咬舌、咬颊习惯可致错𬌗畸形；吮上唇可致反𬌗，吮下唇可致开𬌗；咬颊还可影响后牙的牙位和上下颌间的距离；咬笔杆、咬筷子、吮指习惯不仅有碍于保持口腔卫生，还可导致错𬌗畸形；睡前吃糖、食过量强烈刺激性食物等不良习惯，均有碍于保持口腔颌面部健康。上述口腔不良习惯应通过卫生宣教，给予及时纠正。

（2）按摩牙龈

按摩牙龈指通过各种手段对牙齿唇颊侧和舌腭侧牙龈进行按摩。这样不仅可以使牙龈保持良好的血液循环，还可以通过挤压使龈沟液向外排出，可起到清洁牙颈部的作用。

（3）叩齿与咽津

①叩齿指每日早晚空口使上下颌牙相互轻咬叩 30~40 次，先叩后牙，再叩前牙。叩牙可促进肌肉、关节、牙龈和牙周组织的血液循环，从而起到固齿作用。

②咽津是用舌舔上腭，以刺激唾液分泌，待唾液满口时，咽下，每日早晨如此反复 3 次，可起到促进唾液分泌，增强消化功能的作用。

（4）合理营养

多吃适当硬度和粗糙的食品，可增强牙齿自洁作用和对牙龈的按摩作用，从而增强牙体和牙周组织的抗病能力。科学食用碳水化合物类食物，如两餐之间吃碳水化合物类食物，睡前和刷牙后不吃碳水化合物类食物。

4．特殊人群口腔保健

（1）婴幼儿及学龄前儿童口腔保健

①父母或保育员在婴幼儿牙齿萌出前，哺乳后应用手指缠消毒纱布，擦洗儿童口腔内的牙龈和腭部，清洁口腔。在牙齿萌出后用同样的方法清洁并逐步运用牙刷，让儿童学会正确刷牙的方法。

②培养幼儿良好的口腔卫生和饮食习惯，在幼儿园开展适宜的群体预防工作，口腔专业人员应定期检查，并促进家长和幼儿园的配合。

③正确喂养，预防奶瓶龋的发生。

④补充氟化物对于儿童时期的防龋效果已得到了广泛认可。可采用氟滴或氟片的给药方式，达到全身或局部双重预防效果。

（2）学生口腔保健

①对学生进行健康教育，使学生养成良好的口腔卫生习惯。

②监测学生健康状况，预防常见口腔疾病。定期进行口腔健康检查，每年至少1次。建立学生口腔保健卡和口腔健康现状信息管理体系，做好对龋病和牙周病的预防，起到早发现、早治疗、防止病损扩大的作用。

③使学生养成良好的个人卫生习惯和饮食卫生习惯。

④做好口腔常见疾病的预防与治疗。

⑤消除影响学生健康的环境因素，预防身体意外事故如前牙外伤与颌骨骨折。

（3）妊娠期妇女口腔保健

①做好口腔健康教育工作，提高妊娠期妇女口腔卫生保健意识，使她们养成良好的口腔卫生习惯，掌握正确的口腔保健方法，合理选择牙刷、牙膏和有效的刷牙方法，彻底清除牙菌斑。

②妊娠后应尽早定期进行口腔健康检查，及时发现口腔疾病并注意适时处理。一般妊娠前3个月较易发生流产，口腔医疗一般仅限于处理急症，并应注意避免X线照射；妊娠4~6个月，是治疗口腔疾病的适宜时期，口腔科治疗最好在此阶段完成，但应注意在保护措施下使用X线，不要让X线照射盆腔和腹部；妊娠期后3个月，应避免全身麻醉，需急症处理时仅选择局麻，并注意不做拔牙处理。

③教育孕妇养成良好的生活习惯，避免各种有害因素的侵袭，如病毒感染、外伤、酗酒或抽烟等，以免影响胎儿的发育，导致新生儿面部畸形的发生。

④营养是人体健康的物质基础，孕妇的营养状况直接关系到胎儿生长发育，特别在牙的发育阶段，营养缺乏会导致不可逆的改变，如牙齿钙化不良、牙釉质发育不全、错𬌗畸形、唇裂或腭裂、出生后易患龋病等。孕妇的饮食原则是热量适宜，营养素之间比例恰当。

（4）老年人口腔保健

①针对老年人普遍存在的口腔问题，定期开展口腔卫生健康教育宣传活动，提高老年人自我保健能力和意识。帮助老年人掌握正确的刷牙方法，使老年人正确地刷牙；帮助有义齿的老年人，掌握基牙的清洁和义齿维护的方法。

②定期进行口腔健康咨询和检查。可每半年检查 1 次，最好每 3 个月检查 1 次，及时发现问题及时处理。

③加强营养，合理膳食。老年人应减少碳水化合物的摄入量，增加蛋白质、矿物质、维生素的摄入量，合理使用氟化物。这样可以提高口腔各组织的适应能力，减缓口腔各组织老化速度，促进口腔健康。

第二章　牙体牙髓病和根尖周围组织病患者的护理

第一节　龋病患者的护理

龋病是一种多因素相互作用的常见的慢性进行性破坏的牙体硬组织疾病。龋病是人类的常见病、多发病之一，在各种疾病的发病率中，龋病位居前列，世界卫生组织（WHO）已将其与癌症和心血管疾病并列为人类三大重点防治疾病。目前比较公认的龋病病因学说是四联因素理论，即龋病是宿主、微生物、饮食和时间4种因素共同作用下导致的。龋病病程进展缓慢，一般不危及生命而容易被忽视。但如不及时治疗，病变向纵深发展将会引起牙髓炎、根尖周炎、颌骨炎症等一系列并发症，最终形成残冠、残根、牙缺失，破坏咀嚼器官的完整性，严重影响身心健康。定期口腔检查和采取适当的措施对预防龋病的发生非常重要。

【临床表现】

1. 按发病情况和进展速度分类

（1）急性龋：常见于儿童或青年人。龋病过程进展较快，龋洞内腐质较多，质地偏软并且湿润，又称为湿性龋。当多数牙在短期内同时患龋，即称猖獗龋，多见于颌面及颈部接受放射治疗的患者，又称放射性龋。

（2）慢性龋：临床最常见的龋齿类型。进展缓慢，病变区着色较深，病变组织较干硬，故又称为干性龋。当龋病在进展过程中由于发病因素的变化，龋损停止于某个阶段不再继续发展，则称为静止龋。

（3）继发龋：是指在充填材料的边缘或下方再发生新的龋坏。多由于充填时未去净腐质或充填材料边缘密合较差所致。

2. 按损害的解剖部位分类

（1）窝沟龋：是指磨牙、前磨牙咬合面、磨牙颊面沟和上颌前牙舌面的龋坏。

（2）平滑面龋：除窝沟外的牙面发生的龋病损坏。可进一步发展为两个亚类，邻面龋和颈部龋。

（3）根面龋：即在根部牙骨质发生的龋病损害。

3. 按病变深度分类

（1）浅龋：龋蚀只限于牙齿的表层即牙釉质或牙骨质。初期表现为龋损部位色泽变黑，黑色素沉着区下方为龋白斑，呈白垩色改变，继之呈黄褐色或褐色改变，患者一般无自觉症状，遭受外界的物理和化学刺激如冷、热、酸、甜刺激亦无明显反应，探诊有粗糙感或有浅层龋洞形成。

（2）中龋：龋蚀已进展到牙本质浅层，因龋坏而形成龋洞，洞内除了有黄褐色或深褐色的软化牙本质外，还有食物残渣、细菌等。患者对冷、热、酸、甜等刺激较为敏感，有反应性疼痛，对冷的刺激尤其明显，但去除外界刺激后，症状即可消失。

（3）深龋：龋蚀进展到牙本质深层时为深龋，临床上可看见较深的龋洞，易于观察到患者的主观症状。由于深龋病变接近牙髓，所以对温度变化及化学刺激敏感，食物嵌入洞内可产生压迫，从而导致较严重的疼痛，探查龋洞时酸痛明显，但无自发性痛。

【辅助检查】

1. 温度刺激试验

用冰棒或热牙胶测试患牙，中龋和深龋对温度刺激敏感，但刺激去除后疼痛消失。也可使用牙髓活力测验器检测。

2. X 线检查

对可疑龋、邻面龋不易用其他方法查出，可用 X 线进行检查。深龋患者可用 X 线检查龋洞的深度及与牙髓腔的关系。

3. 透照

对前牙邻面龋洞用光导纤维装置检查，能直接看到龋损部位、病变深度及范围。

【治疗原则】

龋病的治疗要以终止病变的发展、保护健康的牙髓、恢复牙齿的外形和功能、维护牙列的完整性为原则，具体原则如下。

(1) 对无或少量组织缺损的静止龋可不治疗。

(2) 对无明显缺损的浅龋，用化学药物疗法、再矿化治疗。

(3) 对已有牙体缺损的静止龋、浅龋、中龋和慢性龋进行充填治疗。

(4) 对急性龋和猖獗龋在窝洞制备后，做暂时充填或封药，应先做再矿化治疗，然后再进行永久性充填治疗。猖獗龋应进行全口患牙治疗设计和全身疾病的治疗。

(5) 对龋病易感者和猖獗龋患者在治疗的同时，还应给予防龋措施，如清除牙菌斑、控制糖食、窝沟封闭、再矿化治疗等，并在术后进行定期追踪观察。

(6) 对浅而宽的𬌗面缺损可用嵌体或高嵌体修复牙外形和功能，大面积缺损的龋损，可用嵌体修复或充填治疗后全冠修复。

(7) 对继发龋的治疗，原则上应去除原充填体或修复体，再按浅龋、中龋、深龋治疗原则处理，如果不影响抗力形和固位形，也可只在龋洞的局部进行充填治疗，而不必除去全部充填体或修复体。

(8) 对牙髓病和根尖周病患牙的继发龋或再发龋，应在完善牙髓治疗后，再重新充填或修复。

【护理评估】

1. 健康史

询问患者口腔卫生及饮食习惯，尤其是小孩要询问其有无睡前吃甜食的嗜好。如有疼痛，应了解是自发性痛还是激发性痛，疼痛与冷热刺激是否有关。

2. 身体状况

龋病临床特征是牙体硬组织的色、形、质的改变。其病变过程由牙釉质或牙骨质表面开始，由浅入深逐渐累及牙本质，呈连续破坏过程。

3. 心理-社会状况

由于龋病病程缓慢，不会影响患者生命，因此龋病初期患者无自觉症状，不易被重视。有的患者甚至认为牙病不是病，自己吃点药，不疼了就认为好了，从而延误治疗时机，导致发生牙髓炎、根尖周炎、牙槽脓肿等严重的口腔疾病。因此，应注意全面评估患者的年龄、口腔卫生习惯、口腔卫生保健知识、文化层次、经济状况等情况。

【护理诊断】

1. 牙齿异常
与不佳的口腔卫生或不良饮食习惯造成牙体缺损有关。

2. 疼痛
与龋洞受刺激有关。

3. 组织完整性受损
由牙体缺损所致。

4. 潜在并发症
牙髓炎、根尖周炎等，与对龋病治疗不及时、患者抵抗力下降及超敏反应有关。

5. 知识缺乏
缺乏龋病的预防及早期治疗知识，卫生宣传教育不够。

【护理措施】

1. 心理护理

向陪诊人员及患者介绍龋病的治疗方法，做好解释工作，消除患者对治疗的恐惧心理，使其积极配合。

2. 药物治疗的护理

进行药物治疗时遵医嘱备好所需药物，协助医生牵拉口角，隔湿，吹干牙面。涂布氟化钠时，让患者切勿吞入，因该药有一定毒性。用硝酸银涂布时，需使用还原剂，使其生成黑色或灰白色沉淀物。硝酸银有较强的腐蚀性，操作时注意勿损伤患者口腔黏膜。

3. 窝洞充填术的护理

窝洞充填术是用具有一定强度的修复材料填入预备的窝洞中，修复牙外形和功能的一种治疗方法。主要用于浅龋、中龋和深龋的充填。可以达到修复牙外形，恢复牙功能，终止病变发展的治疗目的。

（1）物品准备

①口腔检查基本器械：一次性检查盘（口镜、镊子、探针、纸巾、胸巾、吸唾管）、隔湿棉卷。

②窝洞预备器械：高速及低速手机、车针、挖匙。

③充填器械：黏固粉充填器、雕刻刀、楔子、成形片、成形片夹。如用银汞合金充填备银汞合金充填器1套。

④调殆磨光器械：咬合纸、橡皮轮、砂石针、磨光器。

⑤充填材料：遵医嘱备垫底材料、消毒药物及充填材料（如银汞合金、FX、玻璃离子、银粉玻璃离子等）。

⑥药物：25%麝香草酚酊溶液、75%乙醇溶液、樟脑酚液、丁香油、银汞合金、复合树脂、玻璃离子黏固剂、磷酸锌黏固剂、氧化锌丁香油酚、氢氧化钙糊剂。

（2）患者准备

①核对患者病历及患者姓名。

②安排患者在治疗椅上躺好。

③系好胸巾。

④准备漱口水。

⑤嘱患者漱口。

⑥调整椅位及灯光。

（3）护理配合

①制备洞形：递高速、低速手机及相应车针。医生制备洞形时，协助牵拉患者口角，及时吸唾以保持术野清晰干燥。如使用电动牙钻机无冷却装置时，用水枪对准钻头缓慢滴水，防止因产热刺激牙髓而引起疼痛。

②隔湿、消毒：消毒前协助医生用棉卷隔湿，准备窝洞消毒的小棉球。消毒药物根据窝洞情况及医嘱选用。

③调拌垫底及充填材料：浅龋不需垫底；中龋用磷酸锌黏固剂或玻璃离子黏固剂单层垫底；深龋则需用氧化锌丁香油酚黏固剂及磷酸锌黏固剂双层垫底。遵医嘱调拌所需垫底材料，再选用永久性充填材料充填。后牙多选用银汞合金，前牙可选用复合树脂或玻璃离子黏固剂。配合医生传递雕刻刀、磨光器、递咬合纸。玻璃离子黏固剂充填还需准备防水剂（凡士林）。

④清理用物：充填完成后，清理用物，将所用车针、手机等器械灭菌后备用。

（4）健康指导

①充填材料完全固化需 24 小时，所以 24 小时内不能用患牙咀嚼硬物，以免充填物脱落。

②深龋充填后如有轻微疼痛不需复诊，一至两天后疼痛可自行消失，如疼痛加重应及时复诊。

③如感觉咀嚼有过高现象，应立即进行调𬌗。

④注意口腔卫生，保持口腔清洁。

4. 复合树脂修复术的护理

口腔材料中的复合树脂是一种高分子牙色修复材料，由树脂基质和无机填料组成。包括光固化复合树脂和化学固化复合树脂，前者由可见光引发固化反应，是临床常用的充填材料。复合树脂修复术用于修复龋齿，能保留更多的牙体组织，其最突出的优点是美观。适用于前牙Ⅰ、Ⅲ、Ⅳ类洞的修复，前牙和后牙Ⅴ类洞的修复，后牙Ⅰ、Ⅱ类洞（承受咬合力小者）修复；用于牙体大面积缺损的修复，必要时可增加附加固位钉或沟槽固位等。

（1）物品准备

①口腔检查基本器械：一次性检查盘、棉卷。

②窝洞预备器械：高速及低速手机、车针、挖匙。

③垫底器械：黏固粉充填器。

④充填器械：雕刻刀、楔子、成形片、成形片夹。

⑤调𬌗磨光器械：咬合纸、橡皮轮、调𬌗抛光车针、间隙抛光条。

⑥材料：光固化灯、电源设备、酸蚀液、小刷子、黏结剂、聚酯薄膜、比色板、复合树脂。

（2）患者准备

①核对患者病历及患者姓名。

②安排患者在治疗椅上躺好。

③系好胸巾。

④准备漱口水。

⑤嘱患者漱口。

⑥调整椅位及灯光。

（3）护理配合

①窝洞预备护理同本节窝洞充填术的护理。

②护髓：递护髓剂给医生。

③酸蚀：递棉卷隔湿，及时吸唾。待医生吹干患牙后，递酸蚀剂给医生处理牙面，涂面约1分钟后，递三用枪给医生冲洗牙面，及时吸干冲洗液。配合医生传递镊子，更换棉卷，重新隔湿，及时吸唾，保持干燥。

④黏结：递棉卷隔湿，用小刷子蘸适量黏结剂递送给医生涂布窝洞，递三用枪给医生轻吹黏结剂使其均匀涂布。递光固化灯固化，光照时间（参看产品说明）一般为20秒，同时嘱患者闭眼（或戴保护镜）。

⑤充填：遵医嘱选择复合树脂。配合医生传递棉卷隔湿和递送各种充填器械。及时吸唾，保持术区干燥。递光固化灯，光照时间（参看产品说明）一般为20~40秒。同时嘱患者闭眼（或戴保护镜）。及时吸唾，保持术区干燥。

⑥修整外形，调整咬合：充填完毕递咬合纸给医生检查咬合情况，更换调殆牙针。

⑦抛光：递低速手机给医生，装上抛光砂片，依次先粗后细打磨，或用橡皮砂轮蘸上打磨膏抛光。及时吸唾。抛光后让患者漱口，用面巾纸擦净患者面部。给患者镜子让患者观看修复的牙齿。

（4）健康指导

①治疗后如出现牙齿轻度不适，可能是对复合树脂轻度的敏感，一般不适情况会在治疗后2~3天消失；如出现较明显不适，应及时复诊。

②治疗后即可进食，但应避免用患牙咀嚼硬物，避免进食过冷或过热的刺激性食物。

③注意口腔卫生，保持口腔清洁。

【健康教育】

（1）保持口腔卫生

指导患者采用正确的刷牙方法，即使用牙刷，采用上下竖刷法，其方法是：刷牙时使牙刷刷毛与牙龈呈45°，上颌牙从上往下刷，下颌牙从下往上刷，咬合面来回刷，每次刷牙时间以3分钟为宜，才能达到清除软垢、菌斑和按摩牙龈的目的。拉锯式的横刷法会导致牙龈萎缩及牙体楔状缺损。应养成早晚刷牙、饭后漱口的习惯，尤其是睡前刷牙更为重要，它可以减少菌斑及食物残渣的滞留时间。

（2）定期口腔检查

一般 2~12 岁的儿童每半年一次，12 岁以上者一年一次，以便早期发现龋病，及时治疗。

（3）保护牙齿

不要用牙咬坚硬带壳的食物及开启啤酒瓶盖，以防止牙损伤。

（4）采取特殊的保护措施

如在饮水、饮食中加含氟的药物防龋、使用含氟的牙膏以及点隙窝沟封闭防龋等，以提高牙齿的抗龋能力。

（5）合理饮食

少吃糖果、饼干等精制糖类食物，鼓励多吃富含纤维的食物，如蔬菜等。尤其是小儿在临睡前不要进甜食，可使用蔗糖代用品，如木糖醇，以防止和减少龋病的发生。

第二节　着色牙患者的护理

牙齿着色、发黄原因，大体上可分为两方面，即内源性和外源性。外源性变色是由于常吃含有色素的食物或药物，如茶、咖啡、中药及巧克力等，使色素沉积在牙上而导致牙逐渐变黄或变黑，常吸烟者烟斑也容易沉积在牙面上。内源性着色是牙齿结构的变色，如四环素沉积在牙本质内，就会使得牙齿变成黄色、棕褐色或暗灰色，称为四环素牙；如果饮用水中含氟过多，也可能导致氟斑牙，牙面有白垩色、褐色斑块；如果牙神经坏死与细菌分解产物结合也可使牙齿变黑。

【临床表现】

1. 四环素牙

（1）全门牙呈均匀一致的黄色、灰色改变，患牙可在紫外光灯下显示荧光。按变色程度分为轻度：浅黄、浅灰；中度：黄棕色、黑灰色；重度：黄灰或黑色；极重度：灰褐色。

（2）牙冠外形一般正常，坚硬光滑，重度时合并釉质发育不全。

2. 氟牙症

（1）一般无自觉症状。

（2）波及同一时期发育的牙齿，呈对称性，多数累及全口牙。患牙釉质表面呈白垩状黄褐色或有实质性缺损。

①轻度：牙面面积的1/2以下有白垩色和黄褐色斑点，牙面可有少量小而散在的浅凹陷，牙表面坚硬有光泽。	②中度：有白垩色和黄褐色斑点的牙面面积超过牙面面积的1/2。	③重度：白垩色或着色波及整个牙面，伴有缺损可呈蜂窝状，患牙可失去正常形态。

（3）重症可伴有全身骨骼或关节的增殖性改变及活动受限（氟骨症）。

【辅助检查】

1. 比色

用比色板或比色仪确定患者漂白前的牙色作为基准值，在患者见证下记录在案，漂白后再次用同样比色手段确定牙齿颜色并记录。

2. 口内照相

为患者拍摄牙齿近距离照片和微笑照片作为补充记录。

3. 温度刺激试验

用牙髓活力测验器检测牙髓活力。

【治疗原则】

牙齿美白从本质上讲是一种清除牙齿表面和牙釉质上污点和色素的过程。根据牙齿颜色的深浅，形成原因，应采取不同的方式来美白。

1. 牙周洁治术

又称洗牙，包括超声波洗牙和喷砂两个步骤，超声波洗牙能去除牙结石，喷砂可以提高牙齿的光泽度，对牙齿的美观有一定的帮助。如果黄褐色牙齿是由于浓厚的牙石覆盖在牙齿表面造成的，或是抽烟、喝茶造成的，应用漂白剂无效。最好的治疗方法应该是定期采用洁治（洗牙）的方法清洁牙齿并养成良好的生活习惯。

2. 牙漂白

把凝胶型漂白剂挤在医生特制的牙套里，套上后在睡眠时让药液覆盖在牙齿表面进行深层渗透美白。适用于轻度的色素牙、牙釉质发育不全、外源性着色和因年龄增长牙釉质改变引起的牙色发黄。

3. 烤瓷或贴面

对于四环素牙、黄斑牙、氟斑牙等变色的牙齿，普通的漂白方法需要在一定程度之内才能使用，超过某种程度就很难达到良好的增白效果，而且这些方法多少都会对牙齿有一些刺激。普通的漂白方法不可用时可选择烤瓷或贴面。运用贴面增白是在牙齿表面粘上一层烤瓷片或塑料片的近似正常牙色的材料，遮挡已经变色的牙齿；烤瓷冠的方法是将做好的烤瓷牙套粘固在经过磨改后的真牙上，比贴面更舒适、自然和牢固。

【护理评估】

1. 健康史

询问患者婴幼儿时期或母亲妊娠时期是否服用过四环素类药物；询问患者牙齿发育期间是否有高氟区生活史。

2. 身体状况

评估患者口腔情况，询问患者有无药物引起的过敏反应，如牙齿发酸、牙龈充血肿胀怕凉。

3. 心理-社会状况

患者可因牙齿着色，影响美观，而自卑、烦恼。

【护理诊断】

1. 知识缺乏

缺乏正确的刷牙方法等相关知识。

2. 自我形象紊乱

与牙齿着色影响形象有关。

【护理措施】

1. 治疗前护理

（1）应在牙周病治愈后，再进行牙齿美白。原因是：

①患牙周病的牙龈容易出血，在使用美白药物时容易造成牙齿敏感。

②牙周病常会导致牙龈萎缩，形成牙周袋，最终牙根外露，牙齿松动，在这样的牙齿上再加上贴面和烤瓷冠更会增加牙周的负担，加重牙周病。

（2）15 岁以下的青少年的牙体比较容易敏感，容易造成不适，不适宜进行美白治疗。

（3）不鼓励孕妇做牙齿美白。

2. 牙齿冷光美白的护理

BEYOND 冷光美白技术是波长介于 480~520nm 之间的高强度蓝光，经由光纤传导，通过两片 30 多层镀膜的特殊光学镜片，再经过特殊光学处理，隔除一切有害的紫外线与红外线，使以过氧化氢和直径为 20nm 的二氧化硅等为主体的美白剂快速发生氧化还原反应，产生氧化还原作用，透过牙小管，去除上下共 16~20 颗牙齿表面及深层所附着的色素，达到良好的美白效果。

（1）术前准备

1）物品准备

BEYOND 冷光美白仪、BEYOND 冷光牙齿美白剂、VITA16 色比色板、照相机、开口器、低速手机、一次性检查盘、吸唾管、抛光杯、剪刀、光固化机、镇痛口服药物（索米痛、氨酚待因）或局部注射用药（如2%利多卡因）。

2）患者准备

①备好冷光美白知情同意书，让患者阅读并签字。

②告知患者美白过程需 40~50 分钟，让患者做好心理准备。

③询问患者服用镇痛药的既往史，根据医嘱备好相应剂量的镇痛药，并协助患者服药。对不愿接受口服药者酌情局部用药。

（2）术中护理

①协助医生术前比色，应用 VITA16 色比色板比色，并拍照存档。特别是针对个别牙颈与牙体颜色相差较大的患者，需要两个部位分别比色，并认真做好记录。

②为患者佩戴护目镜，防止美白灯源的不良刺激。用清水调拌抛光砂，安装抛光杯进行牙面抛光，最后嘱患者漱口。

③为患者涂护唇油，特别注意唇内侧及前庭沟部位没有牙龈保护剂遮盖的软组织应均匀涂布。

④协助医生为患者佩戴开口器，告知患者佩戴开口器后不能再说话，有唾液护士会及时吸出或者可自行咽下。

⑤取护面纸巾，协助固定于开口器与患者面部皮肤之间，剪开隔湿棉卷，放置于患者上下唇内侧。

⑥医生吹干牙面及龈缘后，递牙龈保护剂给医生，将牙龈保护剂均匀涂于牙龈上，并遮盖至龈缘3~4mm，递光固化灯给医生，固化牙龈保护剂。

⑦吹干牙面，递美白凝胶给医生，医生均匀涂抹美白凝胶于上下颌前牙及前磨牙共16颗牙齿外表面。

⑧协助医生调整美白仪照射角度，其应与牙齿表面成直角，美白仪的灯头应尽量靠近开口器。

⑨按下美白仪开始键，开始第一次光照，时间8~15分钟（根据牙齿变色的原因可调整光照时间），光照结束后美白仪会自动停止工作，此过程中护士应随时吸出患者口中唾液，切记吸唾时一定不要将唾液滴到美白凝胶的表面。

⑩根据第一次光照后牙齿变白程度重复步骤⑧~⑩两次。

⑪吸掉牙面的美白凝胶，剪开过氧化氢美白液，将其倒入美白剂中，调拌成糊状，均匀涂抹在牙面上，再次光照8~10分钟。

⑫吸掉牙面残留美白剂，清除牙龈保护剂及取下棉卷，摘掉开口器及护目镜，嘱患者彻底漱口。用棉签将氟保护剂涂于擦干的牙面上，嘱患者5分钟后即可漱口（应避免患者将氟保护剂大量吞入腹中）。

⑬患者漱口后，做术后牙齿比色，拍照存档。

⑭整理用物，注意勿使残留药物及所用器械与患者头面部皮肤接触。

（3）术后指导

①告知患者，美白术后1周内不能吸烟，喝红酒、咖啡等有色饮料，不能食用颜色较深的食物以及过冷过热的刺激性食物等。

②美白术后会出现一些牙齿过敏的现象，一般在24~48小时内可自行消失。

③术后有些患者会出现牙龈或唇黏膜变白，但在24小时内会自行消失。

④根据医嘱和患者选择可预约第二次美白时间，一般5~7天后可重复上述美白经过。

【健康教育】

（1）指导患者做完烤瓷和贴面后应该用专用的牙刷、牙膏刷牙，细心呵护牙齿，尽量避免吃过硬、太黏的食物。

（2）母亲在妊娠的时候以及儿童在幼儿时期，使用药物应当谨慎，否则将影响牙釉质的发育，形成不健康的牙齿和造成色素沉着在牙面上。

第三节　牙本质过敏症患者的护理

牙本质过敏症是指暴露的牙本质部分受到机械、化学或温度、渗透压等刺激时所产生的一种特殊的酸痛症状。牙本质过敏症不是一种独立的疾病，而是多种牙体疾病共有的一种症状，其特点是发作迅速、疼痛尖锐、时间短暂。

【临床表现】

（1）主要表现为刺激痛，吃冷、热、酸、甜的食物和刷牙均能引起酸痛，尤其对机械刺激最敏感；刺激除去后，酸痛立即消失。

（2）用探针尖在牙面上滑动可找到一个或数个敏感点或敏感区，可引起患者出现酸痛症状。

（3）根据机械探测或冷刺激可将疼痛程度分为4度，即牙敏感指数：0度：无不适；1度：轻微不适；2度：中度痛；3度：重度痛。

【辅助检查】

对敏感点进行机械刺激、温度试验、主观评价。

【治疗原则】

（1）去除病因。

（2）家庭和诊室联合治疗。多数牙齿敏感，特别牙颈部敏感，可用激光或离子导入法脱敏，同时配合家庭脱敏法（如使用脱敏牙膏，咀嚼生核桃、大蒜、茶叶等）治疗。

（3）对于凹陷状小而深的敏感点可调磨边缘后充填治疗。敏感区脱敏治疗，注意检查调整对颌高陡牙尖。

（4）少数患者脱敏治疗无效，伴有重度磨损且激发痛明显者可做冠修复和（或）牙髓治疗。

（5）对患有神经症等机体应激性增高疾病的患者建议采取相应的治疗措施。

【护理评估】

1. 健康史

常伴有造成牙本质暴露的牙体疾病，如磨损、楔状缺损或冠折等；患者可伴有神经症或处于妊娠、月经期等全身应激性增高的时期。

2. 身体状况

（1）刺激痛为主要症状，刷牙、咬硬物、酸、甜、冷、热等刺激均可引起酸痛，对机械刺激尤为敏感。

（2）伴有磨损、楔状缺损、牙折、龋病、牙隐裂等牙体疾病，或有牙龈萎缩致牙颈部暴露的情况。

3. 心理-社会状况

患者可因牙齿酸痛不适而焦虑、烦恼。

【护理诊断】

1. 疼痛

与牙齿感觉过敏或牙髓炎症有关。

2. 知识缺乏

缺乏正确的刷牙方法等相关知识。

【护理措施】

脱敏治疗的护理

1. 术前准备

（1）物品准备：2%氟化钠溶液、0.76%单氟磷酸钠凝胶、75%氟化钠甘油、15%氯化钙溶液、50%麝香草酚酒精溶液、直流电疗机、树脂类脱敏剂、长棉棒或数个小棉球等。

（2）向患者讲解牙本质敏感的原因、发展趋势及脱敏治疗的局限性。告知患者经脱敏治疗3次或3个疗程后，仍无明显疗效，可酌情考虑局部备洞充填、冠修复或做牙髓治疗。

2. 术中护理

遵医嘱备好蘸有药液的小棉球，再提供棉卷隔湿患牙，左手持三用枪清洗并轻轻吹干牙面，右手及时吸唾，保持术区干燥协助医生进行脱敏治疗。药液涂擦患处要有足够的时间，一般1~2分钟。使用腐蚀性药物时，要注意安全，蘸有药液的小棉球不可过湿，以防药液流溢灼伤牙龈，应严格隔湿，防止药物与口腔软组织接触。

3. 术后指导

嘱患者半小时后再漱口或喝水。

【健康教育】

（1）指导患者正确地刷牙，避免横刷，选用软毛牙刷及磨料较细的脱敏牙膏，避免咬过硬食物。

（2）夜磨牙症导致的部分牙本质暴露而产生过敏现象的患者，嘱其行脱敏或全冠修复治疗。

（3）轻度牙龈萎缩引起的过敏，应指导患者及时行全口洁治及脱敏治疗。

（4）若对各种刺激均极为敏感的患者，则应嘱其做脱敏治疗或充填修复。

第四节　牙髓病患者的护理

牙髓病是指发生在牙髓组织的疾病，是口腔科最常见的疾病之一。根据其临床表现和治疗预后可分为可复性牙髓炎、不可复性牙髓炎、牙髓坏死、牙髓钙化、牙内吸收。

【临床表现】

1. 可复性牙髓炎

主要表现为患牙无自觉疼痛，当受到冷、热、酸、甜刺激时立即出现短暂的疼痛，去除刺激后疼痛随即缓解或消失。患牙常有楔状缺损、深龋。

2. 不可复性牙髓炎

（1）急性牙髓炎

①自发性、阵发性痛。疼痛常在未受到任何外界刺激的情况下突然发作，早期呈间歇性，一般约持续数分钟。随病情发展，发作期延长，间歇期缩短，逐渐转变为持续性剧痛。

②夜间痛，疼痛往往在夜间发作，或夜间疼痛较白天剧烈。

③早期冷、热刺激均可激发患牙剧烈疼痛。若患牙正处于疼痛发作期，温度刺激可使疼痛加剧。

④疼痛不能自行定位。疼痛呈牵涉性或放射性，常沿同侧三叉神经分布区放散（如上颌牙向颞部、耳前、颧颊部放散；下颌牙向耳下、耳后、下颌部放散），患者往往不能明确指出患牙部位。

⑤检查时探痛明显，可查及接近髓腔的深龋或其他牙体硬组织疾患或患牙有深牙周袋。温度试验时表现极其敏感。若炎症处于早期，患牙叩诊无明显不适；若炎症处于晚期，可出现垂直方向的叩诊不适。

（2）慢性牙髓炎

临床上最为常见，一般不发生剧烈的自发性疼痛，有时可出现阵发性隐痛或钝痛。患者可有长期的冷热刺激痛病史，常觉患牙咬合不适或有轻度叩痛，常可定位患牙。检查可见穿髓孔或牙髓息肉，探诊感觉较为迟钝或深探剧痛，并有少量暗红色血液渗出；若为增生性牙髓炎，可见龋洞内有红色肉芽组织，探之无痛，但极易出血。

3. 牙髓坏死

（1）一般无自觉症状。

（2）牙冠可存在深龋洞或其他牙体硬组织疾患，或是有充填物、深牙周袋等；也可见有完整牙冠者。牙冠变色、无光泽。

4. 牙髓钙化

一般无临床症状，个别情况出现与体位相关的自发痛，可沿三叉神经分布区放散。

5. 牙内吸收

（1）多无自觉症状，可出现自发性、阵发性痛，放散痛和温度刺激痛等牙髓炎症状。

（2）内吸收发生在髓室时，牙冠可见透粉红色区域或暗黑色区。发生在根管内时牙冠颜色无变化。

【辅助检查】

（1）用牙髓活力测验器测试牙髓活力，温度试验及叩诊可帮助确定患牙。

（2）X线牙片有助于了解髓腔形态、病变的范围以及根管治疗的情况等。

【治疗原则】

1. 可复性牙髓炎

避免外界温度刺激，给牙髓恢复正常提供条件。

（1）对因龋或其他牙体疾患所致的可复性牙髓炎，可行安抚治疗或间接盖髓术。

（2）对𬌗创伤所致的可复性牙髓炎，可行调𬌗处理。

2. 不可复性牙髓炎

（1）急性牙髓炎

①保存活髓：对年轻恒牙的早期牙髓炎，临床上可酌情选用盖髓术或活髓切断术，尽可能保存全髓或根髓。

②保存患牙：对不宜保存活髓者或保存活髓失败者临床上可酌情选用干髓术、根管治疗术、牙髓塑化治疗等，以保存患牙。

③严格遵循无菌、无痛的原则，急性期应先行应急治疗，以缓解症状，减轻疼痛。

④尽量保留牙体组织，恢复牙体的形态、外观与功能。

（2）慢性牙髓炎

①对症治疗：止痛，用药物或开髓减压的方法缓解患者的疼痛。

②保存正常的牙髓组织或保留患牙。保存牙髓的方法有盖髓术、活髓切断术；保存牙体的方法有牙髓塑化治疗、根管治疗术等。

3. 牙髓坏死

（1）年轻恒牙也可做根管治疗。

（2）发育完成的恒牙也可做根管治疗。

（3）成人后牙可做牙髓塑化治疗。

（4）可自髓腔内进行脱色治疗。

（5）牙髓治疗后，可行牙冠美容修复。

4. 牙髓钙化	5. 牙内吸收
（1）无症状者无需处理。 （2）根管治疗。 （3）根管不通而有根尖周病变的患牙，需做根尖手术治疗。	（1）彻底去除肉芽性牙髓组织。 （2）根管治疗。 （3）根管壁穿通者，可先修补穿孔再做根管充填。 （4）根管壁吸收严重，硬组织破坏过多，患牙松动度大者应予以拔除患牙。

【护理评估】

1. 健康史	2. 身体状况
询问患者有无心血管疾病、内分泌系统疾病，有无过敏史；若患者曾感染过传染性疾病，如乙肝或结核，治疗时要注意防护；了解患者口内是否有未经彻底治疗的龋齿及牙周病，并询问患牙疼痛的性质、发作方式和持续时间。	评估患者目前的健康状况，如评估患者脉搏、呼吸、血压等生命体征是否正常。

3. 心理-社会状况

牙髓炎多由深龋引起，疼痛症状不明显时，常常不为患者重视，忽视对龋齿的早期治疗。当急性牙髓炎发作，出现难以忍受的疼痛时，患者才认识到其严重性，疼痛使患者坐卧不安，饮食难进，特别是夜间疼痛加重时使患者难以入睡，从而导致患者出现烦躁不安的情绪及治疗时对钻牙的恐惧心理。

【护理诊断】

1. 疼痛

由炎症引起的血管扩张、牙髓腔压力增加压迫神经所致。

2. 恐惧

与患者惧怕疼痛、X线检查或治疗器械有关。

3. 睡眠剥夺

与急性牙髓炎夜间疼痛有关。

4. 焦虑

与疼痛反复发作、咀嚼不适、牙体颜色改变有关。

5. 知识缺乏

与缺乏牙髓病治疗和自我护理的相关知识有关。

【护理措施】

1. 心理护理

（1）告知患者牙髓病治疗的方法、步骤，缓解患者紧张情绪。

（2）治疗前让患者了解口腔治疗的常用器械，治疗时护士可轻轻握住患者的手，消除其恐惧心理。

（3）治疗后向患者提供及时有效的健康指导，使患者掌握治疗后牙齿保健的常识。

2. 应急止痛治疗的护理

（1）药物止痛

遵医嘱备丁香油或樟脑酚棉球置于龋洞内可暂时缓解疼痛，同时可口服止痛药。

（2）开髓减压

开髓减压是止痛最有效的方法。在局麻下，用高速手机或探针迅速刺穿牙髓腔，使髓腔内的炎性渗出物得以引流，从而降低牙髓腔的压力，缓解疼痛。开髓前，护士应对患者进行心理安慰，稳定患者情绪，向其说明开髓的目的，消除患者恐惧心理，以取得合作。开髓后可见脓血流出，护士抽吸生理盐水协助冲洗髓腔，遵医嘱备小棉球供医生置于龋洞内，开放引流。待疼痛缓解再进行相应处理。

3. 保存牙髓治疗的护理

牙髓炎早期可选择保留活髓的治疗方法，如盖髓术、活髓切断术。

（1）盖髓术

盖髓术可以分为两种，即直接盖髓术与间接盖髓术。直接盖髓术是已经穿髓的盖髓术，是将盖髓剂直接覆盖于已经暴露的牙髓上；间接盖髓术是未露髓的盖髓术，是将盖髓剂覆盖于牙本质上，保存全部存活牙髓的方法。

常用的盖髓剂有：氢氧化钙、氧化锌丁香油酚、MTA。

在操作中，护士应注意患区的隔湿，医生在备洞完毕后，应准备冲洗液冲洗窝洞，并将氢氧化钙或其他盖髓剂传递给医生。术后嘱患者观察疗效，预约复诊时间，若术后出现自发痛、夜间痛等症状，则需行根管治疗。

（2）活髓切断术

1）物品准备

①口腔基本检查器械：一次性检查盘、棉卷。

②窝洞预备器械：高速及低速手机、车针、挖匙。

③药品：局麻药、1%碘酊、2%地卡因、生理盐水、氢氧化钙粉、氢氧化钙液、氧化锌丁香油酚、玻璃离子、FX。

④其他：吸唾管，气枪，5ml注射器、2ml注射器、无菌小棉球。

2）患者准备

①核对患者病历及患者姓名。

②安排患者在治疗椅上坐好。

③系好胸巾。

④准备漱口水。

⑤嘱患者漱口。

⑥调整椅位及灯光。

⑦遵医嘱抽取局麻药给医生进行局部麻醉或浸润麻醉。

3) 隔离唾液

在治疗全过程中必须无菌操作，协助医生用橡皮障或棉卷隔湿，并及时吸唾，保持术区干燥，防止牙髓组织再污染。

4) 去除龋坏组织

待麻醉显效后，备挖匙或大圆钻给医生除去窝洞内腐质，并准备3%过氧化氢液，清洗窝洞。

5) 揭髓室顶、切除冠髓

医生用牙钻揭开髓室顶，护士协助用生理盐水冲洗髓腔，备消毒药消毒窝洞，用锐利挖匙将冠髓从根冠口处切除，如出血较多备0.1%肾上腺素棉球止血。

6) 放置盖髓剂

遵医嘱调制氢氧化钙等盖髓剂，覆盖牙髓断面。调拌用具（玻璃板及调拌刀）必须严格消毒，无菌操作。盖髓完成后，调制氧化锌丁香油酚暂封窝洞。术中避免温度刺激及加压。

7) 永久填充

可于盖髓后即行永久充填。亦可观察1~2周，若无症状，则遵医嘱调制磷酸锌黏固剂垫底后，再用银汞合金或复合树脂做永久性充填。

8) 术后指导

①术后1个月勿食过冷、过热的食物，以免刺激牙髓。

②（如治疗为前牙）嘱患儿勿用前牙咬硬食物，以免充填物脱落。

③如有疼痛、牙齿变色等情况应及时就诊。

④按医嘱定期复查，保留病历及牙片。

4. 保存牙体治疗的护理

牙髓炎晚期无条件保存活髓的牙齿可选择保存牙体的治疗。治疗方法有牙髓塑化治疗和根管治疗。

（1）牙髓塑化治疗

牙髓塑化治疗的原理是将处于液态的塑化液注满已拔除大部分牙髓的根管内，使其与根管内残存的牙髓组织及感染物质共同聚合，固定成为无害物质留于根管中，从而达到消除病原体，封闭根尖孔管，防治根尖周病的目的。

1) 物品准备

除充填术使用的器械外，另备拔髓针、0.5%~5.25%次氯酸钠溶液、塑化剂等。

2）治疗配合

①备2%氯亚明液供医生滴加到髓腔内后，再拔除牙髓。使用氯亚明既可消毒根管，溶解腐败的有机物，又可润滑根管，便于器械进入。

②拔髓后备冲洗液冲洗根管，如治疗前患者无叩痛体征，即可进行塑化治疗。

③进行塑化治疗前准备好所需器械及塑化剂（常用酚醛树脂液），协助医生进行消毒、隔湿、窝洞冲洗，并保持术野清晰。

④遵医嘱配制塑化剂：塑化剂为三种液体，在进行塑化治疗时，用注射器抽取第一、第二液体单体各0.5ml，加入第三液体催化剂0.12ml，摇匀至发热，至呈红棕色时即可使用。

⑤选用可通达根尖1/3的根管器械，如用光滑髓针蘸取塑化剂送往髓腔，注意防止液体外溢，以避免烧伤口腔黏膜及软组织。若发现有塑化剂流到髓腔外，应立即协助医生用干棉球擦除或进行冲洗，并用碘甘油棉球涂敷患处。

⑥塑化后，调制氧化锌丁香油酚黏固剂、磷酸锌黏固剂做双层垫底，再用银汞合金或复合树脂做永久充填。

3）注意事项

①用器械向髓腔输送塑化剂时，注意不要碰触口唇、口角或滴漏在口腔软组织上。

②患牙若为远中邻面洞且龈壁较低时，协助医生用暂封材料在远中做假壁后再塑化。

③上颌牙塑化治疗时要防止器械掉入咽喉部和药液流向咽部黏膜等事故发生。

④用注射器抽取塑化液时，所用注射器使用前应干燥，以免影响塑化剂质量，用后立即冲洗干净，以免塑化剂凝固使注射器内管无法抽出。

⑤塑化液应用棕色瓶分别存放，各液滴管口径大小要一致，否则会使调配比例不当，影响塑化效果。

（2）根管治疗术

根管治疗术是目前治疗牙髓病、根尖周病首选的有效方法。它通过彻底清除根管内的感染源，包括根管内炎症牙髓和坏死物质，扩大成形根管、对根管进行适当消毒并用充填材料进行严密充填，以去除根管内感染性内容物对根尖周围组织的不良刺激，防止根尖周病的发生或促进根尖周病变愈合。

1）适应证

①牙髓病。牙髓钙化，但治疗前提是可去除髓腔内的钙化物，通畅根管达根尖；牙内吸收；牙髓坏死及不能保存活髓的各型牙髓炎。

②根尖周病。任何原因（包括牙髓炎继续发展、牙周炎逆行感染）引起的各型根尖周病变。

③外伤牙。牙根已发育完成，冠折且牙髓暴露者或冠折虽未露髓，但需进行全冠或桩核冠修复者；或根折患牙断根尚可保留用于修复者。

④某些非龋性牙体硬组织疾病。如氟牙症、四环素牙、重度釉质发育不全等牙发育异常需行全冠或桩核冠修复者；牙隐裂需全冠修复者；重度磨损患牙出现严重的牙本质敏感症状且脱敏治疗缓解无效者及牙根纵裂患牙需行截根术的非裂根管。

⑤牙周、牙髓联合病变患牙。

⑥因义齿需要，而行全冠、桩核冠修复者。

⑦因颌面外科手术而需要治疗的牙，如某些颌骨手术所涉及的牙。

⑧移植牙、再植牙。

2）物品准备

①口腔检查基本器械：一次性检查盘、棉卷。

②窝洞预备器械：高速及低速手机、车针、揭髓顶车针、挖匙。

③根管探查器械：光滑髓针、根管探针（DG16）等。

④拔髓器械：拔髓针。

⑤根管切削器械：各种扩孔钻和扩孔锉等。

⑥根管长度测定器械：测量尺、根管长度测量仪等。

⑦根管冲洗器械：注射器、根管超声治疗仪等。

⑧根管预备冲洗液：3%过氧化氢溶液、生理盐水、17%EDTA（乙二胺四乙酸二钠盐溶液）等，推荐使用次氯酸钠溶液（0.5%~5.25%）。

⑨根管充填器械：光滑髓针及手柄、根充侧方加压器、挖匙、酒精灯、火柴等。

⑩垫底器械：黏固剂充填器。

⑪根管消毒材料：甲醛甲酚溶液（FC）、樟脑酚（CP）、氢氧化钙等。

⑫根管充填材料：根充糊剂、氧化锌丁香油酚、牙胶尖。

⑬其他物品：充填器械、调拌器械、咬合纸、局麻药、砂轮等。

3）患者准备

①核对患者病历及患者姓名。

②安排患者就座在治疗椅上。

③系好胸巾。

④准备漱口水。

⑤嘱患者漱口。

⑥调整椅位及灯光。

4）开髓

遵医嘱抽取局麻药，药名及剂量应与医生核对；递高、低速手机及相应车针给医生；局麻下开髓，揭髓室顶；及时吸唾，保证术野清晰，减轻患者的不适感。

5）寻找根管口

调整好灯光，递根管探针（DG16），备好扩大针。

6）根管预备

寻找到根管口后，递给医生拔髓针，如拔出牙髓组织成形，递根管长度测量仪及测量尺，并记录好根管长度，递扩孔钻、扩孔锉，交替依序号递增传递给医生。如拔出牙髓组织不成形，则递15号扩孔锉给医生在根管内轻轻摇动，冲洗根管后，同上测量根管长度、扩大根管，扩大根管过程中每扩完一个号，递冲洗液给医生，冲洗根管。

7）根管消毒

①用 FC、樟脑酚消毒时，递给医生光滑髓针，用时以棉捻蘸少许药液置根管内。

②若用氢氧化钙糊剂，递给医生螺旋充填器，将药物送入根管内；专用根管内氢氧化钙封药糊剂用配套的输送器送入根管；或将含氢氧化钙的牙胶尖封入根管内。

8）根管充填

根据根管数目按需求调配适量根充糊剂，准备牙胶尖；递消毒棉捻或吸潮纸尖给医生干燥根管；选择与主尖锉相同型号的牙胶尖，标示出工作长度协助医生试尖；递光滑髓针蘸糊剂或装好螺旋输送器导入糊剂，随后递主牙胶尖、侧方加压器、副牙胶尖给医生并协助医生进行充填，直至填满腔隙；待充填完毕，及时递送烧热的挖匙（注意不要烫伤患者口腔组织）给医生，切断多余牙胶；最后递暂封材料给医生封闭窝洞，递湿润小棉球给医生平整局部，或进行永久充填。

9）整理物品，清洁消毒，洗手，将物品放回原处备用。

10）术后指导

①根管治疗未完成期间，窝洞内所封材料为临时充填材料，告知患

者，勿用患牙咀嚼食物，刷牙勿用力过大，避免进食过硬或过黏食物，以免暂封材料脱落或患牙折裂。

②疼痛或肿胀是根管治疗术常见并发症，若术后出现轻微不适，可服用消炎止痛药缓解；若出现明显不适，应及时就诊。

③根管治疗术后牙体组织变脆，应建议尽快进行冠修复，并嘱患者避免用患牙咬硬物，以防牙体崩裂。

5. 使用机用镍钛器械进行根管治疗的护理

机用镍钛器械根管预备是指使用特定的根管马达配合镍钛器械进行的一种根管预备方法，一般使用冠向下技术完成。用于去除根管系统感染，根管清理并使根管具有一定形状，便于冲洗和根管充填。适用于根管治疗时的根管清理和成形。目前国内常用的镍钛根管器械包括：ProFile、ProTaper、Hero、K3、PathFile 等。根管预备时，为了更好地提高工作效率，护理人员应该关注操作中的配合细节。

（1）物品准备

口腔治疗盘、橡皮障，三用气枪、高速手机、低速手机、车针、局麻药、充填器、各种扩大针、根管锉、根管长度测量仪、测量尺、机动马达、减速手机镍钛根管锉、EDTA、根管冲洗液、无菌注射器、暂封材料等。

（2）术前护理

①向患者耐心讲解治疗过程、器械的用途等，为患者做好心理疏导，消除其紧张情绪，取得其配合。

②检查机用马达电源装置、镍钛根管锉有无变形扭曲。

（3）术中护理

①安装橡皮障：协助医生迅速安装和固定橡皮障，并在橡皮障与患者皮肤之间以纱布相隔，以消除患者不舒适感，并可有效防止橡皮障引起的皮肤过敏。

②髓腔通路制备（开髓孔）：根据牙位先去净腐质并适当调矜，用裂钻制备大致洞形，再用球钻或开髓车针循髓腔形态揭除髓室顶，DG16探针探查根管口，确保根管口完全暴露，及时吸唾保证术区清晰，并传递各种器械。

③准备根管马达：转速调至 150~350r/min，扭矩的设定按操作使用说明设置，根管预备过程中随时准备冲洗根管和 EDTA 凝胶，并及时吸唾，测根管工作长度，循号使用镍钛器械，先行根管冠 2/3 的预备，然后进行根尖 1/3 的预备，同时配合采用 K 锉交替进行。

④预备达到理想号码并冲洗干燥后，根管内封入消毒药（推荐氢氧化钙糊剂），暂封。

⑤使用过的镍钛器械超声清洗后高压蒸汽消毒，并记录使用次数，建议在预备 4~5 颗磨牙后 1 弯曲根管需双倍记数，并提醒医生。

⑥根管马达应定期上润滑剂。

（4）术后护理

检查有无受损折断器械，记录镍钛器械使用次数。嘱患者治疗后勿用患牙咬硬物并按时复诊。

6. 热塑牙胶根管充填术的护理

热塑牙胶根管充填术是利用仪器将牙胶加热软化，充填根管的过程。包括 System B 系统和 Obtura Ⅱ 系统，一般将两者结合使用。能促进根尖周病的愈合或防止发生根尖周病。适用于牙髓病变与根尖周病；牙周-牙髓联合病变；某些牙体硬组织外伤性疾病；义齿修复需要或颌面外科治疗需要等。

（1）物品准备

口腔治疗盘、橡皮障、三用气枪，高速手机、低速手机、车针、各种扩大针、根管锉、根管长度测量仪，测量尺、System B 系统和 Obtura Ⅱ 系统、各型垂直加压器、充填器、暂封材料或者永久充填材料等。

（2）术前护理

安排患者舒适就位后，讲解治疗过程，告知患者操作过程中可能出现加热引起的轻微疼痛，治疗过程中要保持体位不变，以防止烫伤或器械折断，以消除患者的顾虑和恐惧心理，取得其良好的配合。

（3）术中护理

1）主牙胶尖选择：根据根管的形态和长度准备主牙胶尖、消毒、干燥，待医生试尖后，安排患者拍 X 线片。

2）根管准备：递根管冲洗液，消毒根管，棉捻吸湿干燥。

3）垂直加压器的选择。

4）涂根管封闭剂，放置主牙胶尖：递螺旋充填器将根充糊剂导入根管，放置主牙胶尖，及时吸唾做好隔湿。

5）根管充填：注意在操作过程中保护好患者防止烫伤，及时做好吸唾隔湿，保持口镜清晰。

①冠根向充填：递电携热器 System B 系统协助医生去除根管口多余的牙胶尖，根据医生加热的深度，递不同型号的垂直加压器，System B 系统和垂直加压器需由大到小交替传递给医生。

②根尖-冠方充填：递热牙胶注射仪 Obtura Ⅱ 系统，按其加压充填的注射深度递不同型号的垂直加压器。Obtura Ⅱ 系统和垂直加压器需由小到大交替传递给医生。

6）填充完毕，拍根充后 X 线片，根据牙齿具体情况，调拌玻璃离子水门汀垫底后，再用永久性材料充填。

（4）术后护理

引导患者拍 X 线片，检查根充效果。整理、维护器械。

7. 显微根管治疗术的护理

显微根管治疗术是目前国际上最先进的根管治疗方法，其通过借助显微器械和根管显微镜来完成根管治疗。根管显微镜能提供充足的光源和放大的根管视野，配合超声系统和显微根管治疗器械的应用，医生能够更清楚地看到根管内部细微结构，确认治疗部位，可直视器械工作端作用的方向，使临床操作更为方便，视野更清晰，为治疗提供了保障。

（1）物品准备

根管显微镜、超声治疗仪、口腔治疗盘、橡皮障、局麻药、三用气枪、单面反射口镜、低速手机、高速手机、车针、根管探针（DG16）、根管充填器、根管锉、各型超声工作头、专用冲洗针头、冲洗液、吸潮纸尖、修复材料，暂封材料等。

（2）术前护理

1）患者准备

①安排患者就座在治疗椅上。

②为患者系好胸巾。

③准备漱口水。

④嘱患者漱口。

⑤调整椅位及灯光。

⑥向患者讲解治疗意义、方法、时间、费用等，安抚患者，消除患者紧张情绪，取得其配合。

2）器械准备

①将根管显微镜移至相应区域，锁死轴轮，将主镜调节至可能需要的最低安全位置，根据医生的瞳距调节与术区的距离，调节轴臂平衡，固定视野。

②安装橡皮障：协助医生迅速安装和固定橡皮障，并在橡皮障与患者皮肤之间以纱布相隔，以消除患者的不舒适感，并可有效防止橡皮障引起的皮肤过敏。在对侧上下磨牙之间置橡胶开口器，以减轻患者长时间张口的疲劳。

（3）术中护理

①保持口镜清晰：在治疗中始终保持镜面清洁，护士应不断地用气枪轻轻吹拂口镜，并以柔软的网纱蘸75%的乙醇在治疗间歇清洁口镜表面，以避免在反射口镜的镜面上留下细小划痕，影响反射效果。

②保持术野清晰：在治疗初期需要提供强力吸引，以充分、高效地排唾。在吸唾中会产生大量水雾，术中也会产生磨除的较大块的组织碎屑，因此要时刻注意避免遮挡术者镜下视野，可将弱吸管置于橡皮障下非治疗一侧的磨牙区，随时吸出唾液，保持口腔舒适。吸唾器的放置要以不遮挡术者的视野，充分、及时、高效吸引为原则。吸唾器的开口应始终朝向髓腔，或跟随冲洗针头的开口方向，这样才能迅速将根管内排出的液体、固体一并吸除。

③传递器械：根管显微镜治疗时术者的体位保持固定不动，一般情况下视线不能离开镜头，因此镜下传递器械时除遵循四手操作传递原则外，尤其要注意尽量保证器械交接的区域不变，或仅在小范围内变动，而且要保持器械的工作头朝向根尖，与牙体长轴方向保持一致，这样可使术者接过器械便能使用，也可避免刺伤术者及患者。配合时尽量分阶段准备所需器械，将器械按顺序摆放于操作区内。

④根管荡洗：根管荡洗是显微根管治疗中所特有的。护士协助医生不断吸唾，保持术野清晰。

⑤及时降温：降温是一项很重要的辅助措施，也是显微根管治疗中特有的内容。术者应用 ET20D、ET40D 或 GGBur（G 型扩孔钻）等器械进行切割的时候，容易产热，这时护士要及时地用气枪吹拂工作尖，以降低切割产生的高温，同时需要随时吹拂口镜表面，以保持镜面反射清晰。

⑥资料采集：在治疗中有时需要护士及时地通过录像系统，将有价值的治疗过程记录保存，用于医患交流或作为教学资料。护士要预先设置好录像设备，集中精力，依操作需要即刻按动遥控器的快捷键录制，后期再行编辑整理。

（4）术后护理

整理器械，对患者进行健康指导，将显微镜各轴臂归位，移至相应区域，先关闭光源再关闭电源，锁死轴轮，进行保养维护，套好防尘套。

【健康教育】

利用患者就诊机会，向其讲解牙髓炎的发病原因，治疗方法和治疗目的，以及牙体牙髓病早期治疗的重要性。让患者了解牙髓炎早期如能得到及时正确的治疗，活髓可能得到保存。如牙髓死亡，牙体将失去正常代谢而变性，变得脆而易折，极易导致牙齿缺失。因此，预防龋病及牙髓病，对牙齿健康有着十分重要的意义。

第五节　根尖周围组织病患者的护理

根尖周围组织病是指牙根尖部及其周围组织，包括牙骨质、牙周膜和牙槽骨发生病变的总称。多继发于牙髓炎，又可继发于颌骨及颌周组织炎。根尖周组织的炎症性病变统称为根尖周炎。临床上把其分为急性根尖周炎和慢性根尖周炎，以慢性根尖周炎多见。根尖周炎与牙髓炎虽然是各自独立的疾病体系，但因牙髓病和根尖周病的病因大多相似，牙髓组织和根尖周围组织通过根尖孔密切相连，牙髓组织中的病变产物、细菌及其毒素等很容易通过根尖孔扩散到根尖周围组织，引起根尖周病。

【临床表现】

1. 急性根尖周炎

（1）急性浆液性根尖周炎

①患牙初期只轻微痛或不适、浮出、水胀，咬紧牙反而感觉舒服；继而自发钝痛、咬合痛、患牙浮起感，咬合时不仅不能缓解症状，反而会引起较剧烈的疼痛，影响进食。疼痛范围局限于患牙根部，不引起放散，患者能够指明患牙。

②患牙可见龋坏、充填体、其他牙体硬组织疾患、牙冠变色或可查到深牙周袋等。

③患牙叩痛（+）～（++），可有Ⅰ度松动。

④扪压患牙根尖部位可出现不适或疼痛，牙龈尚无明显红肿。

（2）急性化脓性根尖周炎

1）患牙自发性疼痛和叩痛剧烈，松动明显，后期邻牙也可有轻度叩痛和松动，周围软组织亦有炎症表现。临床可分3个阶段。

①根尖周脓肿：患牙自发性、持续性剧烈跳痛，伸长感加重，叩痛（++）～（+++），松动Ⅱ～Ⅲ度，根尖部牙龈潮红，轻度扪痛。

②骨膜下脓肿：病程3~5天，患牙持续性、搏动性跳痛更加剧烈，疼痛达到最高峰，患牙更觉浮起、松动，轻触患牙即觉疼痛难忍；叩痛（+++），松动Ⅲ度，根尖区牙龈潮红、肿胀、移行沟变平、扪痛并有深部波动感；区域淋巴结肿大、扪痛；下颌磨牙可伴有开口受限，严重病例可并发颌面部相应处的蜂窝织炎；患者痛苦面容，全身不适，可伴有体温升高（一般不超过38℃），白细胞计数增高。

③黏膜下脓肿：患牙疼痛减轻，叩痛减轻，根尖区黏膜呈局限的半球形隆起，扪诊明显波动感，全身症状缓解。

2）患牙可见深龋洞、充填体、其他牙体硬组织疾病、牙冠变色或可查到深牙周袋等。

2. 慢性根尖周炎

（1）无明显自觉症状，有时咀嚼不适，既往可能有过疼痛和肿胀史。

（2）患牙可见深龋洞、充填体、其他牙体硬组织疾患、牙冠变色或深牙周袋等。

（3）叩诊无痛或轻度不适，即叩痛（-）或叩痛（±），患牙一般不松动，有时可见牙龈瘘管口，偶见皮肤瘘口。

【辅助检查】

1. 急性根尖周炎

（1）急性浆液性根尖周炎	**（2）急性化脓性根尖周炎**
①牙髓活力测试无反应，但年轻恒牙或乳牙可能在牙髓坏死前，炎症即扩散到根尖周围组织、因而活力测试时可有反应，甚至疼痛。 ②X线检查根尖周组织影像无明显异常表现。	X线显示根尖区硬骨板消失，或牙周膜间隙增宽，或伴有根尖周的骨密度降低。也可无明显改变。若为慢性根尖周炎急性发作者，X线片可见有骨质破坏的透影区。

2. 慢性根尖周炎

（1）牙髓活力测试无反应。

（2）X线片可见根尖周出现形态不同的透射区。

①慢性根尖周脓肿：透射区边界不清楚，呈弥散性不规则形。

②根尖周肉芽肿：透射区边界较清楚，呈圆形。

③根尖周囊肿：圆形、透射程度更强的破坏区，透射区边界白线清晰。

（3）根尖周致密性骨炎的X线影像不表现为骨破坏后的透射影，而是根尖部骨质呈局限性的致密阻射影像，多在下颌后牙发现。	（4）根尖周囊肿的患牙在打开髓腔后，根管内可有清亮囊液溢出，囊液涂片镜检可见胆固醇结晶。

【治疗原则】

1. 急性根尖周炎

（1）急性浆液性根尖周炎

①评估患牙的可保留性，如不能保留可予以拔除。

②如患牙可保留或就诊当时无条件拔牙，可开髓拔髓，清除根管内

容物，疏通根管，引流根尖炎症渗出物。

③对可保留的患牙，在开通根管后，最好不要将髓腔外敞于口腔中，可将根管清理、成形并封以抑菌、抗炎消毒药；如就诊当时无上述治疗条件，可短暂开放髓腔，急性症状缓解后，再完成根管治疗。

④全身应用抗生素，首选广谱抗生素和针对厌氧菌的抗生素；可应用非甾体类抗炎镇痛药缓解症状并给予必要的全身支持治疗。

（2）急性化脓性根尖周炎

①应急处理开髓，清除根管内容物，疏通根管，引流根尖脓性渗出物，开放引流；脓肿形成后需局麻下切开引流。

②在开通根管后，如有条件可将根管清理、成形并封以消毒药物，同时进行以下处理：根尖周脓肿期患牙行根尖部环钻术引流，骨膜下脓肿期和黏膜下脓肿期患牙需做脓肿切开引流。

③全身应用抗生素并给予必要的全身支持治疗。

④急性期过后予以根管治疗，如患牙不能保留应予以拔除。

2. 慢性根尖周炎

（1）根管治疗

如患牙可保留，应进行根管治疗。

（2）根尖手术

慢性根尖周炎病变范围较大或根尖周囊肿较大时，单一的根管治疗已经不能治愈，需同期行根尖刮治术或根尖切除术、根尖倒充填术等，促进病变组织的愈合。由于时间限定，不能再来复诊的患者，可根管治疗与外科治疗合并一次完成。

（3）拔除牙齿

如根尖周围骨质破坏范围较大，牙松动明显，无保留价值的可选用牙拔除术。

【护理评估】

1. 健康史

询问患者是否患过牙髓炎，有无反复肿痛、外伤、牙髓治疗等病史。

2. 身体状况

（1）急性根尖周炎：炎症初期，患牙有浮起感，咀嚼时疼痛，患者能指出患牙，检查时有叩痛，当形成化脓性根尖周炎时有跳痛。

（2）慢性根尖周炎：多无明显自觉症状，常有反复肿胀、疼痛的病史。口腔检查可见患牙龋坏变色，牙髓坏死，无探痛但有轻微叩痛，根尖区牙龈可有瘘管。

3. 心理-社会状况

急性根尖周炎患者由于患牙出现的剧烈疼痛，可产生焦虑不安的情绪。如急性期治疗不彻底可转为慢性，而慢性根尖周炎患者自觉症状不明显，又常被忽视，当患牙出现脓肿及窦道时，才促使其就诊。如果患者未坚持治疗，则会长期受本病的困扰而产生焦虑情绪。

【护理诊断】

1. 疼痛

与根尖周炎急性发作，牙槽脓肿未引流或引流不畅有关。

2. 口腔黏膜改变

与慢性根尖周炎引起的窦道有关。

3. 体温过高

与根尖周组织急性感染有关。

4. 焦虑

与疼痛反复发作、咀嚼不适、牙体颜色改变有关。

5. 知识缺乏

缺乏根尖周病的预防、治疗知识。

【护理措施】

1. 一般护理

嘱患者遵医嘱服用抗生素、镇痛药、维生素等药物，并注意休息及口腔卫生。高热患者多饮水，进食流质及半流质食物。

2. 病情观察

观察患者根管治疗后疼痛的变化；脓肿切开后症状是否缓解，体温是否恢复；正常牙髓塑化治疗术后是否疼痛等。

3. 心理护理

向患者介绍根管治疗方法、目的及步骤，以及治疗过程中可能出现的问题；做好患者的解释工作，消除其对治疗的恐惧心理，使其积极配合治疗，按时复诊，树立治愈疾病的信心。

4. 开髓引流的护理

开髓引流是控制急性根尖周炎最有效的方法。协助医生在局麻下用高速手机打开髓腔，穿通根尖孔，使根尖渗出物通过根管得以引流，达到止痛，防止炎症扩散的目的。递3%过氧化氢溶液及生理盐水交替冲洗髓腔，吸净冲洗液，吹干髓腔及用消毒纸尖吸干根管，遵医嘱备消毒棉球及棉捻供医生置入髓室内，以免食物堵塞根管。窝洞不封闭，以利引流。

5. 切开排脓的护理

对急性根尖周炎黏膜下或黏膜上已经形成脓肿者，除根管引流外，需同时切开排脓，才能有效控制炎症。切开脓肿前，按医嘱准备麻醉药物及器械，协助医生对术区进行清洁、消毒、隔湿准备。脓肿切开后冲洗脓腔，然后在切口处放置橡皮引流条，定期更换至伤口无脓。

6. 控制感染

急性炎症控制后或慢性根尖周炎应做牙髓塑化治疗或根管治疗，以消除感染，防止根尖周组织的再感染，促进根尖周组织的愈合。牙髓塑化治疗或根管治疗的护理参见本章第四节牙髓病患者的护理的相关内容。

7. 根尖外科手术的护理

(1) 适应证
①广泛的根尖周骨质破坏，保守治疗难以治愈者。
②根管钙化、根管严重弯曲或已做桩冠而未能行根管治疗者。
③大量根管充填材料超充，且有临床症状或根尖周病变者。
④由医源性、内吸收或外吸收引起的根管侧穿或牙根吸收。
⑤根管器械折断超出根尖，且根尖病变不愈者。
⑥根折伴有根尖断端移位，死髓。
⑦根管治疗反复失败，症状不消除者。

（2）物品准备

①资料准备：手术前拍患牙 X 线片，了解牙根形态、病变部位及病变范围大小。

②患者准备：术前洁牙，询问过敏史、既往病史，女性患者月经期间不宜手术。应使患者身心放松，配合手术治疗。

③环境准备：手术在独立的手术间进行，术前空气消毒，手术间环境安静、舒适。

④药物准备：遵医嘱备局部麻醉药、牙周塞治剂、0.12%~0.2%氯己定、安尔碘或1%碘酊棉球。需行根尖倒充填术的物品准备：增加雕刻刀、双头银汞充填器等。必要时准备开口器、高速和低速手机及车针。

⑤手术器械：灭菌手术衣、手套、口罩、帽子、小手术包。小手术包包括刀柄及 11 号刀片、眼科剪刀、1 号丝线、7×12 圆针、牙龈分离器、骨膜分离器、骨凿、骨锉、咬骨钳、挖匙、龈下刮治器、组织镊、持针器、直纹式钳、弯纹式钳、口镜、探针、牙科镊、骨锤、强吸管、小方纱数块、手术孔巾 1 条等。

（3）术前护理

①使患者仰卧于手术牙椅上，充分暴露手术视野；手术器械台与术区相连，形成一个无菌区，方便手术者操作；根据治疗的需要调节椅位及灯光。

②巡回护士打开无菌手术包，洗手护士及医生穿手术衣、戴帽、戴口罩、戴手套。

③洗手护士为患者铺无菌手术孔巾。

（4）术中护理

①协助局部麻醉：递安尔碘棉球及局部麻醉药，协助医生扩大手术视野。

②术区消毒：0.12%氯己定 10ml 嘱患者含漱 1 分钟，协助医生用 0.2%氯己定消毒棉球消毒手术区（包括患者口唇周围半径 5cm 的范围）。

③若根尖手术在根管显微镜下进行，须注意显微镜的防护，用一次性显微镜保护套套住显微镜，在目镜、物镜处开口，用后即弃。

④切开：传递手术刀，协助医生在根尖部位切开并止血，牵拉患者唇、颊侧黏膜，使术野充分暴露。

⑤翻瓣：传递骨膜分离器，协助医生翻瓣，暴露被破坏的根尖区牙槽骨板。

⑥去骨（开窗）：传递骨凿或接上球钻的低速手机，协助医生去除部分骨块（开窗），暴露根尖病灶。

⑦肉芽肿、囊肿摘除：传递挖匙和（或）刮匙，协助医生完整刮除肉芽肿或囊肿。

⑧根尖切除：用裂钻或骨凿切除根尖2~3mm，传递打磨车针，协助医生修整牙根断面，并喷水。

⑨根尖倒充填：传递高速手机，协助医生在根尖部备一倒充填洞形，遵医嘱准备根充材料，倒充填后完全封闭根尖。

⑩冲洗：刮除及充填完毕后，递无菌生理盐水，协助医生充分冲洗术区，去除残余的肉芽组织和充填材料，并及时吸唾。

⑪缝合：传递持针器、缝针、缝线，协助医生进行创口缝合。缝合完毕，遵医嘱调配牙周塞治剂，敷于创口部位，保护创面，促进愈合。

⑫控制感染：手术过程严格遵循无菌操作原则，防止感染。

⑬病情观察：手术过程中，随时观察患者的反应，如呼吸、脉搏、面色及其他情况，以防发生并发症。

（5）术后护理

①手术结束后，用湿棉球擦净患者口周及面部的血迹。

②患者如有不适，可让其平卧于牙椅上，直至症状消失后方可离院。

③术后避免牵拉口唇，1周内不可用患侧咬硬物，以使患牙得到休息。饭后用生理盐水或氯己定溶液漱口，保持口腔清洁，预防感染。

④术后5~7天复诊、拆线。

⑤多食质软、高蛋白食物，增加机体抵抗力，促进创口愈合。

⑥嘱患者定期复查：术后6个月、1年分别复诊拍X线平片，观察根尖周组织的愈合情况。

【健康教育】

（1）指导患者采取正确的刷牙方法及其他保持口腔卫生的措施，并定期复查，巩固疗效。

（2）向患者宣传根尖周病的发病原因及危害，提高患者对本病的预防意识。

（3）对患牙髓炎、急性根尖周炎或牙槽脓肿的患者，嘱其及时治疗，并让其了解治疗步骤及治疗目的，以取得患者的配合，防止转为慢性根尖炎。

（4）告知患者开髓引流、切开排脓仅仅是缓解疼痛的应急措施。疼痛缓解后，必须继续采取去除病因的治疗方法，即根管治疗或牙髓塑化治疗，才能达到消除病因的目的。进行各项治疗时，应让患者了解治疗步骤及治疗目的，以取得患者的配合。嘱患者准时复诊，才能保证治疗的连续性，达到治疗的最佳效果。

第三章　牙周病患者的护理

第一节　牙龈病患者的护理

牙龈是附着在牙齿周围及牙槽突表面的黏膜，它是唯一直接暴露在口腔中的组织，可受到来自口腔局部的、全身性的机体生理、代谢、免疫系统和疾病状态的影响。牙龈病是指炎症只局限于龈乳头和龈缘，严重时累及附着龈，未侵及深部的牙周组织的疾病。其病变是可逆的，病因去除，炎症消退，牙龈即可恢复正常。病因多是口腔卫生不良，如可由牙菌斑、牙石、牙垢以及食物嵌塞、不良修复体和牙颈部的刺激引起。

【临床表现】

1. 慢性龈炎

（1）患者一般无明显自觉症状，只表现为刷牙或咀嚼硬物时牙龈出血。有些患者有牙龈痒胀不适感或口臭。

（2）龈缘附近牙面可见到菌斑、牙石、不良修复体或有其他刺激因素。

（3）龈缘和龈乳头，呈鲜红色或暗红色，质地松软、水肿、光亮，龈乳头圆钝肥大，点彩消失。探诊出血，可探及假性牙周袋，但无附着丧失。

2. 青春期龈炎

（1）患者处于青春期，牙龈炎症与菌斑、内分泌和性激素的改变有关。

（2）病变好发于前牙唇侧龈缘和龈乳头。牙龈颜色为鲜红色或暗红色，质地松软，探诊易出血。唇侧龈缘肿胀明显，龈乳头呈球状突起。

（3）龈沟加深形成假性牙周袋，无附着丧失，无牙槽骨吸收。

（4）典型特征是牙龈炎症反应程度超过局部刺激所能引起的程度。

（5）青春期龈炎易复发，青春期过后，炎症可部分消退或缓解。

3. 妊娠期龈炎

（1）患者为妊娠期妇女且在怀孕前患有慢性龈炎，妊娠2~3个月后慢性龈炎症状加重，妊娠8个月时达高峰。分娩后2个月炎症可减轻至妊娠前水平。

（2）龈缘和龈乳头呈鲜红色或暗红色，质地松软，光亮，轻探易出血。以前牙区为重。

（3）个别龈乳头，以下前牙多见，呈桑椹样瘤样增生肥大，瘤体有蒂或无蒂，一般无痛，称为妊娠期龈瘤。

（4）妊娠期龈瘤随着妊娠月份的递增而增大，极易出血，严重者可影响进食。分娩后瘤体能够逐渐自行缩小，但必须去除局部刺激因素，才能完全消失，有的患者还需手术切除。

【辅助检查】

X线片检查，未见牙槽骨吸收。

【治疗原则】

1. 去除局部刺激

通过洁治术彻底清除附着在牙体表面的菌斑、牙石；去除不良修复体等局部刺激因素。

2. 局部药物治疗

牙龈病症较重者配合药物含漱、龈袋冲洗、牙龈涂药等治疗。常用药物有3%过氧化氢溶液、0.2%氯己定溶液、碘制剂等。

3. 全身治疗

必要时口服抗生素及维生素；积极治疗全身性疾病。

4. 手术治疗

对于炎症消退后牙龈形态仍不能恢复正常的患者，可施行牙龈成形术。

【护理评估】

1. 健康史

了解患者身体健康状况，有无用口呼吸的习惯。询问患者有无牙龈病、药物过敏史以及长期服用激素类避孕药病史及评估患者口腔情况等。了解患者患病及治疗过程。

2. 身体状况	3. 心理-社会状况
患者受到刷牙、进食、发音等刺激时牙龈会出血，可有口臭。口腔检查可见牙龈水肿呈暗红色，点彩消失；牙垢堆积，假性牙周袋形成。	牙龈病症状较轻，常未能引起患者重视。部分患者可因口臭影响其社会交往而产生自卑心理。

【护理诊断】

1. 口腔黏膜改变

与牙龈组织炎症造成牙龈充血水肿、色泽改变有关。

2. 自我形象紊乱	3. 知识缺乏
与口腔异味影响正常社交活动有关。	缺乏口腔卫生保健知识，对牙龈病、牙周病的预防、早期治疗的重要性及危害认识不足。

【护理措施】

1. 局部药物治疗的护理

有假性牙周袋形成者应行龈沟冲洗术，协助医生用3%过氧化氢溶液与0.9%氯化钠溶液交替冲洗龈沟，冲洗完毕局部涂碘甘油或碘酚。指导患者用0.12%~0.2%氯己定溶液或1%过氧化氢溶液漱口。冲洗龈沟时注意避免灼伤附近黏膜组织。

2. 口内有不良修复体者的护理

协助医生取下不良修复体，并去除食物嵌塞。

3. 龈上洁治术的护理

龈上洁治术是用龈上洁治器械去除龈上牙石和菌斑及色渍并磨光牙面，延迟牙石和菌斑再沉积，以防治牙周病。有手用器械洁治术和超声波洁牙机洁治术两种。

（1）适应证

牙龈病、牙周炎、预防性治疗、口腔其他治疗前的准备。

（2）禁忌证

有心脏起搏器的患者，患肝炎、肺结核等传染性疾病患者。

（3）治疗步骤

1%碘酊术区消毒。分区域行洁治术。抛光牙面；牙周组织冲洗；3%过氧化氢溶液冲洗龈沟或牙周袋；局部用药，上消炎收敛类药物。

（4）术前准备

①患者准备：核对患者病历及患者姓名。安排患者就座在治疗椅上。系好胸巾。准备漱口水，嘱患者漱口。调整椅位及光源，为患者戴好防护镜，询问患者病史及药物过敏史。空腹而需要局麻者，应让其进食一些甜流质食物后再做治疗，因低血糖状态下局麻等刺激容易诱发晕厥。向患者说明手术的目的及操作方法，以取得患者的配合。必要时查出凝血时间、血常规等。如有血液疾病，如血小板减少性紫癜等疾病，或局部急性炎症，均不宜进行手术。

②器械准备：一次性检查盘、超声波洁牙机及工作尖1套、龈下刮治器1套、低速弯手机头1个、抛光杯（或矽粒子）、口杯、吸唾管、孔巾。

③药物准备：抛光膏、3%过氧化氢冲洗液、收敛剂如碘甘油等，遵医嘱备好局麻药（如复方阿替卡因注射液或2%利多卡因）。

（5）术中护理

①保持术野清晰：手持吸唾器置于洁牙区1~2cm处，避免碰到患者的舌咽部、软腭，以免引起患者恶心；另一手持口镜，协助医生牵拉口角及遮挡舌头，及时吸净口内液体及超声喷雾，以保持术野清晰，方便以上操作，随时擦干患者口周皮肤，避免液体流向患者颈部。

②病情观察：洁治过程中，护士需随时观察患者一般情况，如面色、表情、张口情况、是否疼痛等，如果患者过于疲劳，应休息片刻后再继续治疗。

③抛光：洁治完毕，备好抛光膏，低速手机装上抛光杯（或矽粒子），蘸好抛光膏，递给医生抛光牙面。

④清洁口腔：医生持三用枪冲洗口腔，护士持吸唾器及时吸干液体。

⑤局部用药：遵医嘱递牙周冲洗消毒液（3%过氧化氢溶液）进行龈袋或牙周袋冲洗，冲洗完毕嘱患者漱口，协助医生夹棉球将牙龈黏膜表面水分擦干或用三用枪吹干，递局部消炎药碘甘油，协助医生上药，嘱患者上药30分钟内勿漱口、饮水和进食，以保证药物疗效。

（6）术后护理

①清洁患者面部污垢、血迹，递纸巾、镜子，让患者整理容貌。

②弃去一次性物品，如胸巾、吸唾管、漱口杯、检查盘、牙椅套及避污薄膜，并按要求进行分类处理。

③选用不伤皮革、无刺激性、无颜色的化学消毒剂进行牙椅表面消毒。

④清洗痰盂，保持痰盂清洁、无味。

4. 心理护理

对于牙龈红肿、口臭等的患者，应鼓励他们说出自己的顾虑。向患者解释治疗的目的及步骤，消除其紧张、恐惧心理，以取得患者的配合。告知患者经过积极治疗，口臭等症状会很快消失，增强其信心。

【健康教育】

（1）让患者了解牙龈病如不及时治疗，发展到牙周炎将会对口腔健康带来很大危害。增强患者的防病意识。

（2）指导患者正确刷牙方法

①选择牙刷：应选择刷头小，顶端呈圆形，刷毛为优质尼龙丝、细而有弹性的牙刷。牙刷至少 3 个月一换。

②刷牙时间：一般主张每天早晚各刷 1 次，也可在午饭后增加 1 次，一次刷 3 个面，持续 3 分钟。正确的刷牙是保持牙齿及牙龈健康的第一步。

③刷牙齿表面：刷牙表面时使刷毛与牙齿表面呈 45° 斜放，轻压在牙齿与牙龈交界处，刷上牙时牙刷由上往下刷，刷下牙时由下往上刷。

④刷牙齿殆面：牙刷放在牙齿殆面平行来回刷。

⑤刷牙齿内侧：刷上牙内侧时牙刷由上往下刷，刷上前牙时将牙刷竖立由上往下刷。刷下牙内侧时由下往上刷，刷下前牙时将牙刷竖立由下往上刷。

⑥最后将舌头也刷一刷，这可以让呼吸保持清新。

（3）指导患者正确使用牙线

牙线可去除牙间隙的食物残渣和软垢，主要有支架式和无支架式两种牙线。这里介绍无支架牙线的使用方法。取一段15~20cm长的牙线，将其两端分别绕在左右手的示指上，一手在口内，一手在口外，绷紧牙线轻轻从𬌗面通过两牙之间的接触点，如接触点过紧，可做颊舌向的拉锯式动作，即可通过。牙线紧贴一侧牙面的颈部，呈C形包绕牙面，进入龈下，做上下移动，每个邻面重复3~4次，使用时力量应均匀，不可太大，以免损伤牙周组织。最后用清水漱口，以漱净被"刮下"的菌斑。

（4）指导患者加强营养，增加维生素A、维生素C的摄入。

第二节 牙周炎患者的护理

牙周炎是指发生在牙周组织的慢性破坏性疾病，牙龈、牙周膜、牙槽骨及牙骨质均有改变。除有牙龈病的症状外，主要特征为牙支持组织的炎症、牙周袋形成，附着丧失和牙槽骨吸收，是导致成年人牙齿丧失的主要原因。成人牙周炎又称慢性牙周炎，约占牙周炎患者的95%，是最为常见的牙周炎，可分为局限型和广泛型。引起牙龈炎的原因均是牙周炎的重要病因，全身因素如营养代谢障碍、内分泌紊乱、机体抵抗力低下，均与本病有密切关系。

【临床表现】

1. 牙龈红肿与出血

表现为牙龈颜色鲜红或暗红，明显肿胀，点彩消失，触之易出血。

2. 牙周袋形成

因牙周膜破坏，牙槽骨吸收，使牙龈的结合上皮向根方移位，龈沟加深超过3mm，即形成病理性牙周袋。

3. 牙齿松动

因牙周组织炎症加重，牙槽骨逐渐被吸收，牙齿因牙根失去支持而发生松动。

4. 牙周溢脓或牙周脓肿形成

牙周袋内因细菌感染形成慢性化脓性炎症，轻压牙周袋外壁，可有脓液溢出，并伴有口臭。当脓性分泌物排出不畅时，炎症急性发作而形成牙周脓肿。表现为患牙的颊侧或舌侧牙龈近龈缘处局限性隆起、红肿，触痛明显，探之有深牙周袋。如果出现多个脓肿，患者可有体温升高，区域性淋巴结增大，全身不适等表现。

【辅助检查】

X 线片检查，牙槽骨呈不同程度的水平骨吸收或垂直骨吸收。

【治疗原则】

牙周炎的治疗需循序渐进的采取综合治疗的方法。病情得到控制后，需要患者坚持定期复查，才能保持长期稳定的疗效。

1. 局部治疗

（1）通过洁治术，清除菌斑及牙石，消除造成菌斑滞留的因素。

（2）根面的药物处理。

（3）必要时进行牙周手术和采取松牙固定术。

（4）尽早拔除不能保留的患牙等治疗。

2. 全身治疗

（1）病变严重的慢性牙周炎可口服甲硝唑、乙酰螺旋霉素等抗生素治疗。

（2）患有慢性系统性疾病的患者，如患有贫血、消化系统疾病、糖尿病等的患者，在治疗牙周炎的同时治疗和控制全身疾病等。

【护理评估】

1. 健康史

了解患者的全身健康状况，口腔卫生状况。如妇女在妊娠期、患有糖尿病及全身抵抗力下降时，可诱发牙周炎或使牙周炎的症状加重。

2. 身体状况

（1）牙龈红肿、出血：在刷牙、进食、说话时牙龈出血。

（2）牙周袋形成：由于牙周膜被破坏，用牙周探针测牙周袋的深度超过 3mm 以上。

（3）牙周袋溢脓及牙周脓肿：牙周出现慢性化脓性炎症。常伴有口臭。

（4）牙齿松动：由于牙周膜被破坏，牙槽骨吸收，牙齿支持功能丧失，出现牙齿松动。

3. 心理-社会状况

早期未引起重视，当病情进一步发展，出现牙周袋溢脓、牙齿松动时患者才来就诊，此时常需拔除松动牙。牙缺失后，严重影响咀嚼和美观，患者可表现出焦虑自卑的心理。

【护理诊断】

1. 口腔黏膜改变	2. 自我形象紊乱
与牙龈组织炎症造成牙龈充血、水肿、色泽改变有关。	与牙齿缺失影响面容、口臭而影响正常社交有关。
3. 知识缺乏	**4. 疼痛**
缺乏口腔卫生保健知识和对牙周炎危害性认识不足。	与牙周脓肿有关。

【护理措施】

1. 心理护理

由于牙周组织破坏严重，牙齿松动、脱落，影响咀嚼功能和面容，而使患者十分自卑、苦恼。要耐心向患者介绍牙周炎的防治知识，解释牙周炎治疗方法、操作过程及预后，举出同类疾病治疗疗效好的病例，以消除患者的心理压力，使患者以良好的心态配合治疗。

2. 去除局部刺激因素

常用龈上洁治术和龈下刮治术去除牙石，减缓牙周袋的形成。

（1）术前护理

①嘱患者含漱 0.12%氯己定 1 分钟，以清洁口腔软组织，减少洁牙时喷雾的细菌数量从而减少诊室空气污染。

②用物准备：口腔常规器械、超声波洁牙机、刮治器械、低速手机弯机头、抛光用物。根据需要遵医嘱准备局麻药物。

（2）术中护理

①协助医生牵拉患者口角及遮挡舌头，及时吸干净患者口内液体，保持术野清晰。

②密切观察患者情况，如患者出现疲劳、紧张状况，可以告知医生，待患者休息片刻后再继续治疗。

③洁治术完成后，递抛光用物供医生抛光牙面。

④医生反复冲洗患者口腔，护士及时吸干液体。

⑤遵医嘱准备合适的牙周冲洗消毒液进行牙周袋或龈袋冲洗。冲洗完成后，干燥牙龈黏膜表面，涂局部消炎药。嘱患者30分钟内不要漱口、进食，以保证药物疗效。

3. 消除牙周袋

行牙周手术清除牙周袋。常用的手术方法有牙龈切除术和龈翻片术。

（1）术前护理

①患者准备：做好各项血液常规检查。术前1周完成洁治术、刮治术等牙周基础治疗。患者无口腔溃疡，女患者处于非生理期。

②环境准备：相对独立的治疗间，术前做好空气消毒。

③用物准备：灭菌手术衣、手套、口罩、帽子、手术器械包、局麻药物、生理盐水、0.12%氯己定、牙周塞治剂。遵医嘱备人工骨、组织再生膜。

④待患者用0.12%氯己定含漱1分钟后，协助患者舒适仰卧，铺无菌治疗孔巾，注意充分暴露手术视野。

⑤协助医生进行术区消毒、局部麻醉。

（2）术中护理

①切口：递手术刀给医生进行切开，牵拉口角，暴露术野，及时用强吸管吸除术区血液，保持术野清晰。吸引器必须保持通畅，并应及时用蒸馏水抽吸冲洗管道，防止血凝块堵塞管腔。

②翻瓣：递骨膜分离器进行龈瓣的翻开，暴露病变区。

③刮治和根面平整：递刮治器刮除暴露根面和病变处的肉芽组织，刮净牙根表面的牙石。

④手术部位冲洗：递0.12%氯己定与生理盐水给医生进行交替冲洗，及时清除术中刮除的结石及炎性组织。

⑤协助压迫止血：用蘸有生理盐水的湿纱布以适当的力量压迫创面而不要用力擦创面，以免损伤软组织。

⑥协助龈瓣复位：用湿纱布压迫已正确复位的龈瓣，使之与根面贴合。

⑦协助缝合：递针线给医生，并借助持针器协助医生过针、剪线、止血，以提高缝合速度，避免发生脱针。完毕后彻底检查口腔内是否有残留的线头、小敷料、缝针等，及时清除残留物，并协助医生在创口处敷牙周塞治剂。

（3）术后护理

①观察患者面色、脉搏情况，确认无不适后方能让患者离开。

②告知患者术后 24 小时内勿进食过烫食物，避免用术区咀嚼，必要时可以服用止痛药。

③保持口腔卫生，但是术区不能刷牙，应遵医嘱含漱消毒液以防止伤口感染。

④术后 1 周复诊。如果出现血流不止、牙周塞治剂脱落等情况时应及时就诊。

4. 遵医嘱用药

指导患者局部应用药物，如 0.12% ~ 0.2% 氯己定溶液，1% 过氧化氢溶液、消毒收敛药物碘甘油等；服用螺旋霉素、甲硝唑、牙周宁等药物及补充维生素 A、维生素 C 等。

【健康教育】

1. 术前健康教育

（1）护士应根据医生的治疗计划向患者介绍其所患疾病的治疗意义、步骤、疗程、预后、合并症、治疗费用等情况，还应注意及时纠正患者的不合理要求。

（2）指导患者在治疗过程中不要用口呼吸，以避免误吞冲洗液、治疗过程中产生的碎屑及细小器械。指导患者治疗过程中如有不适则举左手示意，不能随意讲话及转动身体，以防造成口腔软组织损伤。

2. 术后健康教育

（1）保持良好的口腔卫生习惯。每天早晚各一次彻底刷牙，必要时可于每次饭后刷牙，每次至少 3 分钟。不能口含食物睡觉。进行牙周系统治疗的患者于第一次龈上洁治术后换用新牙刷，以减少口腔与病原微生物接触的机会。

（2）牙周治疗后有些患者会出现牙齿过敏的症状，应向患者解释原因，嘱其少食刺激性食物。治疗期间个别部位如有牙龈出血，刷牙时不可避让，否则会造成恶性循环。抗生素及营养类药物只能作为辅助治疗手段，不可代替牙周基础治疗。

第四章　口腔黏膜病患者的护理

口腔黏膜病是指发生在口腔黏膜和口腔软组织表面的多种疾病的总称，这些疾病可能是口腔黏膜本身的固有疾病，也可能是全身系统疾病在口腔局部的表现。口腔黏膜病常见的病理损害有斑、疱、丘疹、溃疡、糜烂、皲裂、假膜、萎缩、坏死和坏疽等。

第一节　口腔单纯性疱疹患者的护理

单纯疱疹是由单纯疱疹病毒（HSV）感染所致的皮肤黏膜病。口腔单纯性疱疹是口腔黏膜常见的急性传染性发疱性病变，单纯疱疹病毒对人体的感染甚为常见。病变发生在口腔黏膜处称为疱疹性龈口炎，单独发生在口周皮肤处称唇疱疹。

【临床表现】

1. 原发性疱疹性口炎	2. 复发性唇疱疹
（1）多见于 6 岁以下的婴幼儿，多为急性发作，青少年及成人也可发病。	（1）患者多为成年人。
（2）发病前可有接触史，潜伏期约 1 周，发病前 2~3 天可出现发热、淋巴结肿大、流涎等症状。	（2）好发于唇、口周、鼻翼周围皮肤。典型损害在充血发红的皮肤黏膜上出现直径 2~3mm 小水疱，疱壁薄、清亮，成簇分布，破溃后形成褐色结痂或血性痂，若伴有感染则为灰黄色脓疱，皮肤病损逐渐干燥，愈合后局部可遗留暂时性色素沉着。
（3）口腔黏膜出现单个或成簇的小水疱，直径约 1~2mm，圆形，易破溃形成单个溃疡或融合的大小不等的溃疡面，表面有黄色假膜。	（3）患者自觉疼痛，有灼热感及瘙痒，损害范围局限，全身症状轻，可伴淋巴结肿大。

（4）疱疹易发生在舌背、牙龈，上腭等处黏膜，在舌背病变周围常有较厚的白色舌苔。龈缘和附着龈充血水肿，触之易出血。疱疹也可发生于口周皮肤、鼻翼等处。破溃后形成黄褐色痂皮。

（5）因口腔疼痛，患儿常拒绝进食。

（6）一般7~10天体温可恢复正常，病损逐渐愈合。如有继发感染，病程可延长。

（4）本病有自限性，病程7~14天。

（5）可复发，易在同一部位复发。

【辅助检查】

疱疹基底涂片或培养：见气球样变的细胞及多核巨细胞，多核巨细胞核内有包涵体等。

【治疗原则】

治疗原则为缩短病程，防止继发感染和并发症，减少复发。本病有自限性，约1~2周可自愈。

（1）注意休息、多饮水。同时给予足够的营养及大量的维生素。

（2）局部采取消炎、止痛、促进愈合的措施。可用0.1%依沙吖啶、0.12%~0.2%氯己定含漱剂含漱；病损局部可选用0.05%~0.1%疱疹净软膏、酞丁安软膏或3%阿昔洛韦软膏局部涂擦。

（3）对症状严重者，除支持疗法外，还可进行全身抗病毒治疗，如口服阿昔洛韦或利巴韦林等。

（4）继发严重细菌感染者，可酌情选用抗生素。

（5）口腔单纯性疱疹中医属口糜范畴，为肺胃实热之证。应疏清热风，凉血解毒。方药如银翘散、小儿口炎糖浆等；或可用清热解毒中药制剂治疗，如双黄连口服液、板蓝根冲剂、抗病毒冲剂等。

【护理评估】

1. 健康史

了解患者有无发热、咽痛等前期症状，了解有无促使复发的刺激因素，如感冒、过度劳累、消化功能失调或局部组织受刺激等，了解患者有无高血压、冠心病等全身性疾病。

2. 身体状况	3. 心理-社会状况
因咽部疼痛、发热，患儿表现为烦躁、啼哭、流涎、拒食。患者口腔黏膜充血、水肿，出现多数针尖样大小透明水疱，散在或成簇分布于唇、颊、舌、腭等处黏膜。水疱很快破溃形成浅表小溃疡，也可融合形成较大溃疡。	评估患者是否因口腔黏膜充血水肿，影响进食而烦躁不安，是否因反复发作而出现焦虑、悲观等心理反应。

【护理诊断】

1. 急性疼痛

与疱疹破溃形成溃疡有关。

2. 口腔黏膜改变	3. 体温过高
与黏膜充血、水肿、溃烂有关。	与病毒感染有关。

【护理措施】

（1）对患者及其家属进行心理安慰，介绍口腔单纯性疱疹的病因、治疗方案及疗效、预后、注意事项。消除患者的紧张情绪，使其积极配合治疗，以缩短疗程，促进组织愈合。

（2）熟悉抗病毒药物和免疫调节药物的作用、剂型、剂量及用法，并将药物使用的时间和方法向患者说明；嘱患者按医嘱用药，切勿滥用药物，忌用肾上腺皮质激素。

（3）对症护理，如婴儿高热可采取冰敷等物理降温措施或遵医嘱用水杨酸类药物；疼痛剧烈者可用利多卡因局部涂擦或口服镇痛药。

（4）让患者充分休息，给予高热量易消化的食物，补充维生素，进食困难者静脉输液，以保证水及电解质平衡。

（5）保持口腔卫生，餐后清洁口腔，可用0.1%~0.2%氯己定溶液或复方硼酸溶液漱口；唇及唇周病损区也可用0.1%~0.2%氯己定溶液湿敷后局部涂擦阿昔洛韦软膏。

【健康教育】

（1）因单纯疱疹病毒可经口-呼吸道传播，也可通过皮肤、黏膜、角膜等疱疹病灶处直接接触传染，因此，应告知患者家属注意避免患儿与其他儿童接触。

（2）告知患者要保持口腔卫生，防止继发感染发生。

（3）告知患儿及家属，该病为病毒感染所致，易复发，要按医嘱正确用药，以减轻疼痛，促使口腔黏膜早日恢复正常。

第二节　口腔念珠菌病患者的护理

口腔念珠菌病是由念珠菌属感染所引起的口腔黏膜急、慢性炎症。其中白色念珠菌是最主要的病原菌。长期大量使用抗生素和免疫抑制剂导致菌群失调或免疫力降低是本病的诱因之一。念珠菌性口炎临床上常分为急性假膜型念珠菌性口炎、急性红斑型念珠菌性口炎、慢性红斑型（萎缩型）念珠菌病和慢性增殖性念珠菌病4种类型。本病多发生于婴幼儿，婴幼儿常在分娩过程中被阴道念珠菌感染或通过接触被念珠菌污染的哺乳期母亲乳头而致病。

【临床表现】

1. 急性假膜型念珠菌性口炎（鹅口疮）

（1）口腔黏膜充血，表面可见白色乳凝状斑点或假膜，用力可将假膜擦去，下方为充血的基底。好发于唇、舌、颊、腭黏膜处。病变可向口腔后部蔓延至咽部、气管、食管，引起食管念珠菌病和肺部的念珠菌感染。

（2）患者可有口干、烧灼感及轻微疼痛。

2. 急性红斑型念珠菌性口炎（抗生素口炎）

（1）口腔黏膜充血，形成广泛的红色斑块，边缘不整齐。好发于舌、颊及腭黏膜。舌部好发于舌背中线处，局部丝状乳头萎缩，病变双侧的丝状乳头增生与病变区形成明显的界线。严重时在萎缩的红斑区可形成小的溃疡面，相对应的腭黏膜可出现充血的红斑区。

（2）疼痛明显，并有烧灼感。

3. 慢性红斑型（萎缩型）念珠菌病（义齿性口炎）

（1）慢性病程可持续数月至数年，可复发。

（2）患者可有轻度口干和烧灼感。

（3）患者多无明显自觉症状。病损多出现在义齿承托区黏膜，可见点片状充血发红区，严重者病损区可出现颗粒增生。

（4）舌背丝状乳头萎缩、舌背发红，常伴有口角炎。

4. 慢性增殖性念珠菌病（慢性肥厚型念珠菌性口炎）

（1）常发生于吸烟或口腔卫生差者。有些患者发病与全身疾病有关，如与血清铁低下、内分泌失调等全身性疾病有关。

（2）病损好发于口角联合区。病损局部黏膜充血，形成不规则的斑块，有时形成小的溃疡，红斑之间有白色角化斑块交错存在，有疼痛感。

【辅助检查】

1. 急性假膜型念珠菌性口炎（鹅口疮）

取白色假膜做涂片，直接镜检或做 PAS（过碘酸雪夫）染色。在显微镜下可见大量的念珠菌菌丝和孢子。

2. 急性红斑型念珠菌性口炎（抗生素口炎）

（1）在红斑区直接做涂片检查，有时查不到念珠菌菌丝，如与假膜型念珠菌性口炎同时发生，则可见念珠菌菌丝。

（2）必要时可做念珠菌培养。

3. 慢性红斑型（萎缩型）念珠菌病（义齿性口炎）

义齿基托区的组织面及舌背病损区涂片可见念珠菌菌丝及孢子。

4. 慢性增殖性念珠菌病（慢性肥厚型念珠菌性口炎）

（1）病损区涂片检查可见念珠菌菌丝。

（2）病损区组织病理检查，表现为上皮不全角化，可见白色念珠菌菌丝侵入，上皮内有中性粒细胞浸润，在不全角化层中，白细胞聚集形成微小脓肿。

【治疗原则】

1. 急性假膜型念珠菌性口炎（鹅口疮）

（1）小儿喂养用具要清洁并消毒，注意防止因喂养而引起交叉感染。成人患者要尽量去除致病诱因。

（2）病情较轻的小婴儿可用 2%～4% 碳酸氢钠溶液擦洗口腔，每日 3～4 次。病情较重的患者可用 10 万 U 制霉菌素甘油液涂擦。

（3）制霉菌素片 50 万 U/片，每次 1 片，一天 3 次，含服。

（4）氟康唑首剂量 100～200mg/d 口服，以后 50～100mg/d 维持，连续 2 周。但应在停药后 1～2 周真菌检查阴性方可认为治愈。

（5）伊曲康唑抗菌谱较广，口服后在皮肤黏膜可维持较高浓度。口服 100～200mg/d，用药 2 周。

（6）全身支持疗法，补充多种维生素。

2. 急性红斑型念珠菌性口炎（抗生素口炎）

（1）停止使用诱发疾病的药物。

（2）制霉菌素含服。

（3）碱性漱口液含漱，如可用 2%～4% 碳酸氢钠溶液含漱。

3. 慢性红斑型（萎缩型）念珠菌病（义齿性口炎）

（1）戴义齿的患者应注意义齿的清洁，睡觉前应将义齿取下，浸泡在 2%～4% 碳酸氢钠溶液中。

（2）修复局部创伤，义齿固位不好引起创伤的应重衬或重新修复。

（3）抗真菌治疗，制霉菌素每片 50 万 U，含服，每日 3～4 次，含服时应将义齿摘下。

4. 慢性增殖型念珠菌病（慢性肥厚型念珠菌性口炎）

（1）抗真菌治疗。

（2）表面出现颗粒增生的病损及组织学检查有上皮异常增生的病损，抗真菌治疗后应手术切除。

（3）吸烟的患者应嘱其戒烟。

（4）积极治疗全身疾病，调节全身情况，如缺铁者应补充铁。

【护理评估】

1. 健康史

了解患者的健康状况，询问是否患有慢性疾病，有无长期大量使用抗生素、免疫抑制剂的病史。婴幼儿应询问其母亲的身体状况及哺乳卫生状况。

2. 身体状况

本病多见于婴幼儿，好发于唇、颊、舌、腭等黏膜处。在口腔黏膜充血、水肿的基础上，出现散在凝乳状柔软小斑点，随后融合成白色或蓝色丝绒状斑片，还可见相互融合成大的白色凝乳状假膜。

3. 心理-社会状况

患儿常表现为躁动不安、哭闹拒食。家属求治心切，表现出十分烦躁、焦虑的心情。

【护理诊断】

1. 疼痛

与口腔黏膜破损形成溃疡、食物刺激有关。

2. 吞咽障碍

与口腔黏膜病损不适有关。

3. 口腔黏膜改变

与真菌引起口腔黏膜充血、白色斑块形成或浅表糜烂溢血有关。

4. 知识缺乏

患者及家属缺乏对口腔念珠菌病的防治、保健知识。

【护理措施】

（1）告知患儿家属要重视哺乳乳头及其他哺乳用具的卫生，如哺乳前后洗手、用2%~4%碳酸氢钠溶液洗净乳头，哺乳用具应清洗消毒。

（2）哺乳完后用2%~4%碳酸氢钠溶液擦拭或洗涤婴儿口腔，其他患者饭后用2%~4%碳酸氢钠溶液漱口。

（3）局部破损可涂擦0.5%甲紫溶液或制霉菌素液、咪康唑散剂，每日3~4次。

（4）重症患者遵医嘱给予抗真菌药物，临床上常用制霉菌素，也可使用酮康唑口服。

（5）长期服用激素及广谱抗生素者，按医嘱调整用药；体弱或有免疫缺陷者，按医嘱辅以增强免疫力的药物，并说明药物用法。

（6）嘱患者及其家属在病变变小的时候，仍需继续用药数日，以防复发。

【健康教育】

（1）介绍口腔念珠菌病的发病原因及预防知识。	（2）哺乳期间注意妇幼卫生，哺乳用具及哺乳乳头应经常清洁消毒并保持干燥。
（3）儿童在冬季应防止口唇干燥，以免发生皲裂。	（4）长期使用抗生素与免疫抑制剂者应警惕白色念珠菌感染，必要时考虑停用抗生素与免疫抑制剂。

第三节 复发性阿弗他溃疡患者的护理

复发性阿弗他溃疡（RAU）又称复发性口疮、复发性口腔溃疡、复发性阿弗他口炎，是最常见的口腔黏膜病，发病率高，约为20%，居口腔黏膜病的首位。复发性阿弗他溃疡具有周期性、反复发作的特性，又有自限性，一般7~10天可自愈。因在发病时具有明显的灼痛感，故用希腊文"阿弗他"称之。

本病的病因目前尚不清楚，多数人认为与病毒感染、胃肠功能紊乱、免疫功能低下、遗传、环境等因素有关，如感冒、消化不良、便秘、肠道寄生虫、睡眠不足、疲劳、精神刺激等。女性月经期或更年期也常伴发此病。近年来，也有学者认为本病是一种自身免疫性疾病。

【临床表现】

本病任何年龄均可发生，以青壮年多见，女性多见。口腔黏膜任何部位均可发生，但好发于唇、颊、舌缘、舌腹、前庭沟等角化较差的部位，而牙龈、硬腭则少见。初期口腔黏膜充血不适，出现粟粒大小的红点，很快破溃成圆形或椭圆形溃疡，周围有红晕，边缘微凸，中心凹陷，表面覆以灰黄色的假膜。患者有自发性剧烈烧灼痛，遇刺激疼痛加剧，影响患者说话与进食。根据溃疡大小、深浅及数目不同可分为轻型、重型和疱疹型阿弗他溃疡。

1. 轻型阿弗他溃疡

最常见，约占 RAU 的 80%。每次溃疡数目不多，为 1~5 个，呈孤立散在，直径为 2~4mm。轻型阿弗他溃疡一般分为发作期、愈合期和间歇期。发作期又细分为前驱期和溃疡期。前驱期黏膜局部不适，触痛或灼痛感；约 24 小时后出现白色或红色丘疹状小点；2~3 天后上皮破损，进入溃疡期；再经 4~5 天后红晕消失，溃疡愈合，不留瘢痕。发作期整个病程持续 1~2 周，具有不治而愈的自限性。间歇期长短不一，一般初发间歇期较长，此后逐渐缩短。

2. 重型阿弗他溃疡

又称为腺周口疮。溃疡大而深，直径可在 1~3cm 之间，中央凹陷、边缘不整齐而隆起，基底较硬，深及黏膜下层至肌层，呈"弹坑状"。初期好发于口角，其后有向口腔后部移行趋势。病程可持续数月之久，也有自限性，溃疡疼痛较重，愈合后留有瘢痕。

3. 疱疹型复发性阿弗他溃疡

又称口炎型口疮。溃疡数目多达数十个，散在分布于口腔黏膜任何部位，溃疡直径小于 2mm。邻近溃疡可融合成片，黏膜充血发红，疼痛明显，可伴有全身不适症状。

如复发性口疮同时或先后交替出现眼（虹膜睫状体炎、前房积脓、结膜炎、角膜炎等）、外生殖器以及皮肤（毛囊炎、结节性红斑）等的病变，则为贝赫切特综合征（旧译白塞综合征），又称眼-口-生殖器综合征。

【辅助检查】

免疫学检查、免疫组织化学检查可协助疾病的诊断。

【治疗原则】

寻找诱因，去除可能的致病因素，增强体质，减轻局部症状，促进溃疡愈合，尽量延长间歇期，缩短发作期。

（1）局部治疗

①局部消炎：0.1% 依沙吖啶、0.12% 氯己定含漱液含漱；溶菌酶片 20mg 含服，每日 3~4 次。

②止痛：1%丁卡因、0.5%达克罗宁表面涂布麻醉；0.5%~1%普鲁卡因含漱。

③促进溃疡愈合：局部应用膏剂、膜剂、散剂、凝胶等。

④皮质激素局部封闭：腺周口疮经久不愈，可用2.5%醋酸泼尼松龙混悬液0.5~1ml，加入2%利多卡因0.3~0.5ml在溃疡基底部注射，每周1~2次。

⑤物理疗法：病损区用激光、红外线照射，可以止痛促进溃疡愈合。

（2）全身治疗

①寻找诱因，治疗相关疾病，去除可能的致病因素；积极治疗胃十二指肠溃疡、结肠炎等；尽量延长间歇期。

②补充维生素和微量元素。口服维酶素3片/次，一天3次，2~3个月为一疗程，用于有消化道疾病的患者。

③应用免疫抑制剂或免疫调节剂，如沙利度胺、转移因子、胸腺素等。

【护理评估】

1. 健康史

评估患者有无糖尿病、胃十二指肠溃疡、肝胆疾病及由寄生虫引起的各种消化道疾病或功能紊乱，有无吸烟史、戒烟史、相关疾病家族史等。评估病程长短，溃疡发作的频率，疼痛程度，有无自限性及复发性，发病是否与睡眠、饮食、劳累、消化等因素有关。

2. 身体状况

（1）全身状况：轻型RAU一般无明显的全身症状和体征。重型RAU和疱疹型RAU常伴有低热、乏力、头痛等全身不适症状。

（2）口腔局部症状

①轻型RAU：最常见，约占RAU的80%。好发于口腔黏膜未角化或角化程度低的部位。发病初期为局灶性黏膜充血水肿，灼痛明显，继而形成浅表溃疡，溃疡有"红、黄、凹、痛"特征。遇刺激疼痛加剧，常影响患者的进食与说话。一般7~10天可愈合，不留瘢痕，易复发。

②重型 RAU：又称复发性坏死性黏膜腺周围炎或腺周口炎。好发于咽旁、颊、硬腭、软硬腭交界处。溃疡大而深，似"弹坑"，直径可大于 1cm。病程长，可持续数月之久，疼痛较重，愈合可留瘢痕。

③疱疹型 RAU：又称口炎型口疮，多发于成年女性。溃疡小而多，散在分布，似"满天星"。相邻的溃疡可以融合成片，黏膜充血发红，剧痛。唾液分泌增加，可伴有头痛、低热、全身不适。溃疡有自限性，不留瘢痕。

3. 心理-社会状况

评估患者对疾病极易复发性的特性的了解程度，评估患者对于该病的易复发性是否产生焦虑心理，评估患者是否了解该病的治疗方法、预后、治疗效果等。

【护理诊断】

1. 急性疼痛

与口腔黏膜病损，食物刺激有关。

2. 口腔黏膜改变

与口腔黏膜充血、水肿、溃疡形成有关。

3. 焦虑

与溃疡反复发作，难以根治有关。

4. 知识缺乏

缺乏本病的防治知识。

【护理措施】

1. 局部治疗的护理

（1）消炎：口腔溃疡药膜（由抗生素、激素、止痛药等组成）贴敷，每日 2~3 次；1%~2%甲紫溶液或 2.5%金霉素甘油糊剂涂布，每日 4~5 次；西地碘片或溶菌酶片，每日 3 次，每次 1 片，含服。

（2）止痛：常用 0.5%盐酸达克罗宁溶液或 1%丁卡因溶液在疼痛难忍和进食前用棉签涂布溃疡面。

（3）烧灼：单个溃疡用 10%硝酸银或 50%三氯醋酸等烧灼，烧灼时护理人员协助隔离唾液、压舌，切勿伤及周围正常组织。

（4）封闭：局部封闭即黏膜下封闭注射，每个注射点 5～10mg，病损部位下局部浸润，每周 1~2 次，有止痛、促进愈合作用。

1）物品准备：一次性检查盘、5ml 注射器、无菌手套、0.12%～0.2%氯己定棉球、曲安奈德 50mg×1 支、2%利多卡因 0.1g×1 支。

2）治疗过程中的护理

①向患者交代注射部位及注意事项，以消除患者恐惧心理。

②遵医嘱抽吸好药液（一处，曲安奈德和 2%利多卡因各 1ml；如两处，曲安奈德和 2%利多卡因各 2ml），放入一次性检查盘中。

③医生用 0.12%氯己定棉球消毒口腔黏膜，护士协助吸唾。

④递无菌手套，协助医生局部封闭注射，注射后递 0.2%氯己定棉球压迫止血数分钟。

⑤整理用物。

3）治疗后指导

①告知患者注射后休息 20 分钟，无不适方可离开。

②告知复诊时间。

（5）理疗：利用激光、微波等治疗仪治疗，可减少渗出，促进愈合。

2. 全身治疗的护理

（1）全身遵医嘱使用抗生素及抗病毒的药物。

（2）适当补充维生素 C 和复合维生素 B。

（3）对于严重患者，可使用糖皮质激素。

（4）对免疫功能减退者，可选用转移因子。

3. 心理护理

耐心解释，让患者了解本病具有自限性，不传染、周期性，可自然愈合不留瘢痕的特征，以减轻患者焦虑情绪和心理负担，使其积极配合治疗。

4. 病情观察

密切观察溃疡面的愈合情况及有无感染。

5. 生活护理

协助家属对患者进行日常生活的护理。让患者充分休息，给予易消化、高能量的全流质或半流质温凉饮食，禁止进食刺激性食物。

【健康教育】

（1）保持良好的精神状态和生活习惯。避免和减少焦虑、抑郁、睡眠不良、过度劳累、情绪波动较大、吸烟、饮酒、喜食刺激性食物等不良状态和习惯，以降低溃疡复发的概率。

（2）去除口腔局部刺激因素，保持良好的口腔卫生。

（3）建议均衡饮食，注意营养补充，增强口腔黏膜的抵抗力和免疫力。

（4）向患者介绍口腔保健及相关疾病知识，使其配合医生积极治疗全身系统性疾病，定期检查或复诊。

第四节　创伤性溃疡患者的护理

创伤性溃疡是由物理性和化学性刺激因素引起的口腔黏膜溃疡。物理性刺激因素如咬唇、咬颊等不良习惯，残根、残冠及锐利边缘嵴、牙尖、不良修复体等对口腔黏膜的刺激。化学性刺激因素如误服强酸、强碱等化合物，或因口腔治疗操作不当，使腐蚀性药物外溢。外溢的腐蚀性药物均可成为化学性刺激因素引起口腔溃疡。

【临床表现】

由不同刺激因素引起的溃疡临床表现不尽相同。

（1）残根、残冠或不良修复体等长期刺激黏膜，可在刺激物附近或与刺激物接触的部位，形成外形与刺激物相契合的压疮性溃疡。不良习惯引起相应部位的溃疡。

（2）多为慢性溃疡。深大，周围有炎症性增生反应，黏膜水肿发白。

（3）多数无溃疡复发史。

（4）若去除刺激因素，则能很快愈合或明显好转。

【辅助检查】

长期不愈合者应做活检明确诊断。

【治疗原则】

（1）尽快去除刺激因素，包括拔除残根、残冠，磨改过锐牙尖，修改不良修复体，纠正咬唇、咬颊等不良习惯。

（2）预防感染，促进溃疡愈合。如局部涂敷复方皮质散、养阴生肌散等消炎防腐药物或用含漱液含漱，以防继发感染。

（3）对已经去除刺激因素、治疗2周仍不愈合的深大溃疡，应做活检，以排除癌变的可能。

【护理评估】

1. 健康史

了解患者有无残根、残冠、不良修复体等明显的理化刺激因素或自伤、烫伤等病史；创伤性溃疡的部位和形态是否与机械性因子相符合；有无复发史。

2. 身体状况

（1）全身状况：了解患者有无血液病或全身系统性疾病，了解患者全身营养状况。

（2）口腔状况：了解患者有无残根、残冠及锐利边缘嵴，有无不良修复体。

3. 心理-社会状况

评估患者有无焦虑、抑郁、紧张不安等心理反应。评估家庭主要成员对疾病的认识，对患者的态度，能否正确处理突发的状况等情况。了解患者的家庭经济情况，有无亲友帮助等。

【护理诊断】

1. 疼痛

与发病机制有关。

2. 口腔黏膜异常

与黏膜的病理改变有关。

3. 潜在并发症

感染。

4. 知识缺乏

缺乏疾病及自我护理知识。

【护理措施】

（1）协助医生去除刺激因素，如拔除残根、残冠，磨改过锐边缘嵴，修改不良修复体等。

（2）向患者介绍本病相关知识，纠正患者咬唇、咬颊等不良习惯。

（3）嘱患者遵医嘱用药，教会患者使用含漱剂、散剂等局部治疗的方法，并说明注意事项。

【健康教育】

（1）避免不良理化因素的刺激，养成良好进食习惯。

（2）定期检查口腔牙颌状况，避免口腔治疗中的操作失误。

（3）正确使用药物。

第五节 口腔白斑病患者的护理

口腔白斑病是发生在口腔黏膜上以白色为主的损害，不能擦去，也不能以临床和组织病理学的方法诊断为其他任何可定义的损害。组织学上表现为角化不良或有上皮不典型增生，属于癌前病变的表现之一，3%~5%的白斑病患者可发生癌变。病因不明，可能与吸烟、饮酒，不良修复体等口腔局部刺激，白色念珠菌感染，维生素 A、维生素 B 族缺乏，内分泌紊乱，微循环改变等因素有关。

【临床表现】

口腔白斑可有以下五种类型。

（1）斑块状白斑

指口腔黏膜上出现均质型白色或灰白色的斑块，平齐或稍高出黏膜表面，不粗糙或略粗糙，质柔软，可无症状或仅有轻度不适感。

（2）颗粒状白斑

以口角区黏膜多见。在充血的黏膜上，有颗粒状白色突起，表面不平，可有小片状或点状糜烂，刺激痛。本型白斑多数可查到白色念珠菌感染。

（3）皱纹纸状白斑

多发生于口底及舌腹。病损表面粗糙，边界清楚，周围黏膜正常。白斑呈灰白色或白垩色。有粗糙不适感，亦可有刺激痛等症状。

（4）疣状白斑

损害呈乳白色，厚而高起，表面呈刺状或绒毛状突起，粗糙，质稍硬。疣状损害多发生于牙槽嵴、唇、上腭、口底等部位。

（5）溃疡状白斑

在增厚的白色斑块上，有糜烂或溃疡，可有局部刺激因素。可有反复发作史，伴疼痛。

【辅助检查】

组织病理检查可为上皮单纯增生和异常增生。如诱因为口腔念珠菌感染，涂片或培养可见念珠菌菌丝和孢子。

【治疗原则】

（1）口腔白斑目前尚无特效治疗方法。但首先应去除可能的致病因素，如戒烟和去除不良修复体。对于小面积的病损可采用手术切除、激光、冷冻等方法去除。但术后必须定期复查。

（2）目前临床普遍采用保守治疗，主要是使用维生素 A 及其衍生物、维生素 E、维胺酸和维胺酯等药物治疗。中医主要采用活血化瘀法治疗，使用的药物有消斑片等。

（3）对伴白色念珠菌感染的病损可配合抗真菌治疗。

（4）所有白斑病患者，至少每3~6个月复查1次，并应进行长期的追踪观察。

【护理评估】

1. 健康史

了解患者有无吸烟、喜饮烈性酒、食过烫或酸辣食物、嚼槟榔等不良习惯，口腔有无残根、残冠、不良修复体或尖锐的牙尖、牙嵴等，了解患者有无口腔白色念珠菌感染、口腔溃疡病史等。

2. 身体状况

口腔黏膜白斑好发部位为颊、唇、舌、口角区、前庭沟、腭及牙龈，双颊咬合线处白斑最多见。患者主观症状有粗糙感、刺痛、味觉减退、局部发硬，有溃烂时出现自发痛及刺激痛。

3. 心理-社会状况

当患者了解到本病为癌前病变时，有恐惧、焦虑心理。

【护理诊断】

1. 疼痛	2. 口腔黏膜改变
口腔灼痛，与口腔黏膜病损形成溃疡、食物刺激有关。	与口腔黏膜白斑病变有关。

3. 恐惧	4. 知识缺乏
与白斑难以治愈，恐惧癌前病变有关。	患者及家属缺乏对口腔黏膜白斑的相关知识。

【护理措施】

1. 一般护理

（1）给予易消化、少刺激、营养丰富的饮食，戒除烟酒、嚼槟榔等不良习惯，注意休息。

（2）协助医生去除残根、残冠、不良修复体。

2. 药物治疗的护理	3. 手术治疗的护理
指导患者遵医嘱用药：0.1%～0.3%维A酸软膏局部涂擦，不适用于充血、糜烂的病损。50%蜂胶玉米朊复合药膜或含维生素A、维生素E的口腔消斑膜局部敷贴。局部可用鱼肝油涂擦，也可内服鱼肝油或维生素A每日5万U。局部可用1%维A酸衍生物RAⅡ号（维甲酸）涂擦。	术前向患者解释手术的必要性和手术过程，遵医嘱准备手术所需用物。术中正确传递器械，注意保持术野清晰。术后行常规护理。

4. 病情观察	5. 心理护理
观察患者局部用药或采取其他治疗措施后，病变部位是否变薄、变软，病变面积是否缩小。	给予患者积极的心理支持，消除其恐惧、焦虑的情绪，使其正确对待疾病，保持乐观，树立战胜疾病的信心，积极配合治疗。

【健康教育】

（1）开展流行病学调查，尽可能早期发现口腔白斑病患者。	（2）令患者了解戒烟、戒酒是预防口腔黏膜白斑病的有效措施。

（3）指导患者注意保持口腔卫生；消除残根、残冠、不良修复体等局部刺激。

（4）嘱患者遵医嘱定期复查，一般半年或1年1次，以便及早发现复发，及早给予治疗。

第六节　口腔扁平苔藓患者的护理

口腔扁平苔藓是一种病因不明，可能与感染，精神、心理因素，全身因素，如病毒或细菌感染、心理异常、糖尿病、肝脏疾病、更年期综合征等有关的慢性炎症性皮肤黏膜病，中年女性好发，皮肤和黏膜可单独或同时发病。病程绵延数月至数十年，较易复发，部分损害可发生癌变。世界卫生组织将其列入癌前状态。

【临床表现】

（1）女性多于男性，30岁以上者多见。

（2）口腔黏膜病损多见于颊黏膜及前庭沟，其次为舌、唇、牙龈。病损常呈对称性。黏膜损害发生率约为25%，可单发于黏膜，亦可与皮肤并发。多见的损害为白色条纹。分为以下几种类型。

①丘疹型：灰白色的丘疹散布在黏膜上，有时聚集形成小斑块。多无临床症状。

②网状型：在口腔黏膜上可见白色网状条纹。临床上无症状，偶尔有粗糙感。

③斑块型：此型多见于吸烟患者，好发于舌背及颊部。舌背乳头萎缩形成珠白色有光泽的斑块。

④萎缩型：多见于牙龈，常常发生于附着龈，也可见于颊部黏膜。病损易形成糜烂面，对刺激性食物敏感。

⑤糜烂型（溃疡型）：病损破溃形成糜烂面，极易合并继发感染。患者可有疼痛感。

⑥疱型：较少见。多发生在舌背或牙龈上，易发生糜烂。

（3）典型皮损为紫红色、多角形扁平小丘疹。初起时为粟粒大小，可逐渐增大到黄豆大。边界清楚，表面干燥光滑，被有白色角质薄膜，有蜡样光泽。用液体油类擦拭皮损表面或热敷后，以放大镜观察，可见损害表面有灰白色或乳白色带，还可见光泽小点及纵横交错的细纹。患者一般有阵发性痒感，亦有无自觉症状者。皮疹可发于全身各处，但以四肢屈侧踝部和腕部多见。

【辅助检查】

发生在危险区的病损，斑块型、萎缩型和反复糜烂的病损建议做病理检查。

【治疗原则】

（1）消除局部刺激因素，如烟、酒、辛辣食物、牙石、尖锐牙体、龋洞、不良修复体及银汞合金充填材料等。若怀疑损害的发生与患者长期服用某种药物有关，可建议患者换用其他药物。

（2）糜烂性损害局限或症状较轻患者，无需治疗，可定期观察，嘱其保持口腔卫生；若损害局限但有症状者，可抗角化治疗；糜烂性损害较严重者可用皮质激素局部封闭；损害较广泛、症状明显的患者，可全身应用小剂量皮质激素及免疫调节药物。

（3）注意控制继发感染，特别是真菌感染。

（4）加强患者的心理疏导，缓解其精神压力，必要时可建议患者进行心理咨询及治疗。

（5）定期复诊，防止癌变。病情缓解后，一般每3～6个月复查1次，如果病情持续稳定，则1年复查1次；如果病情复发加重，应及时复诊。

【护理评估】

1. 健康史

了解患者月经情况，有无糖尿病、肝炎等全身系统性疾病，注意观察患者的情绪及精神状况；仔细询问发病过程、病损部位及进展情况；询问患者患病后有无治疗，如有治疗应询问其用药的种类及使用时间、疗效、不良反应等情况。

2. 身体状况

以口腔黏膜出现白色斑块、充血、糜烂、萎缩、小水疱等为特征。病损大多左右对称，有粗糙感，还可有刺激痛。

3. 心理-社会状况

评估患者有无焦虑、抑郁、紧张不安等心理情况。评估患者家庭主要成员对疾病的认识，对患者的态度，能否正确处理突发的状况等情况。评估患者的家庭经济情况，有无亲友帮助等。

【护理诊断】

1. 疼痛

与黏膜病损有关。

2. 口腔黏膜异常

与疾病的病理改变有关。

3. 潜在并发症

感染。

4. 知识缺乏

缺乏疾病相关知识及自我护理知识。

5. 焦虑

与疾病迁延反复及担心恶变有关。

6. 自我形象紊乱

与病损累及皮肤有关。

【护理措施】

（1）使患者了解疾病的特点，增强其治疗信心。口腔扁平苔藓是一种慢性疾病，需针对性劝慰患者保持良好的心理状态，因为抑郁、悲观等情绪可能会加重病情。

（2）嘱患者遵医嘱用药。服用可能引起肝肾损害及血细胞减少等不良反应的药物时，应向患者说明用药的必要性及注意事项，比如要注意定期复查血常规和肝肾功能，确保既能使患者配合治疗又能使用药安全。

（3）嘱患者调整生活节奏，保持乐观的情绪和保证充足的睡眠，避免接触刺激性食物。

（4）必要时协助医生对糜烂性扁平苔藓病损进行局部皮质激素封闭治疗，该治疗护理措施包括器械及药品的准备；协助医生实施治疗。

（5）超声雾化疗法的护理

超声雾化疗法是通过雾化设备将药物雾化后产生雾滴，直接作用于口腔黏膜而发挥疗效。药物雾滴微粒直径在 $5\mu m$ 以下，可以很快被黏膜吸收，使局部药物浓度增高，从而提高治疗效果。该疗法适用于口腔扁平苔藓、盘状红斑狼疮、慢性非特异性唇炎。

1）物品准备：超声雾化机、雾化导管、面罩、注射器、药物、面巾纸。

2）治疗过程的护理

①告知患者治疗过程需 20 分钟左右，治疗前让患者练习在治疗中的正确呼吸方法。

②根据医嘱备药。

③将各种药物加入超声雾化机内。

④连接好雾化管道及面罩，备好面巾纸。

⑤为患者系好胸巾，调整雾量，定好计时器，嘱患者将面罩贴近面部，但注意尽量不要将水雾吸入气管中。

⑥雾化结束后，嘱患者整理面容；整理好超声雾化机，将雾化导管及面罩放入 500mg/L 的健之素中消毒 30 分钟后取出，再用清水冲洗待用。

3）治疗结束的护理：嘱患者整理面容；整理好超声雾化机，将雾化导管及面罩放入 500mg/L 的健之素中消毒 30 分钟后取出，用清水冲洗待用。

【健康教育】

（1）超声雾化疗法在雾化结束后嘱患者休息半小时后无任何不适方可离院。

（2）超声雾化疗法一般需连续雾化 3~6 天。每次治疗结束后应告知患者下次复诊的时间。

第七节　游走性舌炎患者的护理

游走性舌炎表现为舌背游走性环形病变，是一种浅层的区域性、剥脱性皮炎，因其形状似地图，故又称地图舌。病因不明，可能与精神因素、内分泌因素、营养不良及某些全身疾病等因素有关。

【临床表现】

（1）男女老幼均可发病，但以儿童和青少年多见。

（2）游走性舌炎损害多发生于舌尖、舌背前部与舌侧缘，也可出现在口腔黏膜的其他部位，如腭、颊等处黏膜。病损特征为舌丝状乳头萎缩，留下圆形或椭圆形、红色光滑的剥脱区，病损的外围为黄白色、稍微隆起的弧形边缘，形似地图。

（3）损害可突然出现，并持续多日或几周，也可在一昼夜间改变其原来的形态和位置，而原病损区完全恢复正常，因而病损常常呈现恢复、消失和新生、萎缩的交替状态。

（4）患者一般无明显自觉症状。有的患者有时有轻度的麻刺感和烧灼感。

【辅助检查】

一般不需要进行病理检查。如与萎缩型念珠菌感染鉴别时，需做病损区涂片。

【治疗原则】

（1）无明显不适感的患者，一般不需特殊治疗，可进行观察。

（2）消除不良刺激因素及口腔病灶。

（3）保持口腔卫生。

（4）病损的发作规律与药物、食物、消化不良等因素有关，可以在医生的指导下做相应的治疗。

（5）有麻刺感和烧灼感的患者，可以用一些弱碱性含漱剂含漱，如3%~5%的碳酸氢钠含漱剂、2%硼酸钠含漱剂。也可用0.1%依沙吖啶、0.05%氯己定含漱剂含漱，还可用溃疡膏、溃疡散等局部治疗。

【护理评估】

1. 健康史

了解患者有无相关疾病家族史，了解患者情绪及睡眠情况，询问患者有无内分泌疾病及其他全身疾病。评估患者的营养状况，是否为替牙期及替牙情况。

2. 身体状况

病损多见于舌尖、舌背、舌缘部。病损区有舌丝状乳头萎缩，形成不规则的红色剥脱区，形似"地图"，病损昼夜间位置可移动，病损"游走"后，原病损区恢复正常。

3. 心理-社会状况

评估患者有无焦虑、抑郁、紧张不安等心理反应。评估患者家庭主要成员对疾病的认识，对患者的态度，能否正确处理突发的状况。了解患者的家庭经济情况，有无亲友帮助等。

【护理诊断】

1. 口腔黏膜异常

与疾病的病理改变有关。

2. 知识缺乏

缺乏疾病相关知识及自我护理知识。

3. 焦虑

与疾病迁延反复及担心恶变有关。

4. 自我形象紊乱

与病损累及黏膜有关。

【护理措施】

（1）向患者及其家属介绍疾病有关知识，解释该病预后良好，黏膜有可能恢复正常，以消除患者及其家属的恐惧心理。

（2）嘱患者加强口腔卫生措施，保持口腔清洁，防止或控制继发感染。

（3）指导患者消除可能与游走性舌炎有关的发病因素。例如要生活规律、心情舒畅，不要过度劳累；积极治疗全身疾病和口腔病灶；注意饮食卫生、营养均衡，保持良好的消化功能等。

【健康教育】

（1）积极去除与游走性舌炎有关的发病因素，如调节情绪，避免紧张、劳累、恼怒。

（2）积极治疗全身疾病和口腔病灶。

（3）注意饮食卫生，营养均衡，保持良好的消化功能。

（4）发病与变态反应有关者应避免食用可能引起变态反应的食物，如避免食用海鲜、刺激性调味品等。

第五章　儿童口腔病患者的护理

第一节　儿童牙齿发育异常

儿童牙齿发育异常是指牙齿数目异常、牙齿形态异常、牙齿结构异常和牙齿萌出异常。是儿童牙病中重要的一部分。其中牙齿数目、形态、结构异常为牙齿发育异常，而萌出异常多是牙齿萌出过程中受某种障碍影响的结果。

一、牙齿数目异常

牙齿数目异常是指牙齿数目的增加或减少，包括先天缺牙和多生牙。牙齿数目异常在乳牙列很少发生，恒牙列则较常见。

【临床表现】

1. 先天缺牙

（1）个别牙或部分牙先天缺失

口腔内先天缺牙，牙齿缺失的数目和位置不一。先天缺牙可发生在乳牙列，也可发生在恒牙列，恒牙列部分先天缺牙发生率为 2.3%~9.6%，乳牙列为 0~0.7%，且明显存在种族差异，男女比例为 2:3。恒牙列最常缺失的牙齿是上颌第二前磨牙，上颌侧切牙，下颌切牙，下颌第二前磨牙和第三磨牙。上颌中切牙和下颌尖牙极少缺失。缺牙数目以 2 个最常见，其次是 1 个，缺牙 5 个以上的较少见。调查表明除中切牙外，各个牙部都有先天缺失的可能。乳牙列缺失情况较少，有时可见于上颌乳切牙、下颌乳切牙和乳尖牙的缺失。乳牙列与恒牙列的牙齿数目异常有一定关系，乳牙列少牙者，恒牙列有 75%±15% 少牙，乳牙列多牙者，恒牙列有 30% 多牙。

（2）先天性无牙症（外胚叶发育不全综合征）

①无汗型外胚叶发育不全最突出的表现是无汗或少汗，不能耐受高温。患儿全身汗腺缺如或缺少，不出汗或很少出汗，故在气温稍有增高时，或在运动、轻度感染时，即出现明显的不适或高热，不少患儿常常因为不明原因的发热而就诊。

②毛囊和皮脂腺缺失，皮肤干燥而多皱纹，尤其眼周围皮肤。

③毛发干枯稀少，指（趾）甲发育不良。

④患儿躯体发育迟缓，矮小，前额部和眶上部隆凸而鼻梁下陷，口唇突出，耳郭明显。性发育正常，30%~50%患儿智力较差。

⑤口腔中最突出表现是先天缺牙，乳牙和恒牙常常全部缺失，或仅有寥寥无几的牙齿，残存牙距离稀疏，牙形小，呈圆锥状，无牙的部位无牙槽嵴，但颌骨发育不受影响。有的患者涎腺发育不良，唾液少，口干。

2. 多生牙

（1）多生牙即可在牙列中多生一个或几个牙，较少见于乳牙列，多见于混合牙列和恒牙列，其发生率：混合牙列>恒牙列>乳牙列。发生率在1%~3%之间。

（2）好发于上颌中切牙之间，其次是牙弓末端第三磨牙之后，称第四磨牙。上颌前牙区比牙弓的任何部位都多见。

（3）多生牙的形态变化很大，多数呈较小的圆锥形、圆柱形、三角棱形，其次为数尖融合形、结节形，也有与正常牙形态相似的。

（4）多生牙对牙列发育的影响，主要表现在对恒牙的发育和萌出方面，例如可引起恒牙迟萌或阻萌，导致出现牙间缝隙，牙齿移位，邻牙扭转。有的还可与正常牙融合，或形成含牙囊肿，有的甚至还会引起邻牙根吸收。萌出于鼻腔、上颌窦或软腭内的额外牙也可引起相应部位的症状。虽然有的多生牙并不存在上述相关的复杂情况，但它在牙列中有碍美观，也常常引起患儿和家长的关注而要求处理。

【辅助检查】

1. 先天缺牙

（1）个别牙或部分牙先天缺失

建议拍摄全口牙位曲面体层 X 线片，帮助确诊牙齿缺失，排除牙齿阻生、异位或迟萌等情况。

（2）先天性无牙症（外胚叶发育不全综合征）

拍摄全口牙位曲面体层 X 线片。

2. 多生牙

X 线片是明确额外牙诊断的必备手段，推荐进行全口牙位曲面体层 X 线片检查。

【治疗原则】

1. 先天缺牙

（1）个别牙或部分牙先天缺失

①需根据先天缺牙的数目、位置、咬合关系（如牙量-骨量协调关系）等因素，并结合患者意愿，综合考虑后制订治疗计划。对部分牙齿缺失患者常需联合修复、正畸等学科进行综合诊治。

②前磨牙先天缺失：没有牙列拥挤的患者，应尽量保留乳牙，待乳牙脱落后再行修复治疗。对于牙列拥挤、间隙不足的患者，可以考虑早期拔除相应乳牙后，正畸治疗封闭间隙。

③上颌侧切牙先天缺失：根据咬合情况，可选择保持间隙或采用正畸方法将恒尖牙近中移动到侧切牙的位置，并酌情将尖牙牙冠改形为缺失的上颌侧切牙形态。

（2）先天性无牙症（外胚叶发育不全综合征）

对症治疗，尽可能在乳牙期以全口或局部义齿帮助患者恢复部分咀嚼功能并促进颌骨发育，待成年后进行修复、种植牙体等专业联合治疗。

2. 多生牙

（1）萌出的多生牙应及时拔除，以有利于邻近恒牙的顺利萌出及减少恒牙的错位。

（2）对埋伏多生牙，如果不发生任何病理变化，可以不处理。

（3）如果需要拔除多生牙，手术必须仔细小心，切勿因拔除多生牙而损伤正在发育的切牙牙根。必要时，需等切牙牙根发育完成后再拔除多生牙。

（4）当多生牙近似正常牙，或其牙根有足够长度时，又因多生牙的存在造成正常切牙的牙根吸收或弯曲畸形，可拔除正常切牙而保留多生牙来代替正常切牙。

二、牙齿形态异常

牙齿形态异常如同身体形貌一样，受遗传因素的影响，环境因素也起一定的作用，如机械压力，也可造成牙齿形态的变异。临床常见的牙齿形态异常有：畸形牙尖、畸形牙窝、过大牙、过小牙、双牙畸形、弯曲牙、牙髓腔异常等。

【临床表现】

1. 畸形牙尖与畸形窝

（1）畸形舌窝和畸形舌尖

①畸形舌窝一般见于恒牙，上颌侧切牙多见，其次是上颌中切牙。多数牙齿形态为正常的铲形，但舌窝处釉质内陷，形成深窝。还有一些牙呈圆筒状，中间凹陷。有些牙釉质内陷形成的沟从冠部延伸到根部，称为"畸形舌沟"；个别牙畸形舌沟甚至达根尖，根据其在 X 线片上的表现称为"牙中牙"。畸形舌窝、舌沟处常有菌斑集聚和食物残渣存留，易致龋。舌沟部位易形成牙周袋。

②畸形舌尖在乳、恒牙均可发生，乳牙多为乳中切牙，其次是乳侧切牙，恒牙多为上颌侧切牙，其次是上颌中切牙，偶见尖牙。畸形舌尖有时与畸形舌窝相伴存在。部分畸形舌尖尖细，有髓角突入尖内，易于磨损或折断，从而导致牙髓感染；另一部分畸形舌尖粗大，易妨碍咬合，出现牙齿整体唇向移位，也可能因咬合创伤而导致牙髓及根尖周炎症。

（2）颊侧畸形结节

①上颌第一乳磨牙颊侧畸形结节位于颊侧的牙颈部，大者可由颈部至咬合面，可呈结节状，也可呈圆锥状。畸形结节上颌第一乳磨牙多见，且突起明显；其次为上颌第二乳磨牙，突起较小，发生率较低。

②有一种发生于下颌磨牙颊面的结节状突起，称 Protostylid。下颌第一恒磨牙的发生率为10%、第二恒磨牙为1%，下颌乳磨牙的发生率较低。

③因为位置关系，上颌第一乳磨牙颊侧畸形结节一般无明显症状，但结节过高时，结节与牙面所形成的窝沟也可发生龋病。

(3) 上颌第二乳磨牙舌侧畸形结节	(4) 畸形中央尖
①上颌第二乳磨牙舌侧畸形结节位于近中舌尖的舌侧，可以呈结节状也可以呈尖状，绝大多数为左右对称性分布。上颌第一乳磨牙也可发生舌侧畸形结节，但极为罕见。恒磨牙也可有舌侧畸形结节，但几乎都出现于上颌第一磨牙，绝大多数也为左右对称性分布。 ②上颌第二乳磨牙出现舌侧畸形结节现象的儿童，可能有一小部分在上颌第一恒磨牙也出现此畸形结节，而大部分在恒磨牙可能不出现。上颌第二乳磨牙无舌侧畸形结节的儿童，在第一恒磨牙也可能发生此类畸形结节。 ③由于上颌第二乳磨牙舌侧畸形结节的位置关系，患者一般无明显异常和症状出现，但尖高沟深时，也可发生龋病、牙髓病。	①畸形中央尖是前磨牙殆面中央窝处或接近中央窝的颊尖三角嵴上发生的圆锥形牙尖，其形态可能细而高，也可能圆钝。 ②中央尖折断后其基底部可见直径约2mm的折断痕迹，外为环状釉质，中有偏黄的牙本质轴，少数有深色的露髓点。 ③畸形中央尖可以单发或者多发，常见左右同名牙对称出现。

2. 过大牙、过小牙

(1) 过大牙	(2) 过小牙
过大牙的形态与正常牙相似，而体积较正常牙显著过大。个别牙过大多见于上颌中切牙和下颌第三磨牙。普遍性牙过大表现为全口所有牙齿都较正常的牙齿大。	过小牙的体积较正常牙显著过小，与邻牙之间有间隙，但钙化正常。个别牙过小多见于上颌侧切牙和上颌第三磨牙。额外牙常呈锥形小牙。如果为综合征的表现之一，除某些牙齿过小之外，还有口腔或全身的其他异常表现。

3. 双牙畸形

(1) 融合牙

①根据融合时间的早晚，可以形成冠根完全融合，也可以形成冠部融合而根部分离，或冠部分离而根部融合，临床上多是冠部融合。融合牙根管可以是一个，也可以是两个。

②乳、恒牙都可以出现，乳牙列的融合牙比恒牙列多。乳牙可与乳牙融合，恒牙可与恒牙融合。乳牙多见于下颌乳中切牙和乳侧切牙融合，或乳侧切牙和乳尖牙融合。恒牙多见于多生牙和正常牙融合。

③乳牙的融合多发生于单侧，也可在双侧对称出现。融合牙一般均为两个牙的融合。

④乳牙融合牙常并发同位恒牙先天缺牙，融合牙的近中远中径均明显小于非融合的两个同名牙近中远中径之和，如果继承恒牙牙胚都存在的话，待恒牙萌出时，其间隙就不够。而且，融合牙的存在还会影响牙列的大小（其牙列长度和宽度均小于正常者），尤其当双侧出现融合牙时，对牙列大小影响更大。所以在乳、恒牙替换时，应予以观察并做好预防性矫治。

(2) 结合牙

结合牙是两个或两个以上基本发育完成的牙齿，由于牙齿拥挤或创伤，使两个牙根靠拢，增生的牙骨质将两个牙齿结合在一起而形成的。可发生在牙齿萌出前或萌出后。

4. 弯曲牙

（1）弯曲牙多见于上颌中切牙。发生弯曲的部位取决于先行乳牙受伤的时间，可在牙冠部弯曲，也可在牙根中部或近根尖处弯曲。

（2）因弯曲牙的冠根形成一定角度，多数出现萌出困难或不能自动萌出。患儿往往因乳牙未脱落，或乳牙脱落多时恒牙仍未能萌出而就诊。少数患儿因牙冠萌出方向异常，或因异常方向的牙冠造成唇黏膜创伤性溃疡而就诊。

5. 牙髓腔异常（牛牙样牙）

（1）牛牙样牙的特征是牙体长、牙根短，根分歧到颈部交界的距离大于𬌗面到牙颈部的距离，髓室的位置比正常牙齿明显移向根尖方向。

（2）乳、恒牙列均可发生，并以恒牙列为多见。恒牙列中多见于下颌第二磨牙，乳牙列中多见于下颌第二乳磨牙。

【辅助检查】

（1）温度测试及电流检查有助于判断牙髓活力状况，年轻恒牙不建议使用电流检查。

（2）拍摄牙齿根尖片是最常使用的口腔 X 线检查手段。有些复杂的牙齿内陷畸形，可做锥体束 CT（CBCT）检查，以了解髓腔形态和根周病变范围。

【治疗原则】

1. 畸形牙尖与畸形窝

（1）畸形舌窝和畸形舌尖

①畸形舌窝无龋坏时应进行窝沟封闭，若已经出现龋坏，需及时进行充填治疗。如龋坏局限时可做预防性树脂充填。如果发生了牙髓及根尖周炎症，在牙髓摘除后，需特别强调根管的清洗、消毒，然后视牙根发育程度选择根尖诱导成形术或根管治疗术。对畸形舌窝牙釉质内陷形成的沟，从冠部延伸到根部，形成"畸形舌沟"并造成牙周组织病变者，结合病情进行牙周治疗，必要时行牙周-牙髓联合治疗或拔除患牙。

②畸形舌尖如果较圆钝且不妨碍咬合可不做处理；圆钝且干扰咬合的舌尖可行分次调磨；高尖的舌尖建议磨除畸形尖后，根据牙髓情况选择行间接盖髓术、直接盖髓术或部分冠髓切断术。如果发生牙髓及根尖周炎症，需视牙根发育程度选择根尖诱导成形术或根管治疗术。

（2）上颌第一乳磨牙颊侧畸形结节

上颌第一乳磨牙颊侧畸形结节不妨碍咬合，可以不处理。如果结节过高可进行调磨；如果窝沟过深，可进行窝沟封闭或预防性充填，以预防龋病发生；如果已发生龋病，则需及时进行修复治疗。

（3）上颌第二乳磨牙舌侧畸形结节

上颌第二乳磨牙舌侧畸形结节不妨碍咬合，可以不处理。如果结节的尖过高妨碍咬合，可进行调磨，或进行窝沟封闭、预防性充填，以预防龋病发生。如果已发生龋病，则需及时进行修复治疗。

（4）畸形中央尖

①对早期发现的畸形中央尖完整且尚未建𬌗的牙齿，可使用预防性树脂充填的方法加固中央尖，使其随建𬌗自然磨耗，逐渐形成修复性牙本质，预防因畸形尖折断可能导致的牙髓感染。

②对于已经发生畸形中央尖折断的患牙，需认真判断牙髓状况，结合患者的年龄、患牙的 X 线片表现，选择合适的治疗方法。对于牙根没有发育完成的年轻恒牙可采用冠髓切断术、根尖诱导成形术、牙髓血管再生术等方法控制炎症，促进牙根的发育。对于牙根发育完成的恒牙，可采用根管治疗术。

③对形态圆钝低平没有折断风险的畸形中央尖，可观察不做处理，让其自行磨损。

2. 过大牙、过小牙

（1）过大牙

个别过大牙对身体健康无任何影响，可不做处理。

（2）过小牙

牙过小影响美观，可做树脂冠修复，或做光固化树脂贴面修复外形。因为对身体健康无任何影响，也可不做处理。

3. 双牙畸形

融合牙对身体无任何影响，可不做处理。但由于形态异常，或融合处呈沟状、嵴状，或在切缘处有不同程度的局限性分离，有碍美观，并容易罹患龋病，故对此应早做窝沟封闭或预防性充填。

4. 弯曲牙

弯曲牙的治疗取决于牙齿弯曲程度。弯曲严重者不宜保留患牙而需拔除，拔牙后的间隙是否保留，可根据患儿牙列的具体情况决定。对牙根尚未发育完成的弯曲牙，可手术开窗助萌，待牙冠萌出后，再行牙齿牵引复位法，使患牙排入牙列的功能位置上。

5. 牙髓腔异常

髓腔异常牙齿对身体健康无明显影响，可不做处理。

三、牙齿结构异常

牙齿结构异常通常指的是在牙齿发育期间，在牙基质形成或钙化时，受到各种障碍造成牙齿发育的不正常，并在牙体组织留下永久性的缺陷或痕迹。常见的牙齿结构异常有釉质发育不全、牙本质发育不全、氟牙症和先天性梅毒牙等。

【临床表现】

1. 釉质发育不全

（1）釉质发育不全的主要表现为牙齿变色和釉质缺损。牙齿变色指的是变色的釉质颜色为白垩色或黄褐色。釉质缺损指的是釉质出现实质性缺损，缺损的牙面出现横形或成簇排列的深浅不同的小窝，或宽窄不同的横沟或纵沟；较大范围的釉质缺损，甚至无釉质形成，严重时牙冠形态改变或缩小。在乳牙尖周感染造成继承恒牙釉质发育不全时，有的患牙因釉质大部分缺损而出现牙冠形态改变现象。

（2）根据釉质发育不全的程度，可以分为矿化不良和发育不良两种类型，类型不同，其异常表现也不完全相同。

①釉质矿化不良：是釉基质已形成，只是在矿化时受到障碍，使釉质出现硬度和颜色的改变，而无实质缺损。

②釉质发育不良：是釉基质形成时，成釉细胞遭到破坏，使釉质不形成或形成不良，从而出现釉质实质性缺损。

如果釉质发育不良和矿化不良同时存在，则统称为釉质发育不全。

（3）绝大多数釉质缺损都有釉质颜色的改变，而釉质的变色并不一定出现釉质缺损。牙齿变色也可以与釉质缺损伴随出现。釉质发育不全的牙面可以是光滑的。如果是全身性因素造成的釉质发育不全，则釉质发育不全常常出现于同一时期发育的牙齿，且左右对称。

（4）釉质发育不全的同时，牙本质也可发育不全，只是牙本质不暴露在外表，故临床意义较小。只有遗传性釉质发育不全是限于外胚叶成釉器功能发生异常，故不影响中胚叶部分，牙本质不受累及。

（5）按病损程度不同，釉质发育不全分类：

①轻度：釉质形态基本完整，无实质缺损，牙面横纹明显，釉质呈

白垩色、不透明，表面较疏松、粗糙，由于这种釉质的渗透性高，易引起外来色素沉着，故可呈黄褐色。釉质矿化不良多属此类。

②中度：釉质表面出现实质性陷窝或带状缺损；釉质色泽改变加重，为黄、棕或深褐色。

③重度：釉质大面积缺损，其表面呈带状、窝状，严重者整个牙面呈蜂窝状，甚至无釉质覆盖，前牙切缘变薄。

2. 牙本质发育不全

（1） Ⅰ型牙本质发育不全

牙本质发育不全伴有骨骼发育不全。除牙齿变化外，患者主要表现是发育缓慢，身材矮小，骨质疏松、脆而易断，可反复发生骨折；由于骨骼不能有效地支持体重，故可致使骨骼变形，例如上、下肢长骨弯曲，脊柱后侧凸等。而且，绝大多数患者巩膜呈蓝色，角膜菲薄，一般30岁以后，可因耳骨退化而出现传导性耳聋。

（2） Ⅱ型牙本质发育不全

单纯的牙本质发育不全，没有全身骨骼发育不全，又称遗传性乳光牙本质。其特征有：

①患者全口牙齿呈半透明的灰蓝色、棕黄色或棕红色，或呈半透明的琥珀色，牙冠多呈钝圆球形，故又称"乳光牙"或遗传性乳光牙本质。

②全口牙齿磨损明显，牙齿釉质正常或发育不全，切缘或殆面釉质易因咀嚼而碎裂或剥离，釉质剥脱后牙本质外露，暴露的牙本质极易产生严重磨损使牙冠变短，有的患儿的牙齿可磨损到牙槽嵴水平。由于全口牙齿磨损严重，可造成患儿面部垂直距离减少。

③牙髓腔早期宽大，而后由于牙本质堆积使牙髓腔狭窄或完全闭塞。牙髓腔变化几乎遍及全部牙齿。Ⅰ型的髓腔在牙齿萌出后闭塞，有的甚至在萌出前很快闭塞。

④X线片显示牙冠似球形，颈部收缩，牙根短小，发育不足，髓腔明显缩小，根管呈细线状，严重时可完全消失。有时根尖部可见有骨质稀疏区。

⑤有家族遗传史，可追溯到家族遗传谱图。

（3）Ⅲ型牙本质发育不全

又称"壳状牙"。患牙正常，牙本质层薄，仅局限在釉质和牙骨质的内侧面。牙根发育不足，髓室和根管较大，在牙本质外露迅速磨损之后，髓室极易暴露，尤其在乳牙，多发性髓腔暴露可造成牙槽脓肿和乳牙过早丧失。患牙的形态、颜色和Ⅰ、Ⅱ型牙本质发育不全相似。

3. 氟牙症

主要是在同一时期萌出的牙齿釉质上有白垩色到褐色的斑块，严重者还并发釉质的实质缺损。病损通常对称出现，其斑块呈散在的云雾状，与周围牙体组织无明显界限，是氟牙症的典型表现。诊断氟牙症，需要清洁牙面，于适宜的光源下仔细观察。

4. 先天性梅毒牙

主要发生在上颌中切牙和第一恒磨牙，有时也可见于上颌尖牙和下颌切牙。其中切牙的切缘窄小，切缘中央有半月形凹陷，似新月状，称半月形切牙；或切牙切缘比牙颈部窄小，切角圆钝，牙冠形态如桶状，称桶状牙；第一恒磨牙的牙冠短小，牙尖向中央聚拢，𬌗面缩窄，表面光滑，无颗粒结节及凹陷，有如花蕾，又称蕾状磨牙；桑葚状磨牙牙冠表面粗糙、牙尖皱缩、𬌗面有多个颗粒状结节和坑窝凹陷，形似桑葚。

【辅助检查】

1. 釉质发育不全

X线片可以帮助判断牙齿发育程度、釉质厚度等情况，还可帮助确定治疗方案。

2. 牙本质发育不全

X线片显示患牙牙根纤细而短，牙冠呈球状，髓腔变小，甚至完全闭锁，根管细小呈丝带状。

【治疗原则】

1. 釉质发育不全

（1）对轻症的釉质发育不全可以不做临床治疗，但应对患者进行有针对性的口腔卫生宣教并嘱咐患者定期复查。

（2）对重症的患者采取对症治疗，可用复合树脂充填或用树脂、瓷贴面修复达到消除症状、改善外观的目的。磨牙可以应用预成冠修复，稳定殆关系，预防龋齿的发生。

2. 牙本质发育不全

（1）为防止牙齿磨损，保持牙齿功能、美观，乳磨牙可采用不锈钢预成冠、恒磨牙可使用铸造金属全冠、前磨牙和前牙可以用树脂贴面或金属烤瓷冠进行修复。

（2）对出现牙髓根尖病变的患牙可做对症处理。

四、牙齿萌出异常

牙齿萌出异常一般多见于恒牙，因为恒牙受乳牙疾患的影响，例如乳牙滞留或早失等均可影响恒牙的萌出。临床上常见的牙齿萌出异常有：牙齿萌出过早、牙齿萌出过迟、牙齿异位萌出和低位乳牙、乳牙滞留等。

【临床表现】

1. 牙齿萌出过早

（1）乳牙早萌	（2）恒牙早萌
诞生牙、新生期牙多见于下颌中切牙，偶见上颌切牙或第一乳磨牙。这些牙多数是正常牙，也有是额外牙。早萌的乳牙多数没有牙根或牙根发育很少，且只与黏膜连结而无牙槽骨支持，极度松动，釉质、牙本质菲薄，并且矿化不良。	①恒牙未按正常萌出顺序提前萌出，萌出时牙根发育不足 1/3。多见于相应乳牙有严重根尖病变导致牙骨质大范围破坏或过早脱落的患者。 ②因早萌恒牙牙根较短，故临床可出现不同程度的松动。

2. 牙齿萌出过迟

（1）乳牙萌出过迟
①超过 1 周岁后仍未见第一颗乳牙萌出，超过 3 周岁乳牙尚未全部萌出。

②患牙萌出所需的间隙基本正常或不足。

③全口多数乳牙迟萌时，可能为全身系统疾病的口腔表现，如佝偻病、甲状腺功能减退以及营养缺乏等可导致乳牙萌出过迟。

(2) 恒牙萌出过迟

①相应乳牙病变、滞留或过早脱落。

②遗传因素造成牙齿萌出困难。

3. 牙齿异位萌出

(1) 第一恒磨牙异位萌出	(2) 恒尖牙异位萌出
第一恒磨牙近中边缘嵴阻生于第二乳磨牙的远中牙颈部以下，牙冠向近中倾斜。严重病例可表现为第一恒磨牙埋伏阻生，或第二乳磨牙早失且间隙大部分丧失或完全丧失。	恒尖牙异位萌出最常见的是上颌尖牙的唇侧异位萌出。有的患者尖牙可以和第一前磨牙或侧切牙异位。当中切牙早失或牙根弯曲时，尖牙又可越过侧切牙，向前移位到中切牙的位置萌出，或横位、斜位埋藏于颌骨内。

4. 低位乳牙

（1）患牙低于正常殆平面，生理动度消失，叩诊高调清音。

（2）多见于乳磨牙，下颌较上颌多见。

5. 乳牙滞留

乳牙滞留是指继承恒牙已萌出，乳牙未能按时脱落。由于乳牙未能按时脱落，常常使继承恒牙萌出受阻或异位萌出。混合牙列期，最常见的是下颌乳中切牙滞留，其次常见的是第一乳磨牙的残根和残冠滞留于萌出的第一前磨牙颊侧或舌侧。

【辅助检查】

1. 牙齿萌出过早

(1) 乳牙早萌

尽管 X 线片可明确患牙牙根发育情况及患牙与邻牙的关系，但对于常规检查已能基本明确诊断的婴幼儿不建议拍摄 X 线片。

（2）恒牙早萌

X 线片可见恒牙牙根发育不足 1/3。

2. 牙齿萌出过迟

（1）乳牙萌出过迟

X 线片可见患牙位于颌骨内，牙根发育基本完成，埋伏牙冠方有骨质覆盖，常伴有牙齿-颌骨粘连的表现。

（2）恒牙萌出过迟

X 线片可见患牙位于颌骨内，冠方可有骨质覆盖，但常伴有位置或形态异常；牙根发育超过 3/4，甚至发育完成。有时可发现局部阻萌因素，如牙瘤、多生牙或囊肿。

3. 牙齿异位萌出

（1）第一恒磨牙异位萌出

X 线片显示，第二乳磨牙远中根近牙颈部位的根面有弧形的非典型性的根吸收区，这是第一恒磨牙异位萌出的诊断依据，特别是在第一恒磨牙未萌出时早期诊断的主要特征。

（2）恒尖牙异位萌出

全口牙位曲面体层 X 线片有助于观察检查区域各牙牙根排列情况和发现有无牙根吸收等情况。

4. 低位乳牙

X 线片可见患牙牙周膜间隙消失，牙根和牙槽骨融为一体。

5. 乳牙滞留

X 线检查发现：继承恒牙牙根发育超过 2/3，而其乳牙根仅少量吸收或未吸收。

【治疗原则】

1. 牙齿萌出过早

（1）乳牙早萌

早萌乳牙极度松动，为避免影响吮乳或自行脱落吸入呼吸道，应及时拔除。如果松动不明显，在吮乳时，由于下颌切牙对舌系带的磨擦，可造成舌系带处的创伤性溃疡，此时，可以暂停哺乳，改变喂养方式。

（2）恒牙早萌

①控制乳磨牙根尖周围炎症是防止恒牙早萌的重要治疗环节。

②对早萌恒牙是否进行阻萌，需根据早萌恒牙的松动情况以及对颌牙存在与否而定。

③应对早萌恒牙进行局部涂氟，预防龋病的发生。

2. 牙齿萌出过迟

（1）乳牙萌出过迟	（2）恒牙萌出过迟
查明原因，而后针对病因进行治疗，以促进乳牙萌出。	恒牙埋伏阻生在制订治疗计划时需要考虑的因素有：患者的年龄，牙龄，埋伏阻生的牙位，牙根发育情况，间隙情况，相应乳牙牙根情况，覆盖骨质的厚度，咬合关系等。治疗方法可根据阻生的情况和原因，选择切开牙龈助萌，去骨助萌，手术摘除牙瘤、多生牙或囊肿；复杂病例需口腔外科，正畸科联合治疗。与全身疾病相关者，应查明原因，针对全身疾病进行治疗。

3. 牙齿异位萌出

（1）第一恒磨牙异位萌出	（2）恒尖牙异位萌出
①对判断为可逆性异位萌出的牙齿，可观察其自行萌出，若至牙根发育Ⅷ期以后（或患儿8岁后）还不能顺利萌出，应重新评价其可逆性。 ②一旦确定为不可逆性萌出，应尽可能在第二乳磨牙间牙弓长度丧失之前进行干预治疗，目的是诱导第一恒磨牙正常萌出，避免牙弓长度丧失，尽可能保留第二乳磨牙。对已导致第二乳磨牙早失、间隙严重丧失的病例，治疗应以获得丧失的牙弓长度及获得良好的咬合关系为主，常需借助正畸治疗手段。	恒尖牙的异位萌出需尽早发现，根据患者具体情况，评估是否可将尖牙通过正畸手段恢复到正常位置，对难于恢复到正常位置的患者，可考虑将尖牙改形以保持美观。

4. 低位乳牙

（1）对轻度的低位乳牙可定期观察。

（2）对可能导致邻牙倾斜，包括未萌出恒牙倾斜的低位乳牙，需恢复其咬合高度。

（3）对可能导致继承恒牙萌出困难或异位萌出的低位乳牙需择期将其拔除，以利于继承恒牙顺利萌出。

5. 乳牙滞留

（1）恒牙异位萌出，乳牙未脱落者应及时拔除滞留乳牙。

（2）无继承恒牙胚者，根据牙量、骨量关系酌情拔除或保留乳牙。

第二节 儿童龋病

儿童龋病是临床上最常见的儿童口腔疾病，分为乳牙龋病和年轻恒牙龋病。

【临床表现】

1. 乳牙龋病

（1）患龋率高，发病年龄早。

（2）患龋牙位多。尤其是猖獗龋和奶瓶龋。

（3）邻接面龋发生率较恒牙高。

（4）龋蚀范围广，发病牙面多，程度重，残冠、残根多。

（5）急性龋多，进展快，短期内继发牙髓炎、根尖周炎。

（6）自觉症状不明显，易延误早期诊治。

（7）充填率低，绝大多数报告为10%以下，需治疗的患牙数量大。

（8）充填后继发龋多。龋损不易去净，隔湿困难，洞缘密合度差。

2. 年轻恒牙龋病

年轻恒牙是指恒牙虽已萌出，但未达𬌗平面，在形态、结构上尚未完全形成和成熟的恒牙。第一磨牙在年轻恒牙中，发病年龄最早，患龋率最高，侵犯的牙位最多，其中下颌＞上颌，左右基本对称。

【辅助检查】

1. 去龋探查

对视诊、探诊不易查明其范围和深度的邻面龋、潜行性龋、龈下龋、充填物下的继发龋和深龋是否穿髓，应去龋探查加以确定。

2. 温度刺激检查

分冷、热试法，多用冷试法。常选用三用枪的冷风或冷水、细冰棍、氯乙烷棉球、热牙胶等刺激患牙。如能引起疼痛，且刺激去除后即消失，则为龋病；若刺激去除后疼痛仍持续一段时间则是牙髓炎；如不痛，则需与死髓牙相鉴别。

3. X线牙片检查

龋病在X线牙片上表现为牙体硬组织中的透射阴影，主要用于检查邻面龋、深龋、龈下龋和充填物下的继发龋；检查邻面浅龋宜选殆翼片，如果邻接面牙釉质有小片密度降低的透射影像即可确诊。

4. 牙线检查

将牙线从两牙邻接处滑向邻接面，并紧贴可疑龋牙邻接面，从上而下，再从下而上地做水平拉锯式运动。若有粗糙或牵拉感，并且牙线上可见起毛或部分断裂现象，则可能有浅龋。

5. 透照光检查

用发光装置（钢笔式手电筒或特制手电筒）对牙的邻接面进行检查，正常牙体硬组织的光线亮度均匀一致，有龋病时光线散乱、偏暗，甚至变黑。

6. 龋蚀检知液检查

龋蚀检知液是一种含1%酸性品红丙二醇的染色液，滴入龋洞内能把有细菌感染的牙本质染成红色，深洞去龋时是一种很好的指示剂，可避免切割无细菌感染的牙本质，防止意外穿髓。

【治疗原则】

1. 乳牙龋病

乳牙龋病的治疗应该是充填与预防并重，在对龋洞进行充填的同时应该对家长和患儿进行有针对性的口腔卫生宣教，帮助他们养成良好的口腔卫生习惯。为此应做到以下几项。

（1）乳牙龋病治疗时应做到如下要点：终止病变发展，保护正常牙体组织和牙髓，有效修复龋损部分，恢复牙齿形态、外观和功能，维持乳牙列的完整性，以利于颌骨发育和牙齿替换。

（2）乳牙龋病治疗不仅要充填或修复龋洞，在洞形设计时还要考虑到预防继发龋和再发龋。

（3）对多发性龋、急性龋、猖獗龋患者，应通过详细的问诊，明确患者易患龋的原因，再进行有针对性的口腔卫生宣教，包括有效的牙齿保健方法、饮食管理等宣教内容。在治疗患牙的同时，应给予适当的预防措施，如局部用氟和进行窝洞封闭。

（4）对接近替换期、没有症状的乳牙龋病，可观察，暂不做处理。

（5）对已形成龋洞但难以获得良好固位的龋损，如其已能形成良好的自洁且没有症状可观察，暂不做处理。

（6）确定定期复查的时间：急性龋、猖獗龋患者应每3个月复查1次，其他儿童患者应每半年复查1次。

2. 年轻恒牙龋病

（1）再矿化治疗：适用于早期脱矿、无缺损的牙釉质龋。

（2）窝沟封闭术：是在点隙窝沟处涂上一层粘接性高分子材料，达到防治龋病的方法。适用于牙釉质龋。

（3）间接盖髓术：用于近髓或近髓角尚未穿髓的深龋。

（4）暂时间接盖髓术：又称深龋再钙化治疗。适用于完全去除感染牙本质有可能穿髓的深龋。为避免穿髓，可保留少量感染牙本质，用药物待其钙化后再重做间接盖髓术。一般分2次。

（5）复合树脂修复和窝沟封闭术联用：适用于咬合面窝沟多处散在的小而不连的中龋。

（6）银汞合金充填：适应证较广，但应注意预防性扩展，以减少继发龋，确保恢复咬合面和邻接面形态，以防影响日后正常咬合和邻接关系。

（7）嵌体修复：适应于面积较大或邻接面、咬合面的龋洞。多选用边缘强度大的金合金和银合金嵌体。为防继发龋，多做成颊面咬合面，舌面咬合面或Willett嵌体洞型。

（8）金属预成冠修复：适用于多牙面龋病的修复。

第三节　儿童牙髓病

一、乳牙牙髓病

乳牙牙髓病是乳牙牙髓组织的疾病，包括牙髓炎症和牙髓坏死。乳牙牙髓病多由深龋引起。当龋病涉及牙本质时，或达到牙本质深层时，细菌和毒素可以通过牙本质小管侵入牙髓，可使牙髓发生炎症反应，故乳牙患龋后，感染很易因深龋波及牙髓；当龋病进一步发展至穿髓时，牙髓即可直接受到感染而发生炎症，炎症可在冠髓中蔓延，甚至累及根髓。当牙髓炎症继续发展，牙髓组织可因感染加重而出现坏死。牙髓炎症和牙髓坏死都有可能影响到根周或根尖周组织，因而，乳牙龋病和牙髓病都需及时治疗。

乳牙牙髓病除龋病外，牙齿外伤也可引起。例如，牙齿受到撞击或在跌伤后，可使牙周膜损伤或根尖血液循环受阻，甚至血管断裂，还可使牙冠折断或牙髓暴露，从而引起牙髓炎症或牙髓坏死。

【临床表现】

1. 慢性牙髓炎

慢性牙髓炎的症状轻重不一，相差较为悬殊，多数患牙症状轻微，甚至无明显症状。

（1）慢性溃疡性牙髓炎：较为多见，因髓室已穿孔，利于引流，患者仅有轻微症状，或当冷热刺激、食物碎屑嵌入龋洞时才引起疼痛，且刺激去除后常持续一段时间。

（2）慢性增生性牙髓炎：常见于穿髓孔较大的龋损乳磨牙，外伤冠折露髓后的乳前牙。因这些牙的根尖孔大，血运丰富，可使慢性发炎的牙髓组织过度增生，过度增生的肉芽组织可通过穿髓孔向外突出形成息肉，此息肉可充满整个龋洞，对刺激不敏感，也无明显症状，咀嚼时食物压迫息肉深部的牙髓可引起疼痛，检查时可见龋洞中或冠折露髓处有红色肉芽组织，探触时不痛而易出血。

（3）慢性闭锁性牙髓炎：是深龋接近牙髓、龋损刺激通过薄层牙本质而产生的慢性牙髓炎症。一般有不定时的自发性疼痛，有的患者则无明显自发痛，仅有冷热刺激痛，而且，刺激去除后疼痛还可延续一段时间。

2. 急性牙髓炎

疼痛是乳牙急性牙髓炎的重要症状，可在未受到任何外界刺激的情况下发生。早期，疼痛持续时间较短，缓解时间较长；晚期，疼痛持续时间延长，缓解时间缩短。患儿常常是在玩耍、看书或睡觉时疼痛，夜间疼痛时患儿不能很好地睡眠，或从熟睡中痛醒。

3. 牙髓坏死

一般无疼痛症状，但牙齿多有变色。乳牙牙髓坏死常可引起根尖周炎症而出现疼痛或咀嚼时疼痛或在儿童抵抗力下降时感到患牙不适。龋源性牙髓炎发展所致的牙髓坏死，开髓时不痛，多有恶臭，且牙髓已无活力。

4. 牙髓变性

牙体吸收的乳牙一般无自觉症状，常常是在 X 线检查时才发现。其中，内吸收是牙髓组织变为炎性肉芽组织的结果，因这种肉芽组织可分化出许多破骨细胞或破牙本质细胞，可使牙体从髓腔壁开始吸收，吸收部位各不相同，可发生于髓室，也可发生于根管口或根管内。当髓室吸收接近牙面时，牙冠内富有血管的肉芽组织颜色可透过菲薄的牙釉质，使牙冠显示出"粉红色"；当内吸收使牙面破坏穿孔，牙髓暴露时，可引起疼痛、出血等症状。位于乳磨牙髓室的吸收也可使髓底穿通，位于根管的内吸收可使牙根折断。

外吸收一般也无症状，当吸收限于牙体硬组织时，牙髓组织可有散在的炎细胞；当吸收侵犯到牙髓时，则出现明显的炎症变化；当吸收使牙根变短后，可出现牙齿松动。

【辅助检查】

1. 咬合检查

检查患牙与对颌牙的咬合情况，是否存在咬合不平衡或早接触。

2. 温度测试

可引发冷和（或）热刺激性疼痛，刺激去除后疼痛不能很快消失。在乳牙牙髓炎检查中，此项为非必须检查。

3. X 线检查

多可以看到深大龋洞与髓腔相通或接近髓腔，患牙牙周膜连续清晰，周围骨质没有被破坏。

【治疗原则】

去除感染的牙髓组织，严密封闭根管并充填，以恢复牙齿外形和咀嚼功能，使乳牙能正常替换。常用的治疗方法有牙髓切断术；直接盖髓术仅用于无菌性穿髓，不推荐用于各种乳牙牙髓炎；干髓术使用醛类药物，可使用干髓术治疗乳牙牙髓炎，但对距离替换期远，又处于重要位置的乳牙慎用。

二、年轻恒牙牙髓病

年轻恒牙牙髓病的临床特点：

①年轻恒牙根尖部的牙髓、牙周组织血运丰富牙髓活力强，有较强的修复能力。

②根尖周组织疏松，炎症急性期肿痛等症状较成人轻，很多患者根尖周炎是在常规口腔检查时发现的。

③年轻恒牙根管壁薄，牙根较短，一旦出现牙髓或根尖周病变时，如何促进牙根的继续发育就是治疗的关键所在。

【临床表现】

1. 龋病最直接的并发症是牙髓炎症

年轻恒牙的牙髓炎症多数是由龋病引起的，但牙齿结构异常、牙齿外伤也可引起。有的患者则是医源性的因素引发的。

2. 龋病引起的牙髓炎症多是慢性炎症

如果深龋使牙髓广泛暴露，则常常形成慢性增生性牙髓炎，即牙髓息肉；而龋病引起的急性牙髓炎往往是慢性牙髓炎的急性发作。严重的牙齿创伤或制洞过程中的意外露髓，可使牙髓发生急性炎症或坏死。

【辅助检查】

1. 咬合检查

检查患牙与对颌牙的咬合情况，是否存在咬合不平衡或早接触的情况。

2. 温度测试

温度测试是判断年轻恒牙牙髓状态的有效手段，可引发冷和（或）热刺激性疼痛，刺激去除后疼痛不能很快消失。

【治疗原则】

年轻恒牙牙髓组织不仅具有营养和感觉功能，还与牙齿的发育有密切关系。牙齿萌出后，牙根的继续发育有赖于牙髓的作用。因此，在牙髓病的治疗中，保存活髓是年轻恒牙牙髓病的首选。治疗原则是：尽力保存活髓组织，如果不能保存全部活髓，也应保存根部活髓；如果不能保存根部活髓，也应保存牙齿。因而要尽可能采用盖髓术或牙髓切断术。

第四节 儿童根尖周病

儿童根尖周病是指乳牙或恒牙根尖周围或根分叉部位的牙骨质、牙周膜和牙槽骨等组织的炎症性疾病。乳牙或恒牙根尖周病绝大多数是由牙髓病发展而来的，而且大多数通过牙髓治疗即可治愈。

【临床表现】

1. 乳牙根尖周病

（1）乳牙根尖周病早期症状不明显，就诊时病变多较严重，相当一部分是出现急性牙槽脓肿或间隙感染之后才就诊。

（2）临床上的急性根尖周炎多数是慢性根尖周炎的急性发作，即慢性根尖周炎在引流不畅、破坏严重和机体抵抗力较差时可导致急性根尖周炎。此时，可出现较为剧烈的自发性疼痛和咬合痛，如果穿通患牙髓腔，常可见穿髓孔溢血或溢脓，患牙松动并有叩痛，患牙根尖部或根分歧部的牙龈红肿；有的患者还可出现颌面部肿胀，所属区域淋巴结肿大，并伴有全身症状。

（3）积聚在根尖周组织的脓液如果未通过人工方法建立引流，则可经阻力小的部位排出，使牙龈出现窦道，反复溢脓，反复肿胀，而且，因乳牙牙周组织较疏松，脓液易从龈沟排出，可加剧患牙松动。如果治疗及时，炎症可很快消退，且在炎症消退后，牙周组织仍能愈合并恢复正常。

（4）牙龈出现窦道后，急性炎症则可转为慢性炎症。

2. 年轻恒牙根尖周病

（1）年轻恒牙的根尖周病多是牙髓炎症或牙髓坏死的继发病，此时的牙髓感染可通过宽阔的根尖孔引起根尖周组织的炎症或其他病变。如果病原刺激强，机体抵抗力弱，局部引流不畅，则可能很快发展为急性根尖周炎。如果病原刺激作用弱，机体抵抗力增强，炎症渗出物得到引流，急性炎症又可转为慢性炎症。其中，由于机体抵抗力较强，根尖周组织长时间受到轻微刺激而表现出的根尖周骨小梁密度增大，形成根尖周致密性骨炎者较为多见。

（2）由于年轻恒牙牙髓、根尖周组织疏松，血运丰富，一旦发生炎症感染易于扩散，如果治疗及时，炎症也易控制和恢复。

【辅助检查】

1. 乳牙根尖周病

（1）咬合检查	（2）温度测试
检查患牙与对颌牙的咬合情况，是否存在咬合不平衡或早接触。	乳牙不建议使用，低龄儿童和非合作儿童禁用热牙胶测试。

（3）X线检查
多可见深大龋洞与髓腔相通或接近髓腔，牙周膜欠连续，可伴有不同程度的牙槽骨骨质破坏和牙根内外吸收，尤其应注意病变是否波及继承恒牙胚及恒牙发育情况。单根牙根尖病变一般出现在根尖区，乳磨牙的骨质破坏多出现在根分歧处。

2. 年轻恒牙根尖周病

（1）咬合检查	（2）温度测试
检查患牙与对颌牙的咬合情况，是否存在咬合不平衡或早接触。	温度测试有助于判断是否存在活髓。

(3) X线检查

建议使用平行投照 X 线片。多可见深大龋洞与髓腔相通或接近髓腔，牙周膜欠连续，并伴有不同程度的牙槽骨骨质破坏。畸形中央尖折断所致的前磨牙根尖周炎患者有时可见髓角突入畸形中央尖。此外，还应观察牙根发育程度。在年轻恒牙，致密性骨炎较常见，表现为根尖周局部骨质增生，骨小梁的分布比周围的骨组织致密些，有时硬化骨与正常骨组织之间无明显分界。

【治疗原则】

1. 乳牙根尖周病

（1）乳牙根尖周病的主要治疗方法是根管治疗术。

（2）对于乳牙根尖周病变大，或病变波及恒牙胚；髓底有较大的穿孔；根吸收 1/3 以上或根管弯曲不通；牙源性囊肿和滤泡囊肿者，应及时拔除患牙，酌情使用间隙保持器。

（3）乳牙急性根尖周炎的治疗原则是：去除病原，通畅引流，全身支持治疗。具体而言即需要将感染的牙髓从根管内去除，通过髓腔、龈沟或切开黏骨膜使根尖炎症渗出物能顺利引流，并服用抗生素进行全身抗炎治疗，全身症状严重者辅以全身支持治疗。

2. 年轻恒牙根尖周病

恒牙萌出后 2~3 年牙根才能达到应有长度，3~5 年后根尖才能发育完成。年轻恒牙牙髓一旦坏死，牙根则停止发育。停止发育的牙根短，末端敞开。因此，对根尖敞开，牙根未发育完全的死髓牙，应采用促使根尖继续形成的治疗方法，即根尖诱导成形术。

第五节 儿童牙周组织疾病

一、儿童牙龈病

儿童牙龈病是指龈缘和龈乳头部位发生的炎症，只有当这些部位出现明显充血、水肿变形、触及容易出血时才称之为牙龈炎。由于儿童的牙龈上皮较薄，角化较差，在受到损伤或细菌感染后易发生炎症。目前儿童牙龈炎的发病率较高，主要有萌出性龈炎、单纯性龈炎、急性龈乳头炎、坏死性龈炎、青春期龈炎、药物性牙龈增生、遗传性牙龈纤维瘤。

【临床表现】

1. 萌出性龈炎

（1）覆盖牙面的牙龈或牙冠的牙龈出现充血、水肿或肥厚，一般无明显自觉症状，当牙齿萌出及龈缘形成之后，咀嚼成为生理性刺激，炎症可自行消退。

（2）有一种现象是在儿童乳牙萌出之前，在覆盖牙齿的牙龈黏膜上出现青紫色的肿胀，其中还含有组织液或血液，这种牙龈出现含有体液的肿胀现象类似于囊肿，故称之为"萌出性囊肿"，这种囊肿一般不会影响牙齿的萌出，亦无明显症状。

（3）还有一种现象是在牙齿突破牙龈黏膜前，在牙冠的牙面上仍有牙龈组织覆盖，覆盖的龈瓣及其周围软组织发生炎症，此种炎症称为"冠周炎"。儿童的"冠周炎"多见于恒磨牙的萌出。它的发生也多由龈瓣下方积存食物残渣或机体抵抗力下降所致。有的患者可能出现龈瓣的水肿、充血、疼痛，有的患者可能出现化脓，甚至有些患者会出现面部肿胀、体温升高。

2. 单纯性龈炎

牙龈炎症一般局限于游离龈和龈乳头，以前牙区为主，表现为龈缘和龈乳头红肿，易出血，龈沟液量增多，局部有牙垢和食物残渣附着，一般无自发性出血，而用钝头探针轻探龈沟即可出血，探诊出血对龈炎的早期诊断有意义。

3. 药物性牙龈增生

苯妥英钠所致的牙龈增生一般开始于服药后的1~6个月内，增生起始于唇颊侧或舌腭侧龈乳头，呈小球状突起于牙龈表面，继而增生的龈乳头继续增大而互相靠近或相连，并向龈缘扩展，盖住部分牙面，使牙龈外观发生明显的变化。增生牙龈的表面呈颗粒状或小叶状，近中、远中增生的龈乳头在牙面相接处呈裂沟状，牙龈增生严重时能使牙齿发生移位、扭转，以致牙列不齐。增生的牙龈组织一般呈淡粉红色、质地坚韧、略有弹性、不易出血，多数患儿无自觉症状，无疼痛，增生好发区域的次序为：上颌前牙唇面最好发，其次是下颌前牙唇面、上颌后牙颊面和下颌后牙颊面。

4. 遗传性牙龈纤维瘤

牙龈开始纤维增生可在乳牙萌出时、恒前牙萌出时或恒后牙萌出时，一般开始于恒牙萌出之后。牙龈逐渐增生，可累及全口牙的龈缘、龈乳头和附着龈，甚至达膜龈联合处，但不影响牙槽黏膜。增生的牙龈组织致密而硬，色泽正常或略白，增生的范围可呈局限性，也可呈广泛性增生，增生通常为对称性，也有单侧性的增生，一般下颌症状轻于上颌、上颌磨牙区，上颌结节部及下颌磨牙区的病变，均为舌腭侧比颊侧明显，其中的上颌磨牙腭侧最为严重。

5. 坏死性龈炎

坏死性龈炎又称为急性溃疡性龈炎或溃疡假膜性龈炎。本病多见于儿童的前牙，好发于牙龈边缘和龈乳头，其临床表现的特点是：

（1）组织坏死

牙龈边缘和龈乳头发生坏死，使牙龈边缘覆盖一层灰绿色的假膜，此层假膜由坏死组织和炎性渗出物组成。去除坏死组织和假膜，可使龈缘和龈乳头呈刀切样状。

（2）牙龈易出血

因坏死牙龈周围的黏膜充血、红肿，发生炎症，若将假膜擦去，或去除坏死组织，下面露出的是出血的创面，触及易出血，并且很痛。

（3）恶臭

患坏死性龈炎的儿童，口腔有一种特殊的腐臭味。

（4）感染可向深层和周围黏膜发展

当儿童全身状况未得到改善或机体抵抗力极度降低时，坏死性龈炎则可向深部发展，而出现附着龈坏死、牙槽骨外露、牙齿松动及颌下部的淋巴结肿大等。若合并其他细菌的感染，炎症则可由牙龈向其他口腔黏膜发展，使感染波及与病灶相应的唇、颊黏膜上，此时称为坏死性龈口炎或"走马牙疳"。患儿口腔恶臭明显，局部疼痛轻微。患儿可出现不同程度的中毒症状，严重者甚至可以死亡。

6. 青春期龈炎

（1）发生于局部或全口牙龈，尤以有局部刺激因素的部位及前牙唇侧的龈乳头和龈缘好发。牙龈充血、水肿、深红、光亮、点彩消失，龈乳头肥大呈球状突起，组织松软，易出血。若患者怕触及牙龈出血而不愿刷牙，则可因口腔卫生不良而加重炎症。

（2）龈炎的程度随着年龄的增长逐渐减轻。一般青春期过后，肿大的牙龈可停止发展或好转，但如果局部刺激因素未彻底去除，则病变不易完全消退。

【辅助检查】

（1）X线片检查，未见牙槽骨吸收。

（2）探诊深度及附着水平，未发生结缔组织附着的减少。

【治疗原则】

1. 萌出性龈炎

（1）保持口腔清洁，待牙齿自行萌出。

（2）若"萌出性囊肿"使牙齿萌出受阻，则需切开囊肿，并去除部分牙龈组织，露出牙冠，促使牙齿萌出。

（3）"冠周炎"的治疗：局部冲洗和用药极为有效。若将食物残渣和炎性渗出物冲洗掉，则可减少感染机会，有利于炎症的控制。炎症消退后，必要时可行龈瓣切除术，使牙冠外露，避免炎症复发。

2. 单纯性龈炎

（1）彻底清除菌斑、牙石，消除造成菌斑滞留和局部刺激牙龈的因素。

（2）掌握正确的刷牙方法，保持口腔清洁。

（3）如有口呼吸不良习惯的患儿，纠正其口呼吸习惯。

3. 药物性牙龈增生

（1）立即停止使用引起牙龈增生的药物。

（2）去除局部刺激因素。

（3）局部药物治疗。

（4）手术治疗。

（5）口腔卫生指导。

4. 遗传性牙龈纤维瘤

以牙龈成形术为主，切除增生的牙龈并修整成形，以恢复牙龈的生理功能和外观。

5. 坏死性龈炎

（1）应用氧化剂

如3%过氧化氢溶液、0.1%高锰酸钾溶液彻底局部冲洗，冲洗时即可轻轻去除假膜，而后再上药，如涂布碘合剂或1%碘酊。氧化剂对坏死性龈炎的治疗效果良好。

（2）增强抵抗力

在口腔局部治疗的同时，还需改善儿童身体状况，增强其抵抗力，使炎症加快愈合并避免复发。

6. 青春期龈炎

（1）首先应去除一切局部刺激因素，洁治，去除软垢，并保持良好的口腔卫生，养成饭后漱口，睡前刷牙的习惯。

（2）局部用药：3%过氧化氢溶液冲洗，上碘合剂或甲硝唑、螺旋霉素等药膜，用含漱剂漱口等。

（3）进行牙龈按摩，每日2~3次，可使症状缓解。

二、儿童牙周病

牙周炎是指由牙菌斑生物膜引起的牙周组织的感染性疾病。儿童的牙周炎常常是由慢性的牙龈炎症向牙周膜等深层组织发展，演变而成的。其发病因素与牙龈炎的发病因素基本相同，主要与软垢堆积，食物残渣滞留，口腔卫生较差等因素有关。

【临床表现】

1. 牙周炎

（1）牙龈红肿，组织松软，点彩消失，可探及牙周袋并有溢脓。

（2）牙槽骨吸收，牙齿松动，以致咀嚼无力或咬合痛。

（3）当机体抵抗力降低，局部细菌毒力增强，牙周袋内脓液积聚，引流不畅时，牙周炎症可急性发作或形成脓肿，出现剧痛，并可伴有颌下淋巴结肿大，体温升高。急性期后恢复到慢性过程，如此反复，可加重牙槽骨吸收，加深牙周袋形成，使牙齿更为松动，甚至可导致患牙自行脱落，但因儿童的牙周组织疏松，炎性渗出易于引流，其牙周炎不常出现牙周脓肿。

2. 侵袭性牙周炎

初发于青春期，典型的好发部位为第一恒磨牙和（或）上下切牙，多为对称性，有严重迅速的牙槽骨破坏。本病的临床表现特征有：

（1）在牙龈还未出现明显炎症时

牙齿就已出现松动，并逐渐加重，在松动的同时伴有牙齿移动，特别是上颌切牙和第一磨牙更为明显，移位严重时，上颌前牙呈扇形展开，后牙则丧失正常邻接关系，以致食物嵌塞和咬合创伤，从而加重牙周组织病变。牙齿松动、移位明显者，甚至出现患牙自行脱落。有的患者初诊时多数牙齿或几乎全口牙齿松动明显，少数牙齿已经脱落。

（2）牙龈炎症不明显

早期口腔卫生情况良好，牙龈炎症不明显。但由于牙齿的松动和移位，可引起牙齿之间的食物嵌塞，牙龈局部自洁作用较差，从而可使牙龈炎症加剧而出现牙龈红肿和牙周袋溢脓现象。

（3）牙周袋形成

病变早期牙周袋窄而浅，当牙龈炎症明显时才使其加宽加深，感染溢脓。严重者还可形成牙周脓肿。

（4）牙槽骨吸收

病变早期，牙槽骨吸收不明显，X线片仅可看到牙周膜间隙增宽、硬骨板破损的现象，随后，病变发展迅速，牙槽骨呈现垂直和水平型吸收的同时存在大量进行性吸收的现象。

（5）无明显症状

除上述表现外，患儿并无明显自觉症状。由于症状不明显而常常延误就诊和治疗时间。而后，随着病变的发展渐渐出现咀嚼无力，牙龈出血，牙齿松动、移位，并伴有口臭、疼痛、肿胀等情况。

【辅助检查】

（1）X线片检查，牙槽骨呈不同程度的水平型骨吸收或垂直型骨吸收。

（2）探诊深度及附着水平，发生结缔组织附着的减少。

【治疗原则】

1. 牙周炎

本病治疗目的是消除炎症，尽快使牙周组织恢复到健康状态，因而需：

（1）去除局部刺激因素

根据病情选择龈上洁治术、龈下刮治术及调整咬合等治疗方法，消除咬合创伤和食物嵌塞等局部刺激因素。

（2）消除牙周袋

3%过氧化氢溶液，0.05%~0.2%洗必泰溶液等冲洗牙周袋，并置入米诺环素、甲硝唑等抗菌制剂；或行洁治术、内壁刮治术等。

（3）注意口腔卫生

定期检查和消除牙龈炎症对预防儿童牙周炎的发生有重要作用。

2. 侵袭性牙周炎

（1）去除局部刺激因素

即行龈上洁治术、龈下刮治术、根面平整以及调整咬合等必不可少的基础治疗，以消除创伤骀和食物嵌塞等刺激因素，因为只要这些因素存在，就会加速病情的发展。

（2）全身抗菌药物治疗

侵袭性牙周炎的口服抗生素药物有甲硝唑和阿莫西林，两者配伍使用效果更佳。

（3）改善机体状况，增强防御功能

如免疫功能异常者，可酌情给予调整机体免疫功能的药物。中医辨证施治，如固齿丸、牙周宁等对改善机体防御功能有一定效果。

（4）松牙固定、移位牙复位排齐的正畸治疗

复位固定和正畸治疗过程中需加强局部炎症的控制。

（5）维护治疗

加强口腔卫生和定期复查极为重要。二者有助于巩固治疗效果，控制病情发展。

第六节 儿童常见黏膜病

一、婴幼儿创伤性口炎

婴幼儿创伤性口炎是由于各种因素（物理、机械或化学性刺激）引起口腔黏膜损伤性的急、慢性炎症。

【临床表现】

（1）里加病又称里加-费德病（Riga-Fede disease），其损害常位于舌系带中央的两侧，左右对称，有人形容这样的溃疡有如希腊字母的"φ"形，故称里加病。起始时黏膜充血、糜烂，随后形成溃疡，溃疡表面不平，呈灰白色，边缘清晰，病程长者，溃疡边缘隆起，局部质硬、苍白，影响舌的运动。

（2）Bednar溃疡为浅在性溃疡，位于腭后部，圆形或椭圆形，可单侧或双侧发病。

（3）创伤性溃疡：由乳牙残根引起的黏膜损害，早期病损组织鲜红，呈糜烂状，逐渐发展成溃疡，且有渗出液。陈旧性损害，组织暗红或紫红，中央凹陷，底部有黄白色或灰白色膜状物。长期未治疗者，出现深部溃疡，溃疡呈圆形或不规则形，边缘不均匀隆起，基底稍硬，溃疡面与刺激物相邻或相吻合。

（4）有明显急剧外伤史的黏膜损伤，多有急性炎症表现。咬硬物出现的血疱，直径1~3mm，壁薄，易破溃出血，破溃后呈现鲜红的表皮剥脱糜烂面，有烧灼样刺痛，进食或吞咽时疼痛，所属淋巴结肿大，1周左右即可逐渐愈合。

（5）腐蚀性药物造成的严重黏膜损伤为急性炎症表现，疼痛较明显。其中砷失活剂溢出后即可造成牙龈、颊黏膜、牙槽骨的严重损伤或组织坏死。乳磨牙应用砷失活剂后，还可能通过薄层的髓底，损害位于根分叉的牙周组织或恒牙胚，故砷剂不宜应用于乳牙。

【辅助检查】

一般不需做病理及X线检查。

【治疗原则】

（1）去除致病因素

锐利的乳牙切缘调𬌗；拔除松动、早萌的下颌乳切牙及根尖外露的乳牙残根、残冠；纠正口腔不良习惯和去除一切可疑的刺激因素。如确系舌系带过短引发的疾病，应待溃疡愈合后行舌系带修整术，以免疾病再发。

（2）局部用药

局部涂布消毒防腐药物，防止继发感染。如亚甲蓝液局部涂布，每日2~3次。金霉素药膜局部贴敷，每日2~3次。

（3）保持口腔清洁

用无刺激的药物漱口液或凉白开水清洁口腔。

（4）全身用药

进食困难者，应补充液体和足量的维生素 C 及复合维生素 B。继发感染者，应给予抗生素治疗。烫伤面积大者，尤其是咽部烫伤时，还应给予适量激素，以防咽喉水肿引起窒息。

二、疱疹性口炎

疱疹性口炎是指发生在口腔黏膜的单纯疱疹病毒感染。

【临床表现】

疱疹性口炎好发于 6 个月至 5 岁的儿童，2~3 岁达最高峰。多为原发性，亦有复发性。口腔各部黏膜均可发生，包括角化良好的牙龈、舌背和硬腭等处皆可发生。

患儿发病时多有发热、烦躁、拒食、咳嗽或全身不适等先驱症状，2~3 天后即出现口腔体征。

初起时，口腔黏膜充血、发红，并在发红黏膜上出现成簇的水疱，直径为 1~2mm，因疱壁薄而易破裂，故临床难以见到完整的黏膜疱疹。

水疱破后形成小的溃疡，小溃疡可融合扩大成稍大溃疡，或由簇集的小水疱破裂后融合成大的溃疡。溃疡边缘不规则或呈多环状，溃疡面上有灰白色或黄白色假膜。溃疡面积大小和数目不等，可达数十个甚至上百个，在成簇的小水疱破溃后形成的溃疡周围还可看到散在的小溃疡。此外，如果全口或全部牙龈充血、水肿，并有小溃疡和在溃疡表面有白色假膜，易出血，即称为疱疹性龈口炎。

当小水疱破裂形成小溃疡时，患儿感到剧痛，常哭闹、拒食、流涎，往往此时才被家长发现。口腔体征明显时，颌下淋巴结肿大、触痛。发病后的 3~5 天症状最重。口腔体征出现后，全身症状逐渐消退。

单纯疱疹病毒感染可发生于黏膜或皮肤，而且好发于唇、鼻翼、颏和颊部皮肤，以唇红和邻近皮肤多见。当口腔周围的这些皮肤被感染时，在出现水疱前，局部可出现灼热、发痒、肿胀感，继而出现红斑，很快在红斑基础上可出现成簇的水疱，水疱可逐渐扩大融合，疱液由清亮至混浊，而后干燥、结痂，愈合后不留瘢痕。本病病程约7~14 天，有自限性和复发性。

【辅助检查】

组织病理学检查可协助疾病诊断及鉴别诊断。

【治疗原则】

1. 全身用药	2. 局部治疗
（1）板蓝根冲剂：1次半包至1包，每日3次，口服。	（1）疱疹净（IDU，0.1%滴眼剂）：局部涂布，每日3次。
（2）板蓝根注射液：1次1支，每日1次，肌内注射。	（2）阿昔洛韦（无环鸟苷，0.1%滴眼剂）：局部涂布，每日2~3次。
（3）维生素C：100~200mg，每日3次，口服。	（3）2.5%金霉素甘油糊剂：局部涂布，每日2~3次。
（4）复合维生素B：1次1~2片，每日3次，口服。	（4）无刺激的药物漱口液：清洁口腔或漱口。
（5）抗生素药物：预防继发感染。	（5）0.025%硫酸锌溶液：局部湿敷，每次10~20分钟，每日3~4次。0.01%~0.025%硫酸锌溶液含漱，每日3~4次。

三、白色念珠菌病

白色念珠菌病是由白色念珠菌引起的口腔黏膜组织的炎症性疾病，由于它在病损的黏膜表面可形成乳白色绒状斑膜，又称鹅口疮。本病多见于婴幼儿和营养不良的儿童。

【临床表现】

好发于婴幼儿唇、颊、舌、软腭等部位的黏膜。通常病变处黏膜先有充血、水肿，1~2天后，在充血的黏膜上出现白色斑点，似凝乳状，高于黏膜面，白色斑点可逐渐扩大，且融合成片，形成白色微突的片状假膜，严重者，整个口腔黏膜均覆盖白色假膜，状如铺雪。早期凝乳状假膜不易擦去，如强行擦去，则可见出血面，不久可再度形成凝乳状斑片。后期假膜可由白色变为灰黄色，且易于去除或可自行脱落，但脱落后，还可重新形成。

病损周围的组织较正常，局部疼痛不明显。患儿有时低热、哭闹、拒食，有的患儿口内还可有酸腐味。

婴幼儿患鹅口疮时需注意病变是否蔓延至咽、喉部，患儿哭声是否嘶哑，吞咽和呼吸是否困难等，应警惕发生窒息。如患儿出现顽固性腹泻则可能发生了肠道感染，体弱患者可引起白色念珠菌（霉菌）败血症，偶尔还可引起心内膜炎、脑膜炎等，危害严重。

【辅助检查】

若需做涂片检查，可取少许假膜置于载玻片上加 1 滴 10%氢氧化钾溶液，镜下观察，可见白色念珠菌菌丝及孢子，即可确诊。

【治疗原则】

（1）去除诱发因素，立即停用抗生素

（2）局部用药

①1%~2%碳酸氢钠（小苏打）溶液轻轻擦洗口腔，每2~3小时1次。

②1%酮康唑溶液局部涂布，每日3次。

③5万~10万U/ml制霉菌素与水混悬液局部涂布，每2~3小时1次。

④1%克霉唑溶液局部涂布，每2~3小时1次。

⑤0.05%~2%洗必泰溶液含漱，每2~3小时1次。

（3）全身用药

①制霉菌素：10万U，每日4次，口服（1~3岁幼儿）；7.5万U，每日4次，口服（1岁以下婴儿）。

②克霉唑：每日每千克体重20~60mg，分3次口服。

（4）哺乳乳头及哺乳用具、食具消毒。

四、膜性口炎

膜性口炎是由细菌感染引起的口腔黏膜急性炎症，因其共同的临床特征是病变区覆盖大片假膜，故又统称假膜性口炎。

【临床表现】

本病发病急，可发生于口腔黏膜的任何部位，通常于牙龈、唇、颊、舌、口底和软腭等多处黏膜发病。

口腔病变黏膜普遍充血、水肿，在其表面出现大小不等、界限清楚的糜烂面，糜烂面上有纤维素性渗出物形成的灰白色或灰黄色片状假膜，此假膜略高出口腔黏膜表面，光滑而不易剥脱，若强行剥脱，则可呈现出血面，但不久又会有假膜覆盖出血面。致病菌不同，假膜的颜色也稍有区别。有的病损区还可出现浅表溃疡。

患儿局部疼痛明显、哭闹、拒食、流涎，颌下淋巴结肿大，触压时疼痛，并伴有体温升高、上呼吸道感染、腹泻等全身症状。全身症状数日后即可消退，但口腔黏膜症状一般仍可持续一定时间。该病病程为 10~14 天。

【辅助检查】

必要时可做涂片检查或细菌培养，以确定主要病原菌。

【治疗原则】

1. 全身治疗	2. 局部治疗
①抗感染：全身使用青霉素或链霉素等抗生素，必要时做细菌培养、药敏实验，以选用有效的抗生素药物。 ②支持疗法：补充液体和足量的维生素 C 和维生素 B。	加强口腔护理和局部用药。 ①0.2%洗必泰溶液漱口。 ②0.5% 达克罗宁溶液局部涂布。 ③2.5% 金霉素甘油糊剂局部涂布。

五、坏死性龈口炎

坏死性龈口炎是以坏死为主的感染性疾病。病变发生在牙龈时称坏死性龈炎，如病变还波及唇、颊、舌、腭等处黏膜时，称坏死性龈口炎。

【临床表现】

1. 坏死性龈炎

（1）急性坏死性龈炎：多发生在身体抵抗力下降和口腔卫生不良的儿童，发病急、组织破坏迅速、口内恶臭等为本病特异症状。

发病时全口或多数牙齿的龈缘和龈乳头充血、水肿，随即组织出现坏死，坏死沿龈缘扩展，边界不齐，表面覆盖灰黄色或灰褐色假膜。去除假膜和坏死组织后，则出现溢血的溃烂面，而后，纤维素性渗出物和新坏死的组织又可形成假膜，如此反复发展，可使龈缘和龈乳头破坏消失，牙间隙暴露，呈现似被刀切样的缺损。随着感染向深部发展，牙周膜遭受破坏，附着龈也发生坏死，牙槽骨外露，有的患儿还可形成死骨，此时，牙齿松动、叩痛或自行脱落；患儿牙龈有自发性出血现象，可感到灼痛，唾液增多、带血，流涎，局部淋巴结肿大、压痛，全身乏力，体温上升。

（2）慢性坏死性龈炎：局限性发病，不蔓及全口，多见于前牙的少数牙或个别牙，患牙牙龈呈暗红色水肿，龈缘和龈乳头组织腐败坏死，水平型缺失，易引起食物嵌塞和导致牙周组织破坏、牙槽骨吸收和牙齿松动。症状较轻，疼痛不明显，病变均在自觉症状不明显的情况下缓慢地进展。患者常因口臭、咀嚼食物时牙龈出血或睡眠中经常流出带血的涎液而就诊。

2. 坏死性龈口炎

坏死性龈炎未得到及时治疗或机体状况未得到改善时，病损除发生在牙龈外，还可向颊、唇、舌、腭等处扩展，且往往是在患坏死性龈炎相对应的颊、唇黏膜上出现损害。病损局部组织坏死，其边缘不规则，深浅不等，其表面覆有灰黑色假膜，病损周围黏膜充血明显。患者还可伴有颊部水肿，口臭，局部疼痛、出血，淋巴结肿大、压痛。

3. 坏疽性龈口炎

坏疽性龈口炎主要发生在久病、衰弱或营养不良的小儿，如患麻疹、肺炎、黑热病等疾病的儿童，是在机体抵抗力极度下降时，除了感染梭形杆菌和樊尚螺旋体外，还合并感染产气荚膜杆菌和化脓性球菌而引起的口腔软组织腐烂性坏疽性疾病。此病病情更加险恶，病损多发生于唇、颊部组织，故又称为面颊部坏疽或走马疳。

病变开始，组织呈紫红色，但可迅速变黑，继而软化，形成腐肉，并可向深处迅速进展，破坏极快，蔓延甚广，可侵及肌肉、皮肤及骨质，致使大量组织崩溃、坏死、脱落，造成面颊部组织穿孔，形成缺损、牙齿与颅骨外露。而且，病变还可侵及上下牙龈和牙周组织，破坏口腔黏膜和骨膜，使牙齿松动和脱落。在整个病程中，病情严重，但病损周围组织的炎症反应并不明显，坏死区与周围组织界限清楚，病损可发出腐尸般恶臭。本病的组织破坏虽较重，但一般无明显疼痛。

由于组织分解的毒性产物和细菌毒素对机体的作用，患儿可出现程度不同的中毒症状和变得衰弱，若病情继续恶化，甚至可导致死亡。

【辅助检查】

本病病理主要以组织坏死为主，HE 染色可见坏死组织呈现为一片均质性无结构的浅红色或颗粒状区域。

【治疗原则】

1. 局部治疗	2. 全身治疗
（1）彻底去除坏死组织，用氧化剂，如3%过氧化氢溶液、0.2%高锰酸钾溶液反复冲洗；1%碘酊涂布，急性期每日1~2次。 （2）3%过氧化氢溶液含漱或轻轻局部擦洗，每2~3小时1次。 （3）0.05%~0.2%洗必泰溶液含漱，每2~3小时1次。 （4）2.5%金霉素甘油糊剂局部涂布，每日2~3次。	（1）青霉素：每日每千克体重5万~10万 U，肌内注射（病情严重者，青霉素为首选药物）。 （2）甲硝唑：200mg，每日3次，口服。 （3）维生素 C：200mg，每日3次，口服。 （4）复合维生素 B：1~2片，每日3次，口服。

注意，对本病力求彻底治疗，急性期不宜拔牙或行刮治术。

六、地图舌

地图舌好发于儿童，特别是 6 个月~3 岁的婴幼儿。其发病病因至今尚不清楚，可能与免疫因素、微量元素及维生素缺乏、家族遗传等有关。对于自主神经尚不稳定的幼儿患者，其舌背黏膜营养紊乱或神经营养障碍可能是重要发病因素。

【临床表现】

患儿一般无明显自觉症状，有时遇辛辣、咸、热等刺激性食物有烧灼样感，或伴有疼痛。好发于舌背、舌尖、舌缘部。病损由中央区和周边区组成。中央区丝状乳头萎缩微凹，黏膜发红，表面有光滑的剥脱样红斑；周边区丝状乳头增生形成白色或黄白色弧形边界，直径 2~3mm 且微微隆起，与周围界限清楚。其临床表现见第四章第七节"游走性舌炎患者的护理"。

【辅助检查】

一般不需要进行病理检查。

【治疗原则】

（1）无自觉症状者，可予以观察。

（2）分析发病原因，针对可能的因素加以确定和去除。

（3）避免刺激性食物，保持口腔清洁。

（4）局部用药

①2%碳酸氢钠溶液轻轻擦拭局部病损，每日3~4次。

②2%硼酸钠溶液轻轻擦拭局部病损，每日3~4次。

③1%金霉素甘油糊剂局部涂布，每日3~4次。

（5）全身用药

复合维生素B、维生素C等口服。

七、口角炎

口角炎是口角部分的皮肤和黏膜出现潮红、脱屑、湿润性发白的糜烂区，以及平行横纹皲裂的病损，好发于儿童。

【临床表现】

最初可见口角部位的皮肤和黏膜潮红、脱屑、湿润性苍白，随后形成糜烂面，发生皲裂。皲裂呈水平状，其深浅、长短不一，严重者可向内侧黏膜或向皮肤延伸数毫米，但黏膜损害不如皮肤明显，愈合后出现灰白色瘢痕。通常，皲裂有渗出液，其渗出液可形成淡黄色痂，但如继发感染，则可化脓形成黄褐色痂，此时，张口过大即感疼痛，且可使痂皮裂开出血，影响患儿说话和进食。

核黄素长期缺乏者，有可能发生典型的皮肤黏膜损害，即眼-口-生殖器综合征，其临床表现有：口角炎，并伴发唇红干燥、纵裂和鳞屑形成，早期舌菌状乳头肿胀、充血，以后舌菌状乳头和舌丝状乳头萎缩而消失；眼球结膜炎，角膜睫状体充血，或间质性角膜炎，影响视力；阴囊出现对称性红斑伴秕糠状鳞屑和痂皮，严重时可波及大腿的内侧皮肤，并有轻度的瘙痒。

口角炎可以是单侧性的，也可以是双侧性的，但一般是双侧性的。但因咬铅笔、钢笔和咬手指等摩擦口角所引起的口角炎则多为单侧性。

【辅助检查】

一般不需要病理检查。

【治疗原则】

根据病因，决定治疗方法。

（1）有不良习惯的患儿，应戒除不良习惯。

（2）因缺乏核黄素引起者，应给予核黄素。
①核黄素片剂：5mg，每日 3 次，口服。
②核黄素注射液：5mg，每日 1 次，肌内注射。

（3）疑有白色念珠菌感染时，应给予制霉菌素等药物治疗。如 1%~5% 克霉唑霜局部涂布，每日 3~4 次；每毫升 5 万~10 万 U 的制霉菌素混悬液局部涂布，每日 3~4 次。

（4）消炎防腐药物局部擦拭、洗涤。如 2% 碳酸氢钠溶液、1% 过氧化氢溶液、0.1% 高锰酸钾溶液漱口或局部涂布及 2.5% 金霉素甘油糊剂等局部涂擦。

第七节 儿童牙外伤

儿童牙外伤是牙齿受到外力所发生的牙体、牙髓和牙周组织的急剧损伤，是儿童的常见病之一。乳牙外伤好发于 1~2 岁，恒牙外伤好发于 7~9 岁，男孩多于女孩。

儿童牙外伤多为急症，常发生于上颌前牙。由于突然加到牙齿上的各种外力的方向和程度不同，牙外伤的情况也不尽相同。其外伤状况与所受外力的方向和程度有关。在接诊患儿时应详细询问外伤发生的时间、地点和评估所受外力的大小和方向等。通常根据牙外伤的不同情况，分为牙撞伤、牙齿折断和牙齿脱位等。

一、牙撞伤

外力使牙周和牙髓组织受到损伤，而未出现牙体硬组织缺损或牙齿脱位者称为牙撞伤或牙齿震荡。

【临床表现】

1. 牙周组织损伤的临床表现

牙周组织损伤后出现急性创伤性牙周膜炎的症状，患牙有咬合痛、伸长感或漂浮感，并有不同程度的松动、叩痛和触痛。

2. 牙髓损伤的临床表现

牙髓损伤后可出现冷热刺激敏感症状。有时出现感觉迟钝，牙髓活力测验无反应现象。对牙髓活力测验无反应的现象并不一定说明牙髓已坏死，这可能是牙髓失去感觉的暂时现象，通常可以恢复。但牙周膜创伤后可因根尖血管损伤而使牙髓发生渐进性坏死、钙化，根尖牙体外吸收或髓腔牙体内吸收等，此种牙髓变化过程较长，有的患者可达数年之久。

【辅助检查】

1. 影像学检查

近期 X 线片可显示根尖周无异常或牙周间隙稍增宽，远期 X 线片可发现牙髓钙化和牙根吸收、创伤性囊肿、牙根发育异常。

2. 牙髓活力测试

外伤当时患牙可能对牙髓活力测验无反应，呈假阴性。经过一段时间，患者复诊时再进行测试，牙髓活力可恢复正常。年轻恒牙和乳牙推荐使用温度测试。

【治疗原则】

1. 消除咬合创伤

患牙有早接触时，应调𬌗，必要时调低对颌牙；如患牙松动较明显，或调𬌗不能消除咬合创伤者，应戴全牙列𬌗垫。可通过调𬌗或制作全牙列𬌗垫，使患牙短期内脱离咬合接触，以消除咬合创伤。

2. 减少或避免对患牙的不良刺激

应避免进食太凉、太热的食物；临床做温度测试的时间不应太长；2 周内不用患牙咬硬物。

3. 预防伤口感染

保持口腔卫生。

4. 保护釉质裂纹

牙面可涂布无刺激性的保护涂料或复合树脂粘接剂。

5. 定期追踪复查

嘱咐患者应定期复查，如发现牙髓或根尖周感染，应及时治疗。

二、牙齿折断

外伤引起牙体硬组织折断，可以发生在牙釉质、牙本质或牙骨质。按折断部位临床主要分为：牙冠折断、牙根折断和冠根折断三种类型。

【临床表现】

1. 牙冠折断

（1）釉质折断
一般无明显症状，患者仅感到折断面粗糙不光滑。

（2）釉质-牙本质折断

由于牙本质暴露，可出现牙本质感觉过敏症状，有时可见近髓处透红或近髓处牙敏感。

（3）牙冠折断牙髓暴露

症状较明显，常出现冷热刺激痛和触痛。如果未及时就诊，露髓处可出现增生的牙髓或出现牙髓炎症症状。牙冠折断多数伴有牙撞伤，患牙除有以上表现外，还可出现牙周或牙髓组织损伤的症状。

2. 牙根折断

牙根折断多发生在牙根基本发育完成的牙齿。根据折断的部位，大体分为近冠 1/3 折断、根中 1/3 折断和根尖 1/3 折断等三种类型。

（1）根折后可出现牙齿松动、咬合痛或叩痛。有时可见患牙牙冠稍显伸长。

（2）根折后的症状与根折部位有关，越近牙颈部的根折症状越明显，而近根尖 1/3 处的根折常无明显症状。

3. 冠根折断

（1）牙冠、牙根部硬组织折断，未累及牙髓腔称简单冠根折，累及牙髓腔称复杂冠根折。

（2）折断线由冠部达牙根，多可见牙冠唇面横折线，断面斜行向舌（腭）侧根方；也可见冠根纵折；或多条折断线，呈粉碎性折裂。冠根折断可伤及或不伤及髓腔。

（3）患牙牙冠部稍松动或已松动下垂，而舌侧仍与根面或牙龈相连，触痛明显。

（4）患牙牙冠活动时疼痛、牙龈出血，有时与对颌牙发生咬合干扰。

（5）牙冠刚萌出的牙齿发生冠根折断，多表现为简单冠根折断，露髓情况较少见。完全萌出的牙齿冠根折断多伴有露髓。

【辅助检查】

1. 牙冠折断

（1）影像学检查

X 线片主要可了解冠折线距髓腔的距离以及牙根、牙周的情况。应注意观察牙周间隙、牙根有无异常，是否伴有牙移位。

（2）牙髓活力测试

外伤当时患牙可能对牙髓活力测验无反应，呈假阴性。经过一段时间，患者复诊时再进行测试，牙髓活力可恢复正常。

2. 牙根折断

（1）检查牙齿松动和叩痛情况。越近牙颈部的根折，松动越为明显。

（2）X线片检查根折的部位和牙根发育的状况，X线片可以显示在牙根的不同部位出现X线透射的折裂线。

（3）注意检查牙槽嵴或牙齿软组织是否损伤。

3. 冠根折断

X线片检查折断类型，冠根斜折可见牙冠和牙根的1/3处出现连续或分离的X线透射的折裂线；冠根纵折可见贯穿牙冠和牙根的纵行或斜行的折裂线。

【治疗原则】

1. 牙冠折断

（1）年轻恒牙冠折

①釉质裂纹：常不需特殊处理，必要时可涂无刺激性保护涂料或复合树脂粘接剂。

②简单冠折：可进行复合树脂修复。

③复杂冠折：即冠折露髓，可行直接盖髓术或牙髓切断术。

（2）乳牙冠折

①乳牙冠折未露髓时，如小面积单纯釉质折断，可调磨患牙锐利折缘。如冠折暴露牙本质，可行间接盖髓术，修复牙冠；不宜做盖髓术者，可考虑去髓术后树脂修复。

②乳牙冠折露髓，可行根管治疗术或拔除术。根管充填完成后，用树脂进行牙体外形恢复。如患儿年龄太小，依从性差，无法完成牙髓治疗时，可以考虑拔牙。

2. 牙根折断

（1）断端复位

断面的严密复位，有利于牙髓和硬组织的愈合。可在局麻下，采用手法复位，使断端尽可能密合复位。

（2）固定患牙

可以根据外伤的具体情况和诊疗条件选择固定方法，原则上应采用弹性固定或半刚性固定技术，以达到功能性固定。根折牙一般需固定4

周，近冠1/3根折固定时间应适当延长，可达4个月，以利于断根愈合。涉及多个邻牙固定时，固定时间应考虑维持邻牙的生理动度，应酌情选择固定时间。

（3）消除咬合创伤

咬合创伤较轻时可适量调整对颌牙。建议戴全牙列𬌗垫，以消除创伤，固定患牙。

3. 冠根折断

（1）去除牙冠断片后的修复

①未累及牙髓的患牙，先行护髓后用充填材料暂时覆盖，急性期过后（2~3周）可行复合树脂冠修复。

②已累及牙髓的患牙，应先做牙髓治疗，后行复合树脂冠修复；如伴牙脱位性损伤时，应先固定患牙，再行冠修复。

（2）断冠树脂粘接术修复牙冠。对伤牙行急性期处理或根管治疗后，可将断端粘回原处。	（3）在牙根发育完成和根尖闭合后，辅以龈切除术和牙冠延长术修复牙冠。
（4）根管-正畸联合疗法。对根折断面深达龈下较深或龈上牙体组织很少，牙根发育完成，牙根长度足够者，可采用根管治疗和正畸牵引的方法，将牙根拉出2~3mm之后再进行牙体修复。	（5）纵向冠根折，以往列入拔牙适应证，近年来由于粘接技术的发展，可以进行粘接处理，保留患牙。
（6）多条折裂线深达牙槽窝、牙根未完全形成、治疗和愈合不好或无法行牙体修复的患牙，应考虑拔除。	（7）乳牙冠根折去除断片后近髓或露髓，可行活髓切断术或根管治疗术后再进行牙体修复；如折断深达牙槽窝的患牙应拔除。

三、牙移位

牙齿因遭受外力而脱离其正常位置，称牙移位。可分为牙挫入、牙侧方移位、牙部分脱出和牙完全脱出。

【临床表现】

1. 牙挫入

（1）患牙比相邻牙短，不松动，龈沟渗血，可有叩痛。挫入严重的牙齿，临床完全见不到牙冠，需要与完全脱出的牙区别。

（2）乳牙挫入伤需判断对继承恒牙的影响。

①患牙牙冠唇（颊）侧移位，则牙根偏向舌（腭）侧，X线片显示患牙牙根较正常的对侧同名牙长，接近恒牙胚。	②患牙牙冠偏向舌（腭）侧，则牙根偏向唇（颊）侧，X线片显示患牙牙根较正常的对侧同名牙短，远离恒牙胚。

2. 牙侧方移位和部分脱出	3. 牙齿完全脱出
（1）侧方移位时牙齿发生唇舌向或近远中向错位，并伴有牙槽骨的损伤。 （2）牙齿部分脱出表现为牙齿部分脱出牙槽窝，明显伸长，与对颌牙常有咬合创伤。 （3）牙齿移位方向和脱出程度不同，牙齿松动的程度不一。龈沟可出血。	（1）常见于单个年轻恒牙。 （2）牙齿完全脱出牙槽窝。 （3）可伴有牙槽窝骨壁骨折、软组织撕裂伤。

【辅助检查】

1. 牙挫入	2. 牙侧方移位和部分脱出
（1）X线牙片表现为牙根与牙槽骨之间的正常牙周间隙和硬骨板影像消失。 （2）乳牙挫入，应判断乳牙根挫入位置对恒牙胚的影响。	（1）影像学检查 　　X线片可见牙根移位侧牙周间隙消失，而相对侧牙周间隙增宽，有时伴有牙槽窝骨壁折裂线。 （2）牙髓活力测试 　　当时牙髓活力测试常无反应，需复查。一般观察半年甚至1年以上。根尖开放的年轻恒牙，数月后牙髓活力测试可出现阳性反应。

3. 牙完全脱出
X线片显示牙槽窝空虚，读片时注意观察是否存在牙槽骨骨折线。

【治疗原则】

1. 牙挫入

（1）年轻恒牙挫入

①牙根未发育完成的牙齿。观察数月时间待自发"再萌出"，而不宜将牙拉出复位。"再萌出"过程中，应定期观察牙髓状况。发现有根尖透影或炎症性牙根吸收时，应立即拔除感染牙髓，并用氢氧化钙糊剂充填根管。

②牙根完全形成的患牙。无自发"再萌出"可能的牙，应进行正畸牵引，用轻力将其复位。在外伤后 2~3 周内拔髓进行根管治疗，以预防炎症性牙根吸收。

③无论牙根发育处于何种阶段，牙髓坏死是挫入后较常见的结果，应预防继发感染。

（2）乳牙挫入

①如果牙冠偏向腭侧，牙根偏向唇侧，且乳牙移位远离恒牙胚，应待其自行萌出。乳牙再萌出一般在伤后 2~3 周开始，也可迟至 6 个月后。如不能再萌出，说明牙根可能与牙槽骨粘连，可在确诊后，拔除患牙。

②如果牙冠偏向唇侧，牙根偏向腭侧，且乳牙移位靠近恒牙胚，为保护恒牙胚应立即拔除患牙。

2. 牙侧方移位和部分脱出

（1）恒牙侧方移位和部分脱出

①应在局部麻醉下将牙齿复位。先用手指触及移位的根尖，以稳定的压力推移牙根，解除唇腭侧根尖锁结，复位至牙槽窝。

②牙齿复位后，可用全牙列𬌗垫、树脂夹板法或正畸托槽将牙齿固位 2~3 周，伴牙槽骨骨折时应固定 3~8 周。拆除固位装置前，应拍 X 线片确定牙槽骨和牙周组织的愈合情况。

③根尖未闭合的患牙，复诊时出现牙髓坏死指征时，方可行牙髓治疗。

④复查拍 X 线片如显示牙根炎症性外吸收，则应即刻行牙髓切除术。牙根已发育完成的牙齿，先用氢氧化钙制剂充填根管控制炎症，再

行永久性根管充填治疗；牙根未完全形成的牙齿，一般先用氢氧化钙制剂充填根管，诱导牙根继续发育，再行永久性根管充填治疗。

（2）乳牙侧方移位和部分脱出

①腭侧向轻度移位又不影响咬合时，常不必进行复位固定。

②造成咬合紊乱的乳牙，可在局麻下行复位术、松牙固定术。

③严重移位伴唇侧骨板骨折、复位后牙极松动或自行下垂的患牙，应该予以拔除。

④可能累及恒牙胚的患牙应及时拔除。

3. 牙完全脱出

牙齿完全脱出后应立刻做再植术并固定，术后应定期复查。

（1）清洁患牙

用流动生理盐水清洁脱出牙，污染较重时，可用沾有生理盐水的纱布轻拭，切不可刮损根面的牙周组织。脱出牙不可干燥，拭净后应置于生理盐水中备用。

（2）牙槽窝准备

检查牙槽窝有无骨折、异物及污物，可插入平头器械（如直牙挺）复位并修整牙槽窝形态、去除骨碎片；用生理盐水冲洗牙槽窝，清除异物及污物。

（3）植入脱出牙

将脱出牙轻轻植入牙槽窝，不要对牙槽窝骨壁造成压力。

（4）固定脱出牙

根据诊疗条件和患者口腔条件选择松牙固定术。在急诊条件下，可用牙线、钢丝或釉质粘结材料暂时固定。年轻恒牙建议使用弹性固定，如戴全牙列𬌗垫或使用弹性牙弓夹板固定技术。固定时间为2~3周。

（5）定期复查

对再植牙应进行长期观察，一般第1个月内每周复查，半年内应每月复查，半年后应每3~6个月根据情况进行复查。复查内容包括：拍X线牙片和临床口腔检查，以及时诊断和治疗牙周、牙髓并发症。

第八节　窝沟封闭的护理

窝沟封闭是指不损伤牙体组织，将窝沟封闭材料涂布于牙冠咬合面、颊舌面的窝沟点隙，窝沟封闭材料流入并渗透窝沟后固化变硬，形成一层保护性的屏障，覆盖在窝沟上，能够阻止致龋菌及酸性代谢产物对牙体的侵蚀，以达到预防窝沟龋的方法。窝沟封闭是一种无痛、无创伤的方法，该技术在国际上已有五十多年的使用历史。

窝沟封闭采用高分子材料将牙齿窝沟填平，使牙面变光滑易清洁，窝沟封闭后，窝沟内原有的细菌断绝了营养来源，逐渐死亡，外面的致龋细菌不能再进入，从而达到预防窝沟龋的目的。窝沟封闭只针对健康已完全萌出的牙齿，使用的封闭材料称为窝沟封闭剂，其固化后能与沟壁紧密黏合，并具有一定的抗咀嚼压力，对进食无碍，对人体也无害无毒。

【窝沟封闭的目的】

口腔内磨牙的咬合面凹陷的部位称为窝沟，部分人发育不好，窝沟较深，食物和细菌容易嵌塞而发生龋病，又称为窝沟龋。根据口腔流行病学调查，我国青少年90%以上第一恒磨牙（六龄齿）的龋病发生在窝沟部位。因第一恒磨牙是萌出时间最早的恒磨牙，其咀嚼功能最强大，也最容易发生龋病，甚至可造成过早脱落，所以保护儿童的第一恒磨牙至关重要。窝沟封闭是预防恒磨牙窝沟龋的最有效方法。

【窝沟封闭的适应证】

窝沟封闭适用于恒磨牙（或能合作儿童的乳牙）窝沟龋的预防，尤其对于窝沟较深的磨牙可大大降低患龋病的概率。

【窝沟封闭的禁忌证】

牙齿还没有完全萌出，部分咬合面被牙龈覆盖；已经患龋病或是已经充填过的牙齿；儿童不合作、不能配合正常操作时均不宜行窝沟封闭治疗。

【窝沟封闭的最佳时机】

　　窝沟封闭的最佳时机是牙齿完全萌出而没有发生龋坏时。儿童牙齿萌出后，有咬合平面即适宜做窝沟封闭，一般最好是在萌出 4 年之内；乳磨牙做窝沟封闭的时机在 3~4 岁，第一恒磨牙为 6~7 岁，第二恒磨牙为 11~13 岁，双尖牙为 9~13 岁。对口腔卫生不良的儿童，即使年龄较大或牙齿萌出时间较久，仍可考虑放宽进行窝沟封闭的年龄。需要做大手术或患有其他疾病而为防止感染的儿童，都可以做窝沟封闭。

【物品准备】

　　一次性检查盘、口杯、吸唾管、低速弯手机、毛刷、牙膏、酸蚀剂、窝沟封闭剂、光固化机、大量的棉球、无菌棉卷。

【治疗过程及护理】

　　（1）核对患儿病历及患儿姓名。安排患儿就座在治疗椅上。为患儿系好胸巾。准备漱口水。嘱患儿漱口。调整椅位及光源。

　　（2）准备安有毛刷的低速手机、牙膏，以便医生为患儿清洁牙面窝沟部位，然后用水枪充分冲洗牙面。

　　（3）牙面清洁后让患儿把口中的牙膏漱干净，准备好隔湿棉球备用，待牙面吹干后，准备酸蚀剂递与医生。

　　（4）医生用水冲掉牙齿表面的酸蚀剂，此时应配合医生吸唾，把患儿口腔中的水吸干净，以保持牙面清洁干燥。

　　（5）医生吹干牙面后，递给医生窝沟封闭剂，涂在要封闭的牙齿窝沟上，在医生涂封闭剂时应准备好光固化机，待医生涂完封闭剂后递给医生，光照 10~20 秒即可。

【健康教育】

　　（1）封闭好的牙齿，一周内避免咬过硬或过黏的食物，如口香糖等。

（2）指导家长观察封闭剂的保留情况。完成封闭后，每3~6个月复查1次，以检查窝沟封闭剂保留及龋病发生情况，如发现封闭剂脱落，应重新封闭。

（3）指导家长及患者正确的刷牙。强调儿童定期接受口腔医生的专业保健知识宣教，以了解预防口腔疾病的方法。

第九节　牙髓切断术的护理

牙髓切断术是在局麻下将冠部牙髓组织切断并去除，保留根部活牙髓的治疗方法。尽管乳牙牙髓组织疏松，血运丰富，抵抗力较强，但发生炎症时，其炎性渗出物易在组织中扩散，故牙髓稍有感染即容易引起牙髓坏死，甚至波及根尖周组织，因而对于深龋、前牙外伤性冠折露髓者临床多采用牙髓切断术。

【适应证】

（1）乳牙深龋去腐质露髓或有过疼痛史者。

（2）牙根尚未发育完成，因外伤冠折露髓、意外穿髓或龋源性露髓的年轻恒牙。

【物品准备】

（1）口腔基本检查器械：一次性检查盘、棉卷。

（2）窝洞预备器械：高速及低速手机、车针、挖匙。

（3）药品：局麻药、1%碘酊或安尔碘、2%地卡因、生理盐水、氢氧化钙、氧化锌丁香油、玻璃离子、FX。

（4）其他：漱口杯、吸唾管、气枪、5ml 注射器、2ml 注射器、无菌小棉球。

【治疗过程及护理】

（1）核对患儿病历及患儿姓名。安排患儿就座在治疗椅上。为患儿系好胸巾。准备漱口水。嘱患儿漱口。调整椅位及光源。根据医嘱准备和抽取局麻药。

（2）安好装有高速车针的手机，待医生局麻后，去除腐质，制备洞形（应更换无菌球钻、挖匙待切除牙髓时备用），揭髓顶，护士应及时在椅旁用吸唾管吸唾，以免患儿产生唾液而污染牙髓。

（3）医生去除部分病变牙髓，护士应备好无菌小棉球及生理盐水，以便医生局部消毒、止血，及时吸唾，以保持患儿口腔干燥。

（4）医生止血后，应及时调拌盖髓剂、氧化锌丁香油酚黏固剂及充填材料。

【健康教育】

（1）术后 1 个月勿食过冷、过热的食物，以免刺激牙髓。

（2）（如治疗为前牙）嘱患儿勿用前牙咬较硬食物，以免充填物脱落。

（3）如有疼痛、牙齿变色等情况应及时就诊。

（4）按医嘱定期复查，并保留好病历及牙片。

第十节　全牙列𬌗垫的护理

全牙列𬌗垫主要功能是消除咬合创伤，同时，对牙外伤也有一定限度的固定作用。全牙列𬌗垫材料是 1.8~2.5mm 厚的一面软、一面硬的夹层材料，在热压成型机下一次性制成。

【物品准备】

一次性检查盘、漱口杯、各类砂石磨头、低速直手机、剪刀、托盘、橡皮碗、调拌刀、石膏、印模材料、树脂膜片。

【治疗过程及护理】

（1）核对患儿病历及患儿姓名。安排患儿就座在治疗椅上。为患儿系好胸巾。准备漱口水。嘱患儿漱口。调整椅位及光源。

（2）医生局部处理时，护士应准备合适的托盘，及时调拌印模材料，放于托盘上，以备医生取模。

（3）取模时，护士在旁边嘱患儿深呼吸，以免患儿恶心、呕吐。做好患儿的心理护理工作。

（4）取模后，嘱患儿漱口，未戴𬌗垫前勿用牙齿咀嚼，可进流食。整理物品，并将物品归位。

（5）及时调拌石膏，灌注于模型内。

（6）备好硬片及低速直手机、剪刀，安好砂石磨头等，以便于医生制作𬌗垫时使用。

【健康教育】

（1）遵医嘱摘戴𬌗垫，每日 24 小时戴𬌗垫，𬌗垫应用冷水冲洗刷净后佩戴。

（2）24 小时内进流食，之后可正常进食，治疗期间勿食过硬食物。

（3）注意口腔卫生，定期复查。

第十一节　牙开窗助萌术的护理

牙开窗助萌术即切除受阻牙切缘部位增厚的牙龈组织以暴露整个切缘，一种使牙齿很快萌出的有效方法。乳牙病变或过早脱落会导致个别恒牙萌出过迟，因为坚韧的牙龈组织可阻碍恒牙萌出，常需行开窗助萌术。

【物品准备】

一次性检查盘、漱口杯、吸唾管、刀柄、无菌尖刀片、无菌剪刀、止血钳、无菌小棉球、1%碘酊或安尔碘、2%地卡因、局麻药及注射器、一次性针头、备 X 线片。

【治疗过程及护理】

（1）核对患儿病历及患儿姓名。安排患儿就座在治疗椅上。为患儿系好胸巾。准备漱口水。嘱患儿漱口。调整椅位及光源。

（2）遵医嘱准备局麻药，安装好刀片，同时在椅旁安慰、鼓励患儿，做好患儿心理护理工作。

（3）医生进行手术切开前，递1%碘酊和准备好的局麻药，切开时递刀片、棉球。

（4）协助医生告诉患儿治疗后注意事项。整理用物。处理器械。洗手。将物品放回原处备用。

【健康教育】

（1）嘱患儿紧咬棉球30分钟后吐出，24小时禁止刷牙、漱口，2小时后可进温、冷的食物。

（2）勿舔和触摸伤口，按医嘱定期复查。

第十二节 根尖诱导成形术的护理

根尖诱导成形术是指牙根未完全形成之前而发生牙髓严重病变或根尖周炎症的年轻恒牙，在消除感染或治愈根尖周炎的基础上，用药物诱导根尖部的牙髓和（或）根尖周组织形成硬组织，促使牙根继续发育和根尖孔缩小或封闭的治疗方法。

【适应证】

牙髓病变已波及根髓，而不能保留或不能全部保留根髓的年轻恒牙；牙髓全部坏死或并发根尖周炎症的年轻恒牙。

【物品准备】

一次性检查盘、高速及低速手机、高速裂钻、低速球钻、冲洗注射器1套、0.5%~5.25%次氯酸钠溶液、3%过氧化氢溶液、生理盐水、根管治疗术器械1套（拔髓针、光滑髓针、扩锉针15~30号）、漱口杯、气枪、磷酸锌水门汀、FX或玻璃离子、进口根充糊剂（氢氧化钙碘仿糊剂）、无菌根充包。

【治疗过程及护理】

儿童根尖诱导成形术的治疗阶段分为两个阶段。第一阶段：消除感染和根尖周病变，诱导牙根继续发育；第二阶段：根管永久充填，使根尖孔封闭。牙根继续发育所需时间不等，为 6 个月至 2 年。其时间的长短和牙根原来的长度、根尖周炎症的程度以及患者的身体状况等有关。其治疗步骤有：

1. 常规备洞开髓

备洞开髓的位置和大小应尽可能使器械能够以直线方向进入根管。

2. 根管预备

仔细清除根管内感染坏死牙髓组织，并用 3%过氧化氢溶液及生理盐水反复冲洗，以清除残留的感染组织。对于有急性症状的患牙，应先做应急处理，如开放根管，建立有效引流，待急性炎症消退后再继续治疗。

3. 根管消毒

吸干根管，封消毒力强、刺激性小的药物于根管内，如樟脑酚、碘仿糊剂或抗生素糊剂等，每周更换 1 次，至无渗出或无症状为止。有根尖周病变的患牙，可封入抗生素糊剂，每 1~3 个月更换 1 次，至根尖周炎症被控制为止。

4. 药物诱导

根管内填入可诱导根尖成形的药物——氢氧化钙碘仿糊剂。先取出根管内封药，用根管器械将调制好的氢氧化钙碘仿糊剂填入根管内，逐层填入，直至填满根管，使其接触根尖部组织。如根尖端残留活髓，将氢氧化钙碘仿糊剂填到根髓断面即可。

5. 暂时充填窝洞，随访观察

应在治疗后每 3~6 个月复查 1 次，至根尖形成或根端闭合为止。复查时除注意有无临床症状外，如了解患者有无疼痛、肿胀，观察有无瘘管，询问叩诊是否疼痛，以及牙齿松动度及能否行使功能等情况，还应拍摄 X 线片，观察根尖周情况和根尖形成状态。

6. 常规根管充填

当 X 线片显示根尖延长或有钙化组织沉积并将根端闭合时，可行常规根管充填。根管充填后可继续随访观察。

【健康教育】

（1）术后 24 小时内勿用患侧牙咀嚼食物；如有胀痛属正常现象，不会影响治疗效果，1 周左右症状会消失。

（2）因死髓牙易劈裂，嘱患者勿用患牙咀嚼过硬食物。

（3）应保留病历及 X 线片等，复诊时必带。3 个月后复查。

第十三节　牙拔除术的护理

生理性替换以及严重的牙体疾病或牙外伤等不能设法保留患牙的情况下，拔除乳牙和年轻恒牙也是必要的。

【乳牙拔除的目的】

当出现以下几种情况时应及时拔除乳牙。

（1）出现乳牙滞留，应拔除乳牙，使恒牙恢复应该生长的位置。

（2）牙龋坏严重，已失去再治疗的价值，为防止继续感染周边组织。

（3）手术前出现严重根尖周炎，失去治疗价值，为防止反复感染。

（4）治疗后反复发炎的乳牙。

【乳牙拔除的适应证与禁忌证】

1. 适应证	2. 禁忌证
乳牙拔除的适应证为：乳牙滞留、乳牙残根、无治疗价值的龋坏乳牙以及治疗后仍反复发炎的乳牙。	患血液疾病的儿童要慎重拔牙；凝血功能有问题的患儿禁止拔牙；有过敏史、心脏病等其他疾病的患儿慎重拔牙；急性感染、发热时避免拔牙。

【物品准备】

一次性检查盘、漱口杯、无菌棉球、无菌乳牙牙钳、无菌牙挺、注射器、一次性针头、1% 碘酊、复方阿替卡因。

【治疗过程及护理】

（1）核对患儿病历及患儿姓名。安排患儿就座在治疗椅上。为患儿系好胸巾。准备漱口水。嘱患儿漱口。调整椅位及光源。

（2）一次性检查盘内备好2%碘酊、2%地卡因、牙钳及牙挺，吸好复方阿替卡因注射液及装好注射器针头，以备医生局麻时使用。同时护士在椅旁安慰、鼓励患儿，做好患儿的心理护理工作。

（3）拔牙时，护士在椅旁协助医生固定患儿的头部，传递拔牙器械及无菌棉球。

【健康教育】

（1）嘱患儿咬紧棉纱30分钟，24小时内不能刷牙、漱口。

（2）30分钟后轻轻吐去压在创口上的棉纱，咬棉纱的过程不能说话，有唾液或少量出血应吞咽下去，以达到有效的压迫止血。

（3）拔牙后不要用舌舔伤口或反复吸吮伤口，以免因增加口腔负压，破坏血凝块而引起出血。

（4）拔牙后2小时可进温凉的流质食物，不宜吃太热、太硬的食物，以免造成出血。

（5）告知家长，应避免患儿因好奇或异样感而用手指触摸伤口而引发感染。

（6）拔牙24小时后，唾液中含少量血丝是正常现象，家长不必惊慌。如果小儿出现流血不止或剧烈疼痛，应立即返回医院请医生处理。

（7）术后偶有明显大出血、疼痛、肿胀、开口困难等，应及时复诊。

（8）伤口有缝线者，应告知其术后5~7天复诊拆线。

第六章　口腔颌面部感染患者的护理

第一节　智牙冠周炎患者的护理

智牙冠周炎是指智牙（第三磨牙）萌出不全或阻生时，牙冠周围软组织发生的炎症，临床上以下颌第三磨牙多见。智牙冠周炎主要发生在18～30岁智牙萌出期的青年人和伴有萌出不全或阻生的患者。

【临床表现】

1. 症状	2. 体征
智牙冠周炎好发于18～30岁的青年人，以急性炎症的形式出现。炎症初期仅感磨牙后区不适，偶有轻微疼痛；炎症加重时，局部有自发性跳痛，或沿耳颞神经分布产生放射性痛，并出现不同程度的张口受限；炎症后期全身症状明显，可出现发热、头痛等症状。	口腔检查可见下颌第三磨牙萌出不全或阻生，牙冠周围软组织红肿、糜烂、有触痛。探针可探及未完全萌出的智牙或阻生牙，并可从龈瓣内挤压出脓性分泌物，重者可形成冠周脓肿，同时患侧颌下淋巴结增大、触痛明显。

【辅助检查】

（1）血常规检查：白细胞计数及中性粒细胞比例增高。

（2）探针检查可触及未完全萌出或阻生的智牙牙冠。

（3）X线片检查可帮助了解未萌出或阻生牙的生长方向、位置、牙根的形态及牙周情况；在慢性冠周炎的X线片上，有时可发现牙周骨质阴影（病理性骨袋）的存在。

【治疗原则】

急性期应以消炎、镇痛、切开引流、增强全身抵抗力的治疗为主；当炎症转入慢性期后，若不可能萌出的阻生牙应尽早拔除，以防感染再发。

（1）局部冲洗

智牙冠周炎的治疗以局部处理为重点，局部治疗又以清除龈袋内食物碎屑、坏死组织、脓液为主。常用生理盐水、1%~3%过氧化氢溶液、1:5000 高锰酸钾溶液、0.1%氯己定溶液等反复冲洗龈袋，至溢出液清亮为止。擦干局部，用探针蘸 2%碘酒、碘甘油或少量碘酚液导入龈袋内，每日 1~3 次，并用温热水等含漱剂漱口。

（2）切开引流术

如龈瓣附近形成脓肿，应及时切开并置引流条。

（3）全身治疗

根据局部炎症及全身反应程度和有无其他并发症，选择抗菌药物及全身支持疗法。

（4）冠周龈瓣切除术

当急性炎症消退，对有足够萌出位置且牙位正常的智牙，可在局麻下切除智牙冠周龈瓣，以消除盲袋。

（5）下颌智牙拔除术

下颌牙齿牙位不正、无足够萌出位置、相对的上颌第三磨牙位置不正或已拔除者，为避免冠周炎的复发，均应尽早予以拔除。伴有面颊瘘者，应在拔牙的同时切除瘘管，刮尽肉芽，缝合面部皮肤瘘口。

【护理评估】

1. 健康史

评估患者全身健康状况，了解患者有无牙列与下颌骨不协调，有无牙周袋形成，有无第三磨牙萌出不全、萌出位置不正、阻生，有无冠周牙周袋形成等病史。

2. 身体状况

冠周炎常为急性炎症的过程。

（1）初期表现：自觉患侧磨牙后区肿胀不适，冠周红肿、疼痛，尤以咀嚼吞咽时明显。炎症进一步发展，局部出现自发性跳痛，或可放射至耳颞区产生放射性疼痛。炎症波及咀嚼肌时则伴有不同程度的开口受限，患侧颌下淋巴结肿大、压痛。严重者可出现全身症状，如发热、畏寒、头痛等症状。

（2）口腔检查：可见智牙呈不同方向阻生，冠周软组织红肿、糜烂、触痛明显。冠周龈瓣下有较深的盲袋，轻压龈瓣有时会有脓液溢出。病情严重者，炎性肿胀可波及腭舌弓和咽侧壁，并可见明显的红肿。患侧颌下淋巴结肿大，触痛。反复发作者智牙周围的龈瓣可见苍白色瘢痕组织。

3. 心理-社会状况

发病初期，症状轻微，未能引起患者足够重视。当症状严重时才就诊，此时，患者常因疼痛、张口受限、进食困难而倍感痛苦和焦虑。当需要拔除阻生牙时，患者常因惧怕手术而产生恐惧心理。

【护理诊断】

1. 疼痛

与牙冠周围炎症导致组织充血、水肿、糜烂有关。

2. 有颌面部感染的危险

与炎症未及时控制，向周围组织扩散有关。

3. 语言沟通障碍

与疼痛、张口受限有关。

4. 焦虑

与病程长、经久不愈、疼痛不适有关。

5. 潜在并发症

感染扩散与颌面部特殊解剖结构及患者未及时就诊有关。

6. 知识缺乏

缺乏疾病的早期预防和及时治疗的相关知识。

【护理措施】

1. 疼痛护理

（1）药物护理

在使用药物镇痛治疗时，护士应注意观察药物的副作用。

(2) 布置舒适的环境

为患者提供安静、整洁、舒适、安全的休息环境，并帮助患者学习放松疗法，分散其对病痛的注意力。

2. 预防感染护理

(1) 保持口腔清洁

用温盐水或漱口液漱口，以清除口腔内残留的食物残渣及细菌，可每日数次。

(2) 抗炎治疗

局部炎症及全身反应较重者，遵医嘱应用抗生素。

(3) 局部冲洗

①物品准备：一次性检查盘、5ml注射器、10ml注射器、冲洗针头、生理盐水、3%过氧化氢溶液、碘甘油。

②治疗过程及护理：用带有弯钝针头的注射器分别抽吸3%过氧化氢溶液和生理盐水，协助医生对冠周炎龈袋进行反复冲洗，直至无脓性分泌物为止。局部擦干，用探针蘸取碘甘油或少量碘酚送入龈袋内，以达到消炎、消肿、止痛的目的，每日1~3次。

3. 智牙拔除术的护理

(1) 术前护理

①了解病史，询问患者有无药物过敏史，了解患者全身情况，以便了解患者有无拔牙禁忌证及做好术前准备和术后护理。

②告知并签署牙拔除术同意书：向患者简要介绍病情、拔牙过程及其必要性，术中的感觉与术后可能出现的情况。同意接受智牙拔除术时，请患者签字。

③嘱患者避免空腹拔牙。术前拍摄X线牙片，以检查邻牙有无炎症、龋坏及松动。

④术区准备：嘱患者取出活动义齿后，用0.05%氯己定溶液含漱。口内术区及麻醉穿刺点用0.1%碘酊消毒。

(2) 术中护理

①护士配合时，应在患者左侧，以及时传递器械、抽吸唾液或血液、保护颞下颌关节。

②智牙拔除过程中，护士应严格无菌操作。术中注意灯光的调节。

③若采用涡轮机微创拔牙，应协助医生牵拉患者口角，不断喷射生理盐水至钻骨处及钻针头，以降低局部温度，避免因高温而引起牙组织坏死。

④若需劈冠，要根据医生放骨凿位置，左手托护患者的下颌角，右手握骨锤，用闪击法，即第一下很轻为预备性提示，第二下用力快而干脆。

⑤护士应协助医生不断吸出患者口咽的唾液和血液等液体，以保持术野清晰。

⑥认真观察患者病情的变化，包括神志、意识、面色、呼吸，重视患者的主诉，如头痛、头晕、胸闷、恶心等。发现异常及时向医生报告。有心血管疾病的患者，应持续心电监护，及时准确监测血压、心率、脉搏等。

（3）术后护理

①为患者清洗口周血迹，调整椅位为坐位，让患者休息 5 分钟再离开牙椅。

②检查拔除的牙与用过的器械，如检查针头、缝针、牙挺有无折断，并对器械进行预处理。

③观察拔牙区出血状况，嘱患者咬紧无菌小棉纱卷 30 分钟压迫止血。

④智牙拔除后，观察病情 30 分钟，如无不适方可让患者离开医院。

⑤对诊疗区域进行终末消毒。

4. 心理护理

向患者简单介绍本病的发病过程、治疗方法，消除其恐惧、焦虑心理，树立其治愈本病的信心，使其积极配合治疗。

【健康教育】

（1）指导患者遵医嘱按时用药，并注意观察药物不良反应。

（2）指导患者及家属识别可能发生急性发作的征象，如牙龈肿痛，急性发作时应及时就诊。

（3）增强身体抵抗力。

（4）嘱智牙拔除的患者24小时禁刷牙、漱口，勿反复吸吮拔牙创口，以免出血。

（5）拔牙后24小时内唾液中带有血丝属于正常现象。

（6）如局部有缝合，嘱患者7天后复诊拆线。

（7）保持口腔清洁，并指导患者正确刷牙、漱口。

（8）不宜吸烟、饮酒、喝浓茶、喝咖啡和进食辛辣等刺激性食物。

（9）向患者介绍本病的相关知识，并告知患者智牙冠周炎的发病原因及早期治疗的重要性。指导患者急性炎症消退后，应及时拔除病灶牙，避免复发。应定期进行健康检查，发现智牙冠周炎时应及时治疗。

第二节　面部疖和痈患者的护理

面部皮肤是人体毛囊及皮脂腺、汗腺最丰富的部位之一，是人体暴露部分，接触灰尘、污染物、细菌机会多，可引起毛囊及其附件的急性化脓性炎症。单个毛囊及其附件的化脓性炎症称为疖；相邻多个毛囊及其附件同时发生的急性化脓性炎症称为痈。其病原菌主要为金黄色葡萄球菌。正常毛囊及其附件内常有细菌存在，但只有在局部因素影响下或全身抵抗力下降时，细菌才开始活跃引起炎症。此外，皮肤不洁或剃须等原因引起的损伤均可成为局部诱因，全身衰竭或糖尿病患者也易发生疖、痈。

【临床表现】

1. 疖

好发于青壮年，以男性多见，特别是皮脂腺代谢旺盛者，可反复发作。初起为皮肤上有红、肿、热、痛的小硬结，或锥形隆起，有触痛。2～3天硬结顶部出现黄白色脓头，周围发红，患者自觉局部瘙痒、有烧灼感及跳痛，一般无明显全身症状。上唇疖，因其位于颌面部的危险三角区，感染可循丰富的淋巴管及血管扩散，可造成颅内感染以及败血症或脓毒血症等并发症。

2. 痈

好发于皮肤较厚的唇部，又称唇痈，上唇多于下唇，男性多于女性。在明显肿胀的唇部与口唇黏膜上出现剧烈疼痛的黄白色脓头，脓头周围组织亦有坏死，经长时间才能溶解、分离，形成多数脓栓脱落后的蜂窝状腔洞。常常各个腔洞之间的皮肤、黏膜或皮下组织也逐渐坏死，致整个痈的病变区中央上皮组织均坏死脱落；感染可向四周和深部发展，可并发颅内及全身感染。

【辅助检查】

血常规检查可见白细胞计数升高，以中性粒细胞比例增高为主，严重者可有中毒颗粒或核左移。亦可取脓血进行直接涂片革兰染色镜检，或将标本接种分离培养后鉴定菌种并做药物敏感试验。

【治疗原则】

（1）疖初起时可用2%碘酊涂擦局部，每天1次，并保持局部清洁。

（2）禁忌捏挤、挑刺、热敷，以免感染扩散。

（3）脓头明显局限后，可用小镊子取出脓栓。

（4）唇痈早期宜用高渗盐水或含抗生素的盐水纱布局部持续湿敷，以使炎症局限，促进局部病变软化和穿破。在急性炎症得到控制、局部肿胀局限或已形成明显皮下脓肿而又久不溃破时，可考虑在脓肿表面中心皮肤变薄区域做保守性的切开引流，切忌分离、挤压脓腔。

（5）颜面部疖与痈的病原菌主要是金黄色葡萄球菌，可选用对金黄色葡萄球菌敏感的药物。特别是对于唇痈患者疑有全身化脓性感染等并发症时，可联合应用抗生素。抗菌药物应用剂量宜大，疗程应足够，以防病情反复。一般应在体温下降、临床表现好转、局部病灶控制1~2周后方可停药。

（6）重症患者应加强全身支持疗法，包括：卧床休息，加强营养，补液或少量输血，补充电解质溶液纠正酸中毒。出现中毒性休克时，应积极采取综合措施，并尽快纠正循环衰竭所出现的低血压，出现颅内高压时应进行正确的脱水治疗。

【护理评估】

1. 健康史

评估疖痈的部位是否位于"危险三角区"，有无挤压、搔抓等有关病史。

2. 身体状况

了解患者有无全身及局部急性炎症，如体温升高、白细胞增多、多核白细胞增多、核左移等情况。评估患者有无头痛、头晕、眼球突出等海绵窦血栓性静脉炎等表现。

3. 心理-社会状况

面部疖、痈影响患者面容。严重病变区中央部皮肤坏死后溶解、塌陷形成溃疡，此时患者往往惧怕病情改变，亲友和同事的厌弃也会使其心理上出现焦虑、孤独感，给其工作、生活带来心理压力。

【护理诊断】

1. 疼痛

与感染引起局部肿胀有关。

2. 体温升高

与感染导致全身中毒反应有关。

3. 焦虑

因疼痛及颌面美观受影响而感到焦虑和紧张。

4. 潜在并发症

颅内海绵窦静脉炎、败血症、面部蜂窝织炎。

5. 知识缺乏

缺乏对疖、痈的正确处理和面部解剖生理特点的知识。

6. 皮肤完整性受损

与局部化脓性感染、组织破溃有关。

【护理措施】

1. 心理护理

耐心向患者介绍其病情及治疗计划，以缓解患者的紧张情绪，消除其焦虑。

2. 饮食护理

加强营养，给予高蛋白质、高维生素饮食。

3. 病情观察

注意观察病情变化，做好局部护理，防止并发症的发生，发现异常应及时对症处理。

4. 局部护理

保持局部清洁，进食时不要污染伤口，严禁搔抓、挤压、挑刺、热敷等。疖初起局部可用2%碘酊涂擦患处，每日1次。痈局部用3%高渗盐水或25%~50%硫酸镁持续湿敷以利于排脓，促进炎症的局部吸收，减轻疼痛。唇痈患者应限制唇部活动，减少说话和咀嚼，同时还应减少局部刺激。

5. 治疗护理

面部疖伴有蜂窝织炎和面痈患者根据药敏试验，给予全身抗菌药物治疗，注意观察、记录患者生命体征变化和药物疗效。

【健康教育】

（1）向患者介绍面部解剖生理特点，使其知道面部疖、痈处理不当的严重后果。

（2）指导患者加强自我护理，切忌对疖、痈进行挤压，以防止感染扩散。

第三节　颌面部间隙感染患者的护理

颌面部间隙感染是颜面、颌周及口咽区软组织化脓性炎症的总称。正常的口腔、颜面、颈部深面解剖结构均有致密的筋膜包绕，筋膜之间有数量不等而又彼此连续的疏松结缔组织或脂肪组织填充，形成易发生感染并且感染易扩散的潜在间隙。临床上根据解剖结构和临床感染常出现的部位，将其分为不同名称的间隙，如咬肌间隙、翼下颌间隙、颞下间隙、颞间隙、下颌下间隙、咽旁间隙、颊间隙、舌下间隙、颏下间隙、眶下间隙、尖牙窝间隙等。

【临床表现】

1. 局部炎症反应

化脓性感染的局部表现为红、肿、热、痛和功能障碍。腐败坏死性感染除炎症反应外，还会产生皮下气肿。

2. 全身中毒症状

炎症反应严重者，全身出现高热、寒战、脱水、白细胞计数升高、食欲减退，甚至昏迷、休克等全身不适的中毒症状。

3. 临床常见间隙感染的不同症状表现

（1）眶下间隙感染：局部表现为红肿、疼痛，上下眼睑水肿致睁眼困难，上唇肿胀，鼻唇沟变浅或消失，脓肿形成后可触及波动感。

（2）下颌下间隙感染：局部表现为下颌下三角区红肿、疼痛，皮纹消失、皮肤发亮，下颌下缘可因肿胀而不明显。

（3）咬肌间隙感染：主要的临床特征是以下颌支下颌角为中心的咬肌区红肿、疼痛；由于炎症刺激，咬肌处于痉挛状态，致使张口受限、牙关紧闭。

（4）口底多间隙感染：又称口底蜂窝织炎，口内可见口底肿胀、舌体挤压抬高、舌运动受限，患者出现言语不清、吞咽困难、不能进食。如肿胀向舌根部蔓延，可压迫咽部、会厌而引起呼吸困难甚至窒息，是颌面部最严重而治疗最困难的感染之一。

【辅助检查】

1. 波动试验

波动感是浅部脓肿的重要特征；深部脓肿波动感不明显，但压痛点比较清楚，按压脓肿区的表面皮肤常出现不能很快恢复的凹陷性水肿。

2. 穿刺法

协助确诊深部脓肿有无脓液或脓肿的部位。

3. B超或CT检查

进一步明确脓肿的部位及大小；B超可引导进行深部脓肿的穿刺或局部给药等。

4. 脓液涂片及细菌培养检查

可确定细菌种类；必要时做药物敏感试验，可指导临床合理用药。

5. 实验室检查

一般可见白细胞计数明显升高，但在重度感染或大量使用抗菌药物情况下，白细胞计数可无明显增加，但有中毒颗粒和核左移出现。

【治疗原则】

1. 全身治疗

（1）支持疗法包括吸氧、输液、补充营养与维持电解质平衡等措施。病情严重、抵抗力低下的小儿应考虑输入少量新鲜血。

（2）选用有效的抗菌药物，采用静脉输入，并保证足量。

（3）对病情严重的患者，特别是婴幼儿要留心观察败血症、脓毒血症、中毒性休克、呼吸道梗阻等并发症的早期征兆。

（4）对口底蜂窝织炎患者，尤其是婴幼儿，应做好气管切开的准备，防止呼吸困难、窒息的发生。

2. 局部治疗

（1）炎症早期采用消炎、止痛药物外敷，可使炎症局限。

（2）一旦确定有脓肿形成，即行切开引流术。

（3）切口要选择适当部位，眶下脓肿采取口内切口，下颌下脓肿在下颌缘下 2cm 做切口，切口方向平行下颌缘。

（4）深部脓肿在切开皮肤后，逐层分离至脓腔，再引导脓液流出，用 1%～3% 过氧化氢溶液、生理盐水冲洗后，放置引流管。

【护理评估】

1. 健康史

评估患者近期健康状况，了解患者是否存在未经彻底治疗的牙源性感染、上呼吸道感染、外伤史等致病和诱发因素。

2. 身体状况

（1）局部症状：局部表现为红、肿、热、痛和功能障碍及引流区淋巴结肿痛等典型症状。因感染部位不同，可有其他特殊表现，如咀嚼肌受累，可出现张口受限，进食困难；眶下间隙感染，可出现眶下区剧痛、眼睑水肿、睑裂变窄、鼻唇沟消失。如炎症侵及喉头、咽旁、口底，可引起局部水肿，使咽腔缩小或压迫气管，或致舌体挤压、抬高、后退，而造成不同程度的呼吸困难或吞咽困难，严重者烦躁不安，呼吸短促，口唇青紫、发绀，甚至出现"三凹"征（即吸气时锁骨上窝、胸骨上窝及肋间隙明显凹陷），此时有发生窒息的危险。浅层间隙感染，炎症局限时可扪及波动感；深层间隙感染则局部有凹陷性水肿及压痛点。

（2）全身症状：因细菌的毒力及机体的抵抗力不同而有差异。患者可表现为畏寒、发热、头痛、全身不适、乏力、食欲减退、尿量减少等；严重感染可伴有败血症，脓毒血症，甚至可发生感染性休克等并发症。

3. 心理-社会状况

颔面部间隙感染患者局部及全身症状严重，可使患者感到紧张及焦虑，常常表现为烦躁不安、失眠、沉默或多语。患者对疾病的预后十分担心，常需要亲人的安慰和细心的照顾。

【护理诊断】

1. 急性疼痛	2. 体温过高
与感染引起的局部肿胀、组织受压有关。	与感染引起全身反应有关。
3. 潜在并发症	4. 焦虑
海绵窦血栓性静脉炎、脑脓肿、败血症、感染性休克等。	与全身不适及担心预后不佳有关。
5. 吞咽障碍	6. 有窒息的危险
与炎症局部肿胀有关。	与肿胀波及舌根或压迫气管影响呼吸有关。
7. 语言沟通障碍	8. 口腔皮肤、黏膜完整性受损
与疼痛、张口受限有关。	与局部脓肿破溃，切开引流有关。

【护理措施】

1. 疼痛的护理

（1）药物护理	（2）提供舒适的环境
应用镇痛药，给予抗生素治疗原发病灶，并注意观察和记录用药反应。	为患者提供安静、整洁、舒适、安全的休息环境，并帮助患者学习放松疗法，分散其注意力。

2. 心理护理

护理人员应与患者建立良好的护患关系，鼓励患者树立战胜疾病的信心和勇气，生活上尽量体贴关怀患者，并鼓励其家属、亲友陪伴，以给予患者精神、心理支持。向患者介绍疾病发生的原因、治疗手段，并邀请康复期患者现身说法，使患者得到心理上的激励和配合治疗，从而缓解患者焦虑不安的情绪。

3. 高热的护理

严密观察患者生命体征的变化，给予乙醇擦浴、冰袋冷敷和应用降温药物。鼓励患者多饮水以加快毒素排泄和维持机体电解质平衡。

4. 饮食护理

给予营养丰富易消化的流食或半流食，补充必要的营养、水分和电解质及各种维生素，以满足机体需要。张口受限者可采用吸管以吸吮方式进食，吞咽困难者可放置胃管鼻饲流食。

5. 加强病情观察，防止窒息

感染严重时可出现感染性休克或败血症、呼吸道阻塞等并发症，因此，应严密观察患者意识是否清楚，有无烦躁、神志淡漠、嗜睡等；密切监测各项生命体征，尤其注意观察呼吸频率、节律的变化，必要时备好气管切开包，以防窒息的发生。对发热、寒战患者注意评估其有无头痛、呕吐、颈强直等颅内感染征象。当体温超过39℃，应及时给予物理降温，并嘱患者多饮水，并注意其尿量情况。

6. 围术期护理

（1）术前护理

向患者解释手术目的：
①使脓液、感染坏死物迅速排出，减少毒素吸收。
②减轻局部肿胀、疼痛及张力，缓解对呼吸道和咽腔的压迫，避免发生窒息。
③可防止感染向邻近间隙蔓延，防止向颅内、纵隔和血液扩散，避免严重并发症。
④可防止发生边缘性骨髓炎。

（2）术后护理

①切口护理：脓肿切开后，切口放置橡皮条引流或引流管，应密切观察引流是否通畅及脓液的性状、颜色、气味等。给予更换敷料，每日 2~3 次，用 1%~3% 的过氧化氢溶液或生理盐水反复冲洗切口。协助患者采取半卧位，以减少切口张力，利于切口引流。

②生活护理：指导患者进高热量、高蛋白的流质或半流质饮食，避免辛辣等刺激性食物。注意休息，治疗期戒烟、戒酒。

③用药护理：向患者介绍术后治疗、用药、护理过程中的注意事项，以取得患者的配合。

④口腔护理：加强口腔护理是预防口腔感染的有效措施。病情轻者嘱其用温盐水或漱口液漱口；病情重者用 3% 过氧化氢溶液进行口腔冲洗，每日 3 次，以保持口腔清洁。

7. 保持呼吸道通畅

呼吸道阻塞是口腔颌面部感染既较常见而又危险的并发症，应确保充分给予氧气吸入，密切观察患者呼吸道通畅情况。若炎症侵及口底间隙，患者可出现舌体抬高、咽腔缩小等并发呼吸道阻塞的临床表现，此时应做好抢救准备，在床旁备气管切开包等。昏迷患者可将其舌体牵拉至口外固定，以保证呼吸道通畅。

【健康教育】

（1）嘱患者治愈出院后，逐渐练习张口、闭口运动，直至功能恢复。

（2）鼓励患者进食高热量、高蛋白、高维生素的食物，以保证营养摄入，利于身体恢复。

（3）指导患者正确刷牙、漱口，使患者明白加强口腔护理、预防口腔感染是切断颌面部间隙感染的重要途径。

（4）指导患者遵医嘱按时用药，并注意观察药物不良反应。

（5）指导患者及其家属识别可能发生的急性发作的征象，如面部肿痛，应及时就诊。

（6）指导患者增强身体抵抗力。不宜吸烟、饮酒、喝浓茶、喝咖啡和进食辛辣等刺激性食物。

（7）应保证充足的睡眠，保持良好的心态，避免情绪激动。

（8）向患者介绍口腔颌面部解剖特点，使其充分认识到口腔颌面部感染的危险。感染控制后，嘱患者及时治疗病灶牙，对不能保留的患牙应及早拔除，以避免复发。嘱患者定期进行健康检查。

第四节　颌骨骨髓炎患者的护理

颌骨骨髓炎是由细菌感染以及物理或化学因素刺激，而使颌骨产生的炎性病变。此含义并不是指单纯局限于骨髓腔内的炎症，而是包括骨膜、骨皮质和骨髓以及骨髓腔内的血管、神经等整个骨组织成分发生的炎症。

由于颌骨骨髓炎的病理特点和致病因素的不同，可将颌骨骨髓炎分为化脓性颌骨骨髓炎和特异性颌骨骨髓炎。此外，还有物理性（放射线）及化学因素引起的颌骨骨坏死而继发感染的骨髓炎。临床上以牙源性感染引起的化脓性颌骨骨髓炎最为多见。近年来，由于颌面部恶性肿瘤放射治疗的广泛应用，致使放射性颌骨坏死伴发的骨髓炎有增多的趋势，而特异性细菌（结核分枝杆菌、梅毒螺旋体）感染、外伤性继发感染或急性血源性感染则较少见。

【临床表现】

1. 颌骨骨髓炎的临床发展过程

颌骨骨髓炎的临床发展过程可分为急性期和慢性期。

（1）急性期特点	（2）慢性期特点
早期有明显的全身症状，如发热、寒战、食欲缺乏、疲倦无力。患牙剧烈疼痛，呈持续跳痛，口腔黏膜及颊部软组织充血；患牙可有明显叩痛及伸长感。	病程进展缓慢，全身症状较轻，体温正常或仅有低热；长期消耗导致患者出现消瘦、贫血、营养不良及胃肠消化功能障碍；面颊部或口内瘘管长期流脓，可有死骨排出，有时还可发生张口受限。

2. 化脓性颌骨骨髓炎的临床分类

根据感染的病因及病变特点，临床上将化脓性颌骨骨髓炎分为中央性颌骨骨髓炎和边缘性颌骨骨髓炎。

（1）中央性颌骨骨髓炎

常发生于急性化脓性根尖周炎和根尖周脓肿的基础上，多发生于下颌骨。按临床发展过程又分为急性期和慢性期。

①急性期：由于细菌的毒性、患者全身状况、炎症发展的严重程度与病变的范围不同，患者的临床表现也有明显差异。

感染初期炎症局限于牙槽突或颌骨体部的骨髓腔内，由于炎症被致密骨板包围，不易向外扩散。患者自觉病变区牙齿疼痛剧烈，并向半侧颌骨或三叉神经分布区放射。患者体温可达 $39\sim40$ ℃，白细胞计数有时可达 20×10^9/L。如炎症未能得到及时控制，受累区牙龈充血，脓液可从松动牙的龈袋溢出。炎症继续发展，可破坏骨板，溶解骨膜，若骨髓腔内的感染不断扩散，可在颌骨内形成弥散型骨髓炎。

炎症可沿下牙槽神经管扩散，当下牙槽神经受到损害可出现下唇麻木；当病变波及下颌支、髁突及喙突时，翼内肌、咬肌受累可出现不同程度的张口受限。

②慢性期：常由急性期治疗不及时、治疗方法不正确、治疗不彻底所致。此期患者体温正常或仍有低热，局部肿胀及疼痛减轻，饮食和睡眠逐渐恢复正常。但在口腔内及颌面部皮肤形成多个瘘管，长期流脓，有时还可从瘘管排出死骨。如有大块死骨或多个小块死骨形成可导致病理性骨折，出现咬合错乱与面部畸形。如不及时治疗，病情可迁延不愈，造成机体慢性消耗，使患者出现消瘦、贫血及全身中毒等症状。

（2）边缘性颌骨骨髓炎

继发于骨膜炎或骨膜下脓肿的骨密质外板的炎性病变。下颌骨为好发部位，其中以下颌支及下颌角部居多。按病变发展过程有急性和慢性之分；病变可呈局限性或弥散性。

感染来源以下颌智牙冠周炎为最多；感染的途径是炎症首先累及咬肌间隙或翼下颌间隙，如治疗不及时病变可继续向颌骨深层髓腔内发展。

急性期的临床表现与颌周间隙感染的表现相似，应采取积极和正确的治疗措施，避免进入慢性期；慢性期主要表现为腮腺咬肌区弥漫性肿胀，局部组织坚硬，轻微压痛，可伴有不同程度的张口受限，进食困难。

根据骨质损伤的病理特点，边缘性颌骨骨髓炎又可分为骨质增生型和骨质溶解破坏型。

①增生型：多见于青年人。临床上一般全身症状不明显，局部病变发展缓慢。患侧下颌支及腮腺咬肌区肿胀、坚硬，局部皮肤无急性炎症表现，局部可有轻微疼痛或压迫有不适感。下颌骨 X 线后前位摄片可见明显的骨密质增生，骨质呈致密影像。

②溶解破坏型：多发生于急性化脓性颌周间隙蜂窝织炎之后。骨膜、骨密质已被溶解破坏，常在骨膜或黏膜下形成脓肿，脓肿如果自行破溃，则遗留瘘管，常常久治不愈，可长期从瘘管溢脓。X 线片可见病变区骨密质破坏，骨质疏松脱钙，形成不均匀的骨粗糙面。如果治疗不彻底，炎症可反复发作，并向颌骨内扩散而波及骨髓腔，形成广泛骨坏死。

【辅助检查】

1. X 线检查

X 线检查在骨髓炎的急性期常看不到有骨质破坏，进入慢性期颌骨已有明显破坏后，X 线检查才具有诊断价值。颌骨骨髓炎的 X 线检查可表现为骨质破坏与骨质增生，前者的典型变化是骨小梁排列紊乱与死骨形成，后者主要表现为骨膜反应性增生。

2. 实验室检查

血常规检查一般可见白细胞计数明显升高，但在重度感染或大量使用抗菌药物情况下，白细胞计数可无明显增加，但有中毒颗粒和核左移出现。

3. 细菌培养检查

可确定细菌种类。必要时做细菌药物敏感试验，可指导临床合理用药。

【治疗原则】

1. 急性颌骨骨髓炎

（1）药物治疗：控制感染的发展，给予足量、有效的抗生素，同时给予全身的支持疗法。

（2）手术治疗，目的是引流排脓及去除病灶。

2. 慢性颌骨骨髓炎

（1）手术治疗：手术去除死骨及用刮除方式清除病灶。

（2）以控制感染，增强机体抵抗力为主，根据致病菌的抗菌谱给予敏感性抗菌药物。由于颌骨骨髓炎多为混合细菌感染，故以选用广谱抗生素为宜。如已明确为牙源性感染，应尽早拔除病灶牙以利引流，避免发生更广泛的骨质破坏。如有骨膜下脓肿或颌周间隙感染，应及时切开排脓。

（3）病变已局限或已有死骨形成，则以手术治疗为主，并辅以药物治疗。术后用抗生素7~14天控制感染，以免复发。

【护理评估】

1. 健康史

询问患者起病时间、起病的缓急，疾病发作次数、有无规律性，发病时伴随症状；评估患者有无发病的因素存在。

2. 身体状况

（1）颌骨骨髓炎的临床发展过程可分为急性期和慢性期两个阶段。

①急性期特点：全身寒战、发热、疲倦无力、食欲不振，白细胞计数增高，中性粒细胞增多；局部有剧烈跳痛、口腔黏膜及面颊部软组织肿胀、充血，可继发颌周急性蜂窝织炎；患牙可有明显叩痛及伸长感。

②慢性期的特点：全身症状轻，体温正常或仅有低热，患者消瘦、贫血，机体呈慢性中度消耗症状；病情发展缓慢，局部肿胀，皮肤微红。

③口腔内或面颊部可出现多个瘘管溢脓，局部肿胀区牙松动。

（2）根据感染的原因及病变特点，临床上将化脓性颌骨骨髓炎又分为两种类型。

①中央性颌骨骨髓炎：中央性颌骨骨髓炎多在急性化脓性根尖周炎及根尖脓肿的基础上发生，绝大多数发生在下颌骨。按临床发展过程又分为急性期和慢性期。

②边缘性颌骨骨髓炎：边缘性颌骨骨髓炎指继发于骨膜炎或骨膜下脓肿的骨密质外板的炎性病变，常在颌周间隙感染的基础上发生，下颌骨为好发部位。

3. 心理-社会状况

急性期颌骨骨髓炎一般来势急，病情重，一旦患上此病，患者及家属均会感到焦虑和紧张。慢性期颌骨骨髓炎因病程迁延，时好时坏，患者对治疗缺乏信心，易产生抑郁心理。如果发生病理性骨折、咬合错乱和面部畸形，将会导致患者自我形象紊乱，严重影响其正常生活及社交。

【护理诊断】

1. 疼痛 与炎症被致密骨板包围，不易向外扩散有关。	**2. 体温过高** 与炎症引起的全身反应有关。
3. 营养失调：低于机体需要量 与感染造成机体消耗增加及摄入不足有关。	**4. 张口受限** 与炎症发生使翼内肌、咬肌等受累有关。
5. 口腔黏膜受损 与口腔内或面颊部出现多个瘘管溢脓有关。	**6. 焦虑** 与病程长、担心预后不佳有关。

【护理措施】

1. 疼痛的护理

（1）药物护理：应用镇痛剂，遵医嘱使用足量的抗生素控制感染，并注意观察和记录用药反应。

（2）急性炎症初期，用超短波局部照射治疗能缓解局部疼痛，消除肿胀。

（3）为加速伤口愈合，改善局部血运及张口度，患者术后可进行理疗及热敷。

（4）为患者提供舒适安静的环境，保证患者有足够的休息及睡眠时间，并帮助患者学习放松疗法，分散其对病痛的注意力。

2. 做好高热的护理

（1）患者体温在 38.5℃以上时，应进行物理降温或化学降温。物理降温主要有冰袋、冰帽、冷湿敷、温水擦浴等方法，应根据病情加以选择。化学降温主要指应用退热药，用药 30 分钟后必须再次测量体温，并将结果记录于体温单上。

（2）患者在退热过程中往往会大量出汗，应及时为患者擦干汗液，更换衣被，但要防止着凉，避免对流风。

（3）高热脱水者应给予静脉补液，以维持水电解质平衡。

3. 饮食护理

（1）给予营养丰富且易消化的流食或半流食，补充必要的营养、水和电解质及各种维生素，以满足机体的需要。

（2）张口受限者可采用吸管以吸吮方式进食，吞咽困难者可放置胃管鼻饲流食。

（3）全麻清醒 3 小时后，即可用鼻饲进食高热量、高维生素、高蛋白温热流质食物。

4. 围术期护理

（1）术前护理

向患者解释手术目的：

①去除感染坏死物，减少毒素吸收。

②减轻局部肿胀、疼痛及张力。

③防止感染向邻近间隙蔓延，防止向颅内、纵隔和血液扩散，避免严重并发症。

（2）术后护理

①密切观察患者病情变化和手术切口愈合情况。

②全麻清醒前去枕平卧位，头偏向一侧；全麻清醒后，取半坐卧位，以利呼吸和引流。

③严密监测患者神志、意识是否清楚。

④持续低流量吸氧。

⑤持续心电监护，严密监测生命体征。

⑥手术后，观察引流是否通畅及脓液的性状、颜色、气味等。

⑦指导患者进行高热量、高蛋白的流质或半流质饮食，避免辛辣等刺激性食物。

⑧注意休息，治疗期戒烟、戒酒。

⑨介绍术后治疗、用药、护理过程中的注意事项，以取得患者的配合。

⑩口腔护理：病情轻者嘱患者用温盐水或漱口液漱口；病情重者用 3% 过氧化氢溶液进行口腔冲洗，每日 3 次，以保持口腔清洁。

5. 心理护理

给予患者充分的同情及理解，并鼓励患者说出心理感受。对焦虑的患者进行心理疏导，可介绍其认识曾患同种疾病的恢复期患者，通过曾患同种疾病恢复患者的现身说法来增强患者的信心，使其积极配合治疗。

【健康教育】

（1）进食后可进行口腔冲洗，如用口腔含漱液或生理盐水边冲洗边吸引，以保持口腔清洁。	（2）戒烟、戒酒，不喝浓茶、咖啡，避免进食辛辣刺激性、坚硬的食物。
（3）指导患者及其家属识别可能发生急性发作的征象，如面部肿痛，如有发生应及时就诊。	（4）出院后遵医嘱按时服药，并注意观察药物不良反应。

第七章 口腔颌面部损伤患者的护理

第一节 口腔颌面部损伤概述

口腔颌面部上连脑部，下连颈部，是消化道和呼吸道的开口所在，是人体重要感官集中的区域，是人体外貌最主要的部位，也是人类社会交往和情感交流最主要的表达区。现代社会口腔颌面部损伤以交通事故损伤、工伤和生活意外损伤为主，且近年来损伤发生率呈明显上升趋势。这一部位的损伤，会导致颌面部有不同程度的解剖结构的破坏和生理功能的障碍，另外也会造成患者面容的变化，这可能会加重患者心理上的创伤。因此在救治伤员时，应及早正确地做出伤情判断，及时、有效地进行急救处理，采取相应的救治方法，以减少伤员的致残率和死亡率，提高治愈率。同时还要注意患者心理方面的变化。

【损伤的特点】

1. 血运丰富对颌面部损伤的利弊

颌面部血运丰富，伤后出血较多，容易形成血肿。组织水肿反应快而重，甚至会引起窒息。另一方面，由于血运丰富，组织抗感染与再生修复能力较强，创口易于愈合。因此，清创术中应尽量保留组织，争取初期缝合。

2. 牙对颌面部损伤的利弊

颌面部损伤常累及牙。火器伤时，击碎的牙可向邻近组织扩散，造成"二次弹片伤"。而牙列的移位或咬合关系错乱，则是诊断颌骨骨折的主要体征。另一方面，治疗牙、牙槽骨或颌骨损伤时，常需利用牙或牙列作结扎固定的基牙来恢复正常的咬合关系。

3. 易并发颅脑损伤

颌面部上接脑部，上颌骨或面中1/3部损伤容易并发颅脑损伤，主要临床特征是伤后有昏迷史。颅底骨折时可有脑脊液由鼻孔或外耳道流出。

4. 伴有颈部损伤

颌面部下连颈部，颈部为大血管和颈椎所在，下颌骨损伤容易并发颈部损伤。因此颌面部损伤时要注意有无颈部血肿、颈椎损伤或高位截瘫。

5. 易发生窒息

口腔颌面部在呼吸道上端，颌面部损伤时可因组织移位、肿胀、舌后坠，血凝块和分泌物的阻塞而影响呼吸或发生窒息。救治伤员时，应注意保持呼吸道通畅，防止窒息。

6. 影响进食和口腔卫生

口腔是消化道入口，颌面部损伤后可能会影响张口、咀嚼或吞咽功能，妨碍正常进食。需选用适当的饮食和进食方法，以维持患者的营养。进食后注意口腔清洁，以预防创口感染。

7. 易发生感染

口腔颌面部腔窦多，在这些腔窦内存在着大量的细菌，如与创口相通，则易发生感染。在清创处理时，应尽早关闭与这些腔窦相通的创口，以减少感染机会。

8. 可伴有其他解剖结构的损伤

口腔颌面部有唾液腺、面神经及三叉神经分布，如腮腺受损，可并发涎腺瘘；损伤面神经，可发生面瘫；三叉神经损伤时，则可在其分布区域出现麻木感。

9. 面部畸形

颌面部受损后，常有不同程度的面部畸形，从而会加重患者心理负担。治疗时应尽量恢复外形，减少面部畸形发生。

【损伤的临床表现】

1. 窒息

（1）前驱症状表现为烦躁不安、出汗、口唇发绀、鼻翼扇动和呼吸困难。

（2）窒息不能及时解除，患者在吸气时出现三凹体征（锁骨上窝、胸骨上窝及肋间隙明显凹陷）。

（3）如抢救不及时，随之发生脉搏减弱或加快、血压下降及瞳孔散大等危象甚至死亡。

2. 出血

根据损伤的部位、出血的来源（动脉、静脉或毛细血管）不同，患者可有面色苍白、无力、眩晕、出汗、口渴、呼吸浅快、脉搏加快或减弱以及血压下降等不同表现。

3. 休克

主要为创伤性休克和失血性休克两种。患者表现为面色苍白、无力、眩晕、出汗、口渴、呼吸浅快、脉搏加快或减弱，以及血压下降等。

4. 合并颅脑损伤

由于口腔颌面部邻近脑部，常伴发颅脑损伤，据调查结果显示：颌面部损伤最常见并发症是颅脑损伤，占口腔颌面部损伤并发症的40%，颅脑损伤包括脑震荡、脑挫伤、硬脑膜外出血、颅骨骨折和脑脊液漏等。表现为神志、脉搏、呼吸、血压、瞳孔及视力的变化等。意识障碍是颅脑损伤的主要症状之一，目前常用格拉斯哥昏迷评分法对患者的意识障碍程度进行分级。

第二节 口腔颌面部损伤的急救

口腔颌面部损伤后易发生窒息、出血、颅脑损伤、休克等危及生命的并发症。急救的根本目的是抢救生命，因此急救时必须全面了解伤情，分清主次和轻重缓急，以采取正确的急救措施。现场处理时，应从威胁生命最主要的问题开始，预防窒息、有效止血和抗休克是创伤急救的首要任务。对急性呼吸道梗阻的抢救，要迅速明确原因、解除梗阻，快速开放气道。对颌面部急性出血的急救，应采取相应的止血措施，同时及时补充血容量，积极防治失血性休克。

【窒息的急救】

窒息急救的关键在于及早发现和及时处理。

1. 窒息的原因

根据窒息的原因，大致可分为阻塞性窒息和吸入性窒息两种。

（1）阻塞性窒息

①异物阻塞：如血凝块、骨碎片、牙碎片以及各类异物均可阻塞呼吸道而发生窒息。

②组织移位：如下颌骨颏部粉碎性骨折或下颌体两侧同时骨折时，由于口底降颌肌群的牵拉，可使下颌骨前部向后下移位，引起舌后坠而阻塞呼吸道。

③气道狭窄：口底、舌根和颈部在损伤后，这些部位内形成血肿、严重的组织反应性肿胀均可压迫上呼吸道而发生窒息。面部烧伤而窒息的伤员，应注意可能吸入灼热气体而使气管内壁发生水肿，导致管腔狭窄引起窒息。

④活瓣样阻塞：受伤的黏膜盖住了咽门而引起的吸气障碍。

（2）吸入性窒息

吸入性窒息多因患者昏迷而导致血液、分泌物、呕吐物等被吸入气管而引起。

2. 窒息的急救措施

（1）解除阻塞

迅速用手指或器械取出异物或用吸引器吸出堵塞物，保持呼吸道通畅。如有舌后坠，可在舌尖后约2cm处用大圆针和7号线或大别针穿过舌的全层组织，将舌拉出口外。上颌骨水平骨折，软腭向下后坠落压于舌背时，在清除异物后，可用压舌板或筷子、铅笔横放于上颌双侧前磨牙位置，将上颌骨骨折块向上托起，并固定于头部绷带上。

（2）改变患者的体位

先解开患者颈部衣扣，并使患者的头部偏向一侧或采取俯卧位，便于唾液及分泌物自然流出。采取俯卧位时，须垫高患者的前额。

（3）插入通气管

对因肿胀压迫呼吸道而窒息的伤员，可经口或鼻插入通气管，以解除窒息。

（4）环甲膜穿刺或气管切开

如情况紧急，又无适当通气管时，可用1~2根粗针头在环状软骨和甲状软骨之间做环甲膜穿刺，随后行气管切开术。如呼吸已停止，可做紧急环甲膜切开术进行抢救，病情平稳后行常规气管切开术。

【出血的急救】

口腔颌面部损伤后出血较多。如伤及较大血管，处理不及时，可导致死亡。应根据损伤的部位、出血的来源（动脉、静脉或毛细血管）和程度，以及现场条件采取相应的止血方法。

（1）指压止血

用手指压迫出血部位供应动脉的近心端，可达到暂时止血的目的。如颞部、头顶、前额部出血，可压迫耳屏前的颞浅动脉；颜面出血，可压迫下颌角前切迹处的面动脉；头颈部大出血，在紧急时，可在胸锁乳突肌前缘，以手指触到搏动后，向后压迫于第6颈椎横突上，压迫时间不超过3~5分钟，注意此压迫易导致心律失常，甚至心跳骤停。

（2）包扎止血

适用于较浅的毛细血管和小动、静脉的出血。包扎前要将撕裂的软组织和移位的骨断端适当复位，包扎压力要适当，以避免组织过度受压而缺血，加重骨折断端的移位或阻塞呼吸道。

（3）填塞止血

用于开放性和洞穿性创口，也可用于腔窦出血。紧急情况下可用纱布填塞，再用绷带加压包扎。常规填塞时可用碘仿纱条或油纱条。颈部及口底创口填塞时，应注意保持呼吸道通畅，防止压迫气管发生窒息。

（4）结扎止血

现场条件允许时可对血管断端进行钳夹和线扎止血，效果最确切，也便于转送伤员。对使用上述方法仍不能奏效的严重出血可以采用颈外动脉结扎术止血，同时进行抗休克治疗。

（5）药物止血

适用于组织渗血、小静脉和小动脉出血。常用的局部止血药物有各种中药止血粉、止血纱布、止血海绵等。全身可辅助使用卡巴克洛、酚磺乙胺等药物。

【休克的急救】

口腔颌面部损伤患者主要是失血性或创伤性休克。单纯性颌面部损伤发生休克的机会不多，常因伴发其他部位严重损伤而引起。颌面部损伤患者休克的处理原则与一般创伤性休克基本相同，如抬高下肢，尽快补充血容量，保持呼吸道通畅，给氧、镇痛等。但在颌面部损伤患者休克急救中，不要应用吗啡，因吗啡有抑制呼吸的作用，而颌面部损伤患者易发生呼吸障碍；吗啡又可使瞳孔缩小，会妨碍观察颅脑损伤的病情变化。

【颅脑损伤的急救】

（1）凡有颅脑损伤的患者，应卧床休息，减少搬动，暂停不急需的检查或手术。

（2）如鼻孔或外耳道有脑脊液外流时，禁止做耳内、鼻内填塞与冲洗，以免引起颅内感染。

（3）对烦躁不安的患者，可给予适量的镇静剂，但禁用吗啡，以免抑制呼吸，影响瞳孔变化及引起呕吐，增加颅内压。

（4）如有颅内压增高现象，应控制入水量，并静脉滴注 20% 甘露醇 250ml 或静脉注射 50% 葡萄糖液 40 ~ 60ml，每日 3~4 次，以减轻脑水肿，降低颅内压；地塞米松对控制脑水肿亦有良效。

（5）如病情恶化，颅内有血肿形成，应及时请有关专科医生会诊处理。

【患者的包扎】

包扎是急救过程中非常重要的一个步骤，因为包扎有压迫止血、暂时性固定骨折、保护创面、缩小创面、减少污染、减少唾液外流、止痛等作用。包扎颌面部时应注意避免压迫颈部，以免影响患者的呼吸。常用的包扎方法有四尾带包扎法和十字绷带包扎法。

（1）四尾带包扎法

将绷带撕（剪）成四尾形，颏部衬以棉垫，将左右后两尾结在头顶前，左右前两尾结在枕骨结节下，然后再将两尾末端结于头顶部，可起到包扎和制动作用。

（2）十字绷带包扎法

用绷带先围绕额枕部缠绕 2~3 圈后，自一侧反折，由耳前区向下绕过颏部至对侧，再由耳前区向上越过顶部呈环形包绕，如此反复数次，末端用胶布固定，或在围绕额枕部 2~3 圈后将绷带穿越绕头绷带而不用反折方法亦可达到同样效果。

【患者的运送】

运送伤员时应保持伤员呼吸道通畅。一般伤员可采取侧卧位或头侧向位，避免血凝块或分泌物堆积在口咽部；昏迷患者可采取俯卧位，额部垫高，使口鼻悬空，有利于唾液外流和防止舌后坠。运送途中，应随时观察伤情变化，防止窒息或休克的发生。搬运疑有颈椎损伤的伤员，应2~4人同时搬运，1人稳定头部并加以牵引，其他人则以协调的力量将伤员平直整体移到担架上，颈下放置小枕，头部两侧用小枕固定，防止头的摆动。

【预防与控制感染】

口腔颌面部损伤的创面常被污染，甚至嵌入砂石、碎布等异物以及自身软硬组织碎片。感染对患者的危害有时比原发损伤更为严重，故预防感染是前期抢救中的主要注意事项。应尽早进行清创手术，如没有条件，应及时包扎伤口。伤后应尽早使用广谱抗生素，并及时注射破伤风抗毒素。

第三节　口腔颌面部软组织损伤患者的护理

口腔颌面部软组织损伤一般涉及皮肤、皮下组织，也常涉及舌、颊、软腭、口底、涎腺、神经、血管等特殊的组织和器官，还可与颌面部骨折同时发生。据统计，单纯颌面部软组织损伤的发生率约占颌面部损伤的65%。根据损伤原因和伤情不同可分为擦伤、挫伤、切割伤、刺伤、撕裂或撕脱伤、咬伤等。各类损伤的临床症状和处理方法也各有特点。

【临床表现】

1. 擦伤	2. 挫伤
皮肤表层破损，出血不多，常被表浅异物污染，疼痛较剧烈。	受伤局部疼痛，皮肤常出现淤斑、肿胀，甚至可形成深部血肿。
3. 切割伤	4. 刺伤
皮肤及其被覆的软组织裂开，创缘多整齐，伤及大血管可大量出血，伤及面神经可造成面瘫，伤及腮腺导管可发生涎腺瘘。	伤口多呈较深的盲管状，贯通伤也不少见，刺入物可污染伤口深部，甚至断在伤口内。

5. 撕裂或撕脱伤

这种伤口多不整齐，常见组织缺损，皮肤及其深层组织往往伴有挫伤，甚至有骨面的暴露。大面积的撕脱伤往往出血多，疼痛剧烈，容易发生休克。

6. 咬伤

咬伤伤口创缘不整齐，常伴有组织缺损和伤口污染。

【辅助检查】

X 线检查可协助诊断。

【治疗原则】

1. 擦伤

可在局部麻醉下彻底清洗创面，清除异物，保持创面干燥，防止感染。这种创面一般无需缝合，愈合后一般不遗留明显瘢痕。

2. 挫伤

伤后 24 小时内可用冷敷，局部加压包扎止血，镇痛。已形成血肿者，可在 1~2 天后改用局部热敷、理疗，预防感染。如已发生血肿感染则应切开引流，排出脓血。

3. 切割伤

（1）若在 3 天以内伤口无明显化脓，应在彻底清创、止血条件下将伤口准确复位，分层缝合，皮肤缝合采用小针、细线。

（2）对耳屏前和面侧方的伤口，应检查面神经和探查腮腺导管，发现面神经或腮腺导管断裂，有条件时应做修复，无修复条件时应转往上级医院。

4. 刺伤

（1）处理前要特别注意伤口出血情况，可借助 B 超或 CT 检查判断伤道和异物与重要血管的关系，在充分做好止血准备后才能着手取出伤道内的异物。

（2）取深部的异物要通过影像学定位，或在 C 型臂 X 线机下操作。

（3）彻底清创后应先关闭与体腔相通的伤口，逐层缝合，消灭死腔，放置橡皮条引流，加压包扎。

5. 撕裂或撕脱伤

（1）对撕裂伤要及时清创，尽可能少地修剪创缘，更不要轻易修剪掉尚有连接的撕裂组织；准确复位移位的组织，尤其对眼睑、鼻唇等部位更要仔细对位缝合。对完全离体的撕脱组织应尽可能做血管吻合再植，如无血管可供吻合也应尽量利用其皮肤游离移植来消灭创面。

（2）若离体组织最大径小于2cm，也应尝试复合组织游离移植。

（3）对舌体的撕裂伤应采用大针粗线全层缝合，原则上要恢复舌的长度。

（4）若组织严重水肿、感染、缺损，清创后不能做初期缝合，可先行定向减张缝合，待水肿消退、感染控制、创面稳定后再做延期缝合或修复。

6. 咬伤

（1）对于犬咬伤者，应注射狂犬病疫苗。

（2）对颌面部较深较大的创口，除以上局部处理外，还应注射破伤风抗毒素，适当使用抗生素以预防感染。

【护理评估】

1. 健康史

仔细询问患者发病前的全身健康状况，如有无严重的全身疾病和外科大手术史，有无过敏史等情况。

2. 身体状况

口腔颌面部软组织损伤分为闭合性损伤和开放性损伤。闭合性损伤常见有挫伤，挫伤可导致组织出血，甚至形成血肿，表现为皮肤变色和皮下淤血、疼痛、肿胀等；开放性损伤常有擦伤、切割伤、刺伤、撕裂或撕脱伤、咬伤等，主要表现为不同程度的伤口破裂出血、肿胀、疼痛，甚至可导致咀嚼功能障碍等，严重的头皮撕裂或撕脱伤可出现休克症状。

3. 心理-社会状况

患者因意外伤害可出现不同程度的恐惧或焦虑，常担心面容的毁损与疾病的预后。

【护理诊断】

1. 疼痛

与组织损伤有关。

2. 组织完整性受损

与外伤有关。

3. 焦虑	4. 营养失调：低于机体需要量
与面部畸形、环境改变及担忧预后不佳有关。	与张口受限、咀嚼功能障碍及吞咽困难有关。
5. 知识缺乏	6. 恐惧
缺乏对疾病相关知识的了解。	与突发的外伤及手术有关。
7. 潜在并发症	8. 吞咽障碍
出血、感染、窒息等。	与疼痛、咬合紊乱、咀嚼功能障碍、下颌运动障碍有关。

【护理措施】

1. 手术前护理

（1）心理护理

及时联系患者家属，缓解患者的孤独感。热情接待患者，鼓励患者说出使其不安及担忧的问题，并给予其耐心的解释和安慰，使患者了解口腔颌面部外伤的特点。消除患者及其家属的顾虑，使患者树立和鼓起战胜伤痛的信心和勇气。

（2）术前常规准备

①观察意识变化。

②保持呼吸道通畅，必要时吸氧。

③监测生命体征。

④建立静脉通道。

⑤准备急救用物。

⑥做好抢救和手术准备。

2. 颌面部软组织损伤清创术的护理

清创术是预防创口感染和促进愈合的基本方法，口腔颌面部损伤的患者只要全身条件允许，应尽量对局部伤口进行早期外科处理，即清创术。

（1）适应证

口腔颌面部损伤患者生命体征稳定；口腔颌面部擦伤、挫裂伤、刺伤、切割伤、撕脱伤、咬伤、刺伤等。

（2）物品准备

生理盐水、3%双氧水溶液、0.5%氯己定棉球、无菌手套、无菌纱布、局麻药、注射器、引流条（必要时）、油纱、小切开包、一次性针头、美容缝合线。

（3）治疗过程及护理

①核对患者病历及患者姓名。安排患者就座在治疗椅上。为患者系好胸巾。调整椅位及光源。

②准备麻药，询问患者有无过敏史。一般均可在局麻下进行，小儿或不合作的患者可考虑全麻。

③冲洗创口：用3%过氧化氢溶液和生理盐水彻底冲洗创口，力求将异物和血块去除干净。在患者头部下面放一污液桶，以防冲洗液流到地面上。

④清理创口：冲洗后行创口周围皮肤消毒，备0.5%氯己定棉球或碘伏，铺巾，进行清创处理。

⑤缝合创口：注意检查有无活跃的出血点及断裂的血管，应在彻底结扎或缝合结扎止血后，再将创口按层对位缝合。如果创口污染严重或已感染，缝合时应放置引流条。

⑥遵医嘱肌内注射破伤风抗毒素1500U或破伤风人免疫球蛋白250U。

⑦使用广谱抗生素，以预防和控制感染。

（4）术后指导

①口内创口嘱患者保持口腔卫生，使用含漱液漱口。

②颌面部创口术后根据病情1~2天换药1次。

③一般术后7天拆线，感染创口根据具体病情决定拆线时间。

3. 手术后护理

（1）密切观察患者的生命体征、神志及瞳孔变化，防止窒息、休克、颅内感染等并发症的发生。

（2）体位

取半卧位，头偏向健侧。

（3）保持呼吸道通畅，及时清除口腔、鼻腔内的分泌物、呕吐物、异物及血凝块，以防止窒息及预防肺部感染。

（4）伤口观察及护理

① 观察伤口有无渗血、渗液。

②观察伤口缝线有无脱落。

（5）口腔护理

颌面部损伤患者，常因伤口疼痛，口内有固定物，而使口腔自洁作用受阻，故应加强口腔护理，防止伤口感染。可用0.02%氯己定漱口液或0.1%苯扎溴铵溶液清洗口腔，每日3次；对口内有结扎钢丝或颌面牵引固定的患者，可用20ml注射器接弯针头冲洗或用小毛刷刷洗口腔。有脑脊液耳漏或鼻漏者，切不可用液体冲洗和用棉球堵塞外耳道和鼻腔，以免感染逆行入颅。

（6）疼痛护理

①为患者提供安静、整洁、舒适、安全的休息环境，并帮助患者学习放松疗法，分散其对病痛的注意力。

②耐心听取患者主诉，理解患者对疼痛的反应。

③必要时遵医嘱使用镇静、止痛药物，并观察用药后效果。

（7）饮食护理

①口内伤口：术后流质饮食，3~5天后半流质饮食，1周后普食。必要时可鼻饲流质饮食。

②口外伤口：术后第1天流质饮食，第2天起半流质饮食，第4天后可进普食。

（8）并发症的观察

①伤口出血：严密观察伤口有无出血或伤口敷料是否持续有新鲜血液渗出。如果引流条或引流管持续有新鲜血液流出，2小时内引流鲜红色血液>100ml或24小时>500ml，这表明伤口存在活动性出血，应立即通知医生，采取抢救措施进行止血。

②伤口愈合不良：如果伤口内的引流条或引流管内一直有分泌物流出，这表明伤口愈合不良，应转告医生，采取相应的治疗措施。

③伤口感染：术后4~5天患者突然出现体温升高，并且自诉伤口疼痛，局部出现为红、肿、热、痛等典型症状，可能为伤口发生感染，应及时通知医生，根据病情给予抗生素抗感染治疗。如果有脓肿形成，应做脓肿切开引流手术，同时配合全身支持治疗，加强营养，以增强患者抵抗能力。

【健康教育】

（1）术后3天内患者的体温稍高或伤口轻度肿胀属正常现象，应提前告诉患者和其家属，避免患者因知识缺乏而产生心理负担。

（2）对全身状况良好者，应鼓励其早期下床活动，以把握功能训练的时机及掌握功能训练的方法，进而改善局部和全身血液循环，促进伤口愈合。

（3）提高患者安全意识，如自觉遵守交通规则等，从根本上降低口腔颌面部损伤的发病率。

（4）指导患者注意合理饮食，勿进食粗硬食物，勿咬、碰患牙。视患者具体情况嘱其定期复查。

第四节　口腔颌面部骨折患者的护理

口腔颌面部骨折主要包括颌骨骨折、颧骨骨折、颧弓骨折等。颌骨骨折有一般骨折的共性表现，如肿胀、疼痛、出血、移位、感觉异常及功能障碍等。由于颌骨解剖结构和生理功能的特点，其临床表现和诊治方法与身体其他部位骨折又有不同，最大的不同是上、下颌骨形成的咬合关系，如处理不当，会影响咀嚼功能。颌骨骨折时常并发颅脑损伤和邻近颅面骨骨折。此外上颌骨内外的腔、窦多，骨的创伤常与口腔、鼻腔或上颌窦腔相通，易发生感染。

【临床表现】

1. 牙槽突骨折

口唇肿胀，牙龈撕裂，摇动伤区一个牙时邻近的几个牙与折裂的牙槽骨一起活动，损伤牙的移位可引起咬合错乱，常与牙折、牙脱位、牙脱落同时发生。

2. 下颌骨骨折

下颌骨骨折的主要表现有骨折处压痛、肿胀、出血、咬合错乱、咬合无力、骨折段异常活动和移位、张口受限等。骨折线通过牙列的部位可见牙龈撕裂、牙槽突骨折、牙折、牙脱位、牙脱落等。患者面下部可有开放性伤口，甚至骨折断端暴露。

3. 上颌骨骨折

上颌骨骨折可分为低位骨折、中位骨折和高位骨折；双侧同时发生较多见，两侧的骨折平面可不一致，也可同时伴有沿硬腭中缝或硬腭中缝旁的骨折。症状和体征有疼痛、张口受限、骨折处压痛和肿胀、口鼻出血、咬合无力、咬合错乱、骨折段异常活动和移位等。

4. 颧骨、颧弓骨折

（1）颧骨体骨折常出现眶周淤斑，眶外侧缘和眶下缘可触及台阶感，骨断端处压痛明显。

（2）骨折段发生明显移位时应至少有3条骨折线。骨折线常见于颧额缝、颧上颌缝、颧颞缝、颧牙槽嵴和眶底，还要注意颧蝶缝的骨折线。

（3）当骨折段向外下后移位时，颧突部不对称，面宽增加，严重时眼球移位；骨折段向内下后移位常造成骨折段嵌顿，眶下神经损伤，出现眼球运动受限等症状。单纯颧弓骨折在肿胀发生前或消退后常见面侧方凹陷，骨折断端向内错位可压迫颞肌和喙突引发张口受限。

5. 儿童颌面部骨折

（1）儿童骨折多见青枝型，或即使发生骨折，骨折段的移位也不很明显。

（2）患儿常常出现哭闹，张口受限，牙龈出血，拒绝进食或进食速度减慢，乳牙过早松动等表现。

【辅助检查】

1. 视诊

重点是观察面部有无畸形；眼球有无移位、运动受限；有无张口受限。眼睛症状常提示有眶、上颌骨的损伤或骨折，通过触诊可以明确骨折部位。

2. X线检查

常采用鼻颏位、颧弓切线位X线片检查。可以了解骨折的部位、数目、方向、类型，骨折移位和牙与骨折线的关系等情况。

3. CT 检查

CT 是全面了解骨折信息的常用辅助手段。冠状位 CT 检查对髁突矢状或斜行骨折的诊断价值最大。冠状位和矢状位 CT 检查可以观察到眶内软组织向眶底疝出或嵌顿情况。CT 轴位片对下颌体部斜行劈裂的骨折具有重要的诊断意义。CT 三维成像对骨折线和骨折段移位的显示更清楚。

【治疗原则】

1. 牙槽突骨折

局部麻醉下先将移位的牙槽突和牙齿复位到原来的解剖位置，然后利用两侧的健康邻牙做支撑，用钢丝将受伤的牙与未受伤的牙共同结扎到金属弓丝（牙弓夹板）上，或采用正畸的托槽弓丝固定，也可采用多牙黏结固定。至少固定 4 周。

2. 下颌骨骨折

（1）治疗时机：颌骨骨折的患者应及早进行治疗，如合并颅脑、重要脏器或肢体严重损伤，应首先抢救患者的生命，待全身情况稳定后再行颌骨骨折处理。

（2）正确的骨折复位和稳定可靠的固定：为避免发生错位愈合，应尽早进行骨折的复位与固定，并以恢复患者的咬合关系为治愈标准，目前以手术复位内固定为治疗的主要手段。

（3）合并软组织损伤的处理：软组织损伤常与骨折一并处理。

（4）局部治疗与全身治疗相结合。

3. 上颌骨骨折

（1）以恢复咬合关系，恢复面部高度、突度和宽度为治疗目的。除非有可以利用的原伤口，一般不在面部正面做切口。

（2）一经确诊为上颌骨骨折，可用直径 1cm 左右的圆木棍横置于后牙区托住上颌骨，并用绷带固定于颅骨上以减少出血、减轻疼痛、防止窒息。要特别注意患者有无颅脑损伤的症状和体征。

（3）对于错位不明显的闭合型骨折，可采用颌间弹性牵引加颅颌悬吊等非手术治疗。

（4）对于低位横断型骨折一般采用口内入路进行复位和功能稳定性内固定，固定部位一般选择在双侧梨状孔旁和颧牙槽嵴处。

（5）对于高位复杂性骨折通常需要通过口内外联合入路进行复位和功能稳定性内固定。

（6）对陈旧性上颌骨骨折的处理通常按照正颌外科和牵引成骨的原则进行复位。

（7）内固定材料多采用微型或小型接骨板和螺钉，对于有骨质缺损的病例还可使用钛网。

（8）术后适当使用抗生素预防感染。采用功能稳定性内固定的患者一般在术后1周内停止颌间牵引，并进行开闭口训练。术后半流质或软质饮食，并应保持口腔清洁。术后4周可拆除牙弓夹板。非手术固定的患者可在术后4周左右酌情拆除牙弓夹板。

4. 颧骨、颧弓骨折

（1）治疗目的：恢复张口功能，恢复面中部突度和宽度的对称，恢复眼球位置和运动功能。

（2）单纯颧弓骨折若无明显功能障碍和凹陷畸形，可在局部使用塑胶夹板包扎固定，防止骨折段移位。骨折段有明显移位引起张口受限者，可经口内或发际内切口用器械复位，并辅以上述外固定。对粉碎性或开放性颧弓骨折通常需实施手术复位和内固定，术中要特别注意保护面神经颧支和颞支。

（3）有明显移位的颧骨体骨折一般需要通过手术复位和固定。手术入路常联合使用冠状切口、睑缘下切口和口内前庭沟切口，在颧额缝、颧颞缝和眶下缘等部位用微型接骨板连接和固定骨折段，在颧牙槽嵴处用小型接骨板固定。

（4）眶底骨折伴有眶内容物疝出者，应先将眶内容物复位，再用钛网或植骨修复眶底。

（5）对错位愈合的颧骨、颧弓骨折通常需经周密的术前设计才可实施修复手术，若患者没有明显的功能障碍，也可植骨或用人工代用品进行修复。

5. 儿童颌面部骨折

（1）儿童颌面部骨折多采用非手术治疗。因为儿童在替牙期内咬合关系可塑性很大，处理骨折对恢复咬合关系的要求不如对成年人高。

（2）乳牙的牙冠较短，外形凸度小，可以采用牙面贴钩的方法进行颌间牵引，牵引时间应较成年人缩短一半。

（3）儿童在 14 岁以前发生髁突骨折可以采用 5mm 左右厚度的咬合板进行下颌支的牵引，以预防颞下颌关节强直的发生。

（4）对于开放性、错位严重的颌面部骨折，手术治疗时要注意保护恒牙胚，尽量采用刚性较弱的钢丝或可降解的接骨板进行内固定。

（5）对于已错位愈合的儿童颌面部骨折，一般应待 16 岁以后再按正颌外科、颞下颌关节外科和整形外科的原则进行治疗。

【护理评估】

1. 健康史

（1）一般情况：了解患者的年龄、性别、职业、婚姻状况及评估其营养状况等，尤其注意了解患者药物使用情况及过敏史、手术史、家族史和女性患者生育史等情况。

（2）发病特点：了解患者有无面部畸形、咬合错乱、张口受限及下唇麻木等表现。

（3）相关因素：了解患者术前的心理状态、对预后的期望程度、文化程度及经济承受能力等，如有心理问题应进行及时有效的心理护理。

2. 身体状况

（1）了解患者目前的健康情况及各项生命体征是否正常。评估患者全身情况，如体重、营养，心肺功能、肝肾功能等情况。询问患者有无高血压、糖尿病、血液病等全身性疾病。

（2）了解与手术相关的各项检查是否正常。

3. 心理-社会状况

患者因遭受意外伤害，可出现不同程度的恐惧或焦虑，可严重影响其学习和生活。护士应多与患者及其家属进行沟通，以取得来自患者家属及其同事的支持、理解和关心。

【护理诊断】

1. 疼痛

与外伤骨折有关。

2. 有窒息的危险

与骨折后软腭下塌阻塞咽喉部，舌后坠、异物阻塞咽喉部，口腔组织水肿等有关。

3. 焦虑

与担心疾病的预后有关。

4. 口腔黏膜改变

与损伤、下颌运动障碍致口腔护理障碍有关。

5. 吞咽障碍

与疼痛、咬合紊乱、咀嚼功能障碍、下颌运动障碍有关。

6. 营养失调：低于机体需要量

与张口受限、咀嚼功能障碍及吞咽困难，外伤引起代谢紊乱有关。

7. 潜在并发症

出血、感染、窒息等。

8. 恐惧

与突发的伤害及手术有关。

9. 知识缺乏

缺乏颌面部外伤急救护理相关知识。

【护理措施】

1. 颌骨骨折患者的急救护理

（1）做好收治颌骨骨折急症患者的准备、抢救工作，协助医生进行抢救和伤口清创缝合。

（2）保持患者呼吸道通畅，防止窒息发生。

（3）严密观察患者口腔是否出血，根据现场条件采取相应的止血方法。

（4）休克的急救。休克的处理原则为恢复组织的灌注量。

（5）合并颅脑损伤的急救。严密观察患者的神志、瞳孔、脉搏、血压、呼吸变化，并保持呼吸道通畅，必要时行气管切开术。外耳道及鼻腔有脑脊液漏出时，禁止做填塞与冲洗，以免引起颅内感染。如颅内压增高时，应遵医嘱使用降颅内压药物和镇静药物，但禁用吗啡。

（6）包扎能起到保护创面、压迫止血、暂时固定、防止污染的作用。包扎时应注意松紧度，以免影响呼吸。

2. 颌骨骨折坚固内固定的护理

坚固内固定是使用钛生物材料将骨折固定在解剖位置直至愈合。坚固内固定没有颌间牵引固定带来的诸多弊病，如口腔卫生不良、继发龋病、进食及语言障碍等。坚固内固定效果好，术后大大减少了颌间固定的时间，甚至可不用颌间固定。

（1）术前准备

①术区皮肤准备：术前1天应根据颌骨骨折的部位及手术进路，按医嘱做好皮肤准备。

②患者准备：术前1天患者行上、下颌牙弓夹板结扎。目的是使术中、术后咬合关系在正常的位置上，从而达到理想的手术效果。

③心理护理：向患者详细介绍手术过程，通过与患者沟通，判断患者是否焦虑、恐惧，并针对患者不同的心理问题加以疏导，鼓励其表达自己的感受，并使其学会自我放松。

（2）术后护理

①观察局部创口情况：观察创口敷料渗血情况及口内渗血情况，如有渗出或呕吐物污染，应及时更换敷料以防创口感染。

②局部冷敷护理：根据冷疗生理效应，术后24小时内创口周围给予冷敷，有助于控制出血，减轻水肿与疼痛；冷敷时注意冰囊清洁干燥无渗漏，以免污染创口，对于骨折处同时置入人工材料的患者注意冰囊的压力不宜过大，应悬挂于患处上方。治疗过程中应及时更换冰囊，避免冰囊使用时间过长，冰融化而达不到制冷的效果。同时按照冷疗的继发效应原理，使用冰袋时应注意冷敷30~60分钟后停止使用，间歇1小时后再按规定反复使用。

③口腔冲洗：由于颧骨骨折术后，口腔的自身防卫能力及自洁功能减弱，加之食物残渣的堆积使口腔内微生物得以迅速繁殖，导致口腔异味并可能引起创口感染而直接影响创口愈合，因此口腔冲洗至关重要。术后给予口腔冲洗，2~3次/日。口腔冲洗具体方法：用20ml注射器接10cm长的乳胶管，用1%~3%过氧化氢溶液及生理盐水交替冲洗，顺序为颊部、龈沟、牙间隙及结扎物，冲洗时注意勿触碰或直接对着创口冲，以免引起创口出血，同时应避免引起呛咳及误吸。术后辅助颌间牵引的患者口腔护理时注意观察矫正物是否脱落和松动，做到及时发现以保证咬合关系恢复良好。

④饮食护理：术后应给予流食，应根据手术进路选择进食方式，口内进路患者遵医嘱给予鼻饲，可给予高热量、高蛋白、高维生素的流质饮食，以保证患者充足的营养，增加其机体抵抗力，保证创口愈合。

3. 牙弓夹板颌间结扎固定术的护理

牙弓夹板颌间结扎固定术一般适用于上、下颌骨骨折，下颌骨植骨及颌骨畸形手术后的患者，用夹板控制下颌骨的活动，以保持骨折片或植骨片与骨端的制动状态，可达到恢复良好的咀嚼功能和颜面外形的效果。

（1）术前准备

①物品准备：牙弓夹板1~2个（直径1.0~1.5mm）、不锈钢丝（直径0.25~0.5mm）、弯丝钳、持针器、钢丝剪刀、橡皮圈、粘合胶等结扎固定器材。

②患者准备：进行洁治治疗，以清除牙石，保持口腔卫生。

（2）术中护理

①向患者讲解治疗中的注意事项及如何配合医生治疗。

②调整椅位以便于医生操作。

③加强口腔护理，一般采用擦拭法、加压冲洗法和含漱法。目前对清醒患者常用加压冲洗法，可用1%~3%的过氧化氢溶液或生理盐水冲洗，其冲洗顺序为颊部、龈沟、牙间隙及结扎物，用同法冲洗对侧，边冲洗、边吸引。冲洗完毕，用棉球擦净患者口周，再检查患者口腔黏膜是否有炎症或溃疡，根据情况涂抹红霉素软膏，如口唇干燥可涂以润滑剂或红霉素软膏。如流涎多者，颏颈部应涂以氧化锌油膏。昏迷患者可采用擦拭法进行口腔护理。

④注意观察患者牙齿咬合关系恢复情况，如观察牙齿是否错位、结扎的不锈钢丝和牵引的橡皮圈是否松脱和断裂等，发现异常应及时通知医生给予处理。

⑤注意口腔颌面部及口内固定装置是否有压痛、移位，如有压痛和移位应进行调整加固，结扎钢丝断端弯入牙间隙中，可涂抹碘甘油。

⑥重症患者要注意其体位变化，并应鼓励患者咳嗽排痰，以防止坠积性肺炎的发生。

⑦加强对患者的心理护理，充分调动患者自身的积极性，坚定其战胜病痛的信心。解除固定装置后，指导患者进行张口训练和进食方法的训练，以逐渐恢复咀嚼功能。

⑧饮食护理：给予高蛋白质、高热量、高维生素的流食，经磨牙后用吸管吸入或鼻饲。

（3）术后护理

①颌间结扎固定会给患者带来语言、饮食等许多的不便，因此必须向患者说明此项处置在治疗中的重要性，使患者积极配合治疗。

②对院外患者应教会其正确的进食方法、如何选取适宜的食物种类，以及如何保持口腔卫生，如应教会其用儿童牙刷刷洗牙齿外侧面的污垢等，以保证口腔清洁。告知患者应定期复查，固定装置如有松脱和断裂等情况发生应随时复诊。

③牙弓夹板颌间结扎拆除后应教会患者进行开口训练的方法，以保证咀嚼功能的恢复。

④颌间结扎固定时间应视病情而定，如单纯行颌间结扎固定治疗颌骨骨折应在固定4~6周（上颌骨为3~4周）后拆除，颌间结扎固定用于坚固内固定术的辅助治疗时应在术后1~2周拆除。

4. 颌骨骨折手术的护理

（1）术前准备

①病情观察：监测患者生命体征，如体温、脉搏、呼吸、血压、心率等。观察患者神志和瞳孔的变化。如患者出现意识丧失、瞳孔对光反射变化则是颅脑损伤的表现，应及早报告医生尽快抢救。

②皮肤准备：患者多为急诊入院，全身卫生状况较差，应及时给予卫生整理。

③准备急救用品：除常规准备氧气瓶、一次性吸氧管、一次性氧气雾化器、负压吸引器、一次性吸痰管外，床旁还需备气管切开包。

（2）术后护理

①病情观察：严密监测患者的生命体征，并做好相应的护理记录。密切观察病情变化，每15~30分钟巡视1次。患者床头一定要备气管切开包和气管套管。严密观察患者通气和血氧饱和度的变化情况，当血氧饱和度降低时，要及时吸痰，如不缓解，应立即报告医生，必要时行气管切开术。

②术后呼吸道的护理：保持呼吸道通畅，遵医嘱给予雾化吸入及持续呼吸道湿化治疗，及时吸痰。气管插管口处覆盖无菌湿纱布以保持呼

吸道的湿润，带管时间长的患者一定要每4小时进行气囊测压1次，注意不要让患者自行拔管，以免损伤呼吸道，对不配合的患者可将其双上肢固定于床边。

③体位的护理：返回病房6小时内采取去枕平卧位，头偏向一侧，注意不要让患者睡得太沉，应经常唤醒患者。患者清醒后，可以摇高床头30°左右以减轻面部水肿。拔除鼻插管后，患者一般面部水肿明显，此时可嘱患者睡眠时一定要摇高床头，可有助于头部静脉回流，减轻水肿。

④饮食护理：手术后患者一般经鼻胃管进食。术后1~2天拔除鼻插管后，最好立即放置胃管，对不配合的患者，要向其讲明鼻饲对营养的重要性。放置胃管时一定要注意避免碰伤腭咽部伤口，为减轻患者痛苦也可手术中放置胃管。

⑤口腔护理：口腔是一个极易引起细菌繁殖的场所，手术后一定要重视口腔护理，以防止伤口感染。护士在进行口腔护理时一定要遵循口腔冲洗的先冲后洗原则，先用1:5000呋喃西林溶液冲洗口腔，约30秒后用持物镊进行牙齿、口腔黏膜的擦洗，动作要轻柔，以不损伤口内伤口为宜。药物冲洗1遍或2遍后，再用灭菌注射用溶液含漱。患者能自行漱口后，一定要监督其每日及时漱口。

5. **心理护理**

由于患者遭受突然的意外伤害，常表现为惊慌、恐惧不安，治疗时应稳定患者情绪。颌面部损伤往往会造成面部畸形，影响美观，患者常表现出焦虑和恐惧，对治疗和护理有抵触心理，应予以疏导、解释及安慰，使其树立战胜伤痛的信心，并主动配合医护人员进行治疗。

【健康教育】

(1) 术后3天内患者的体温稍高或伤口轻度肿胀属正常现象，应提前告诉患者和其家属，避免因知识缺乏而使患者产生心理负担。

(2) 保持口腔卫生，进食后清洁口腔。颌间固定患者可用儿童牙刷清洁口腔。如使用颌间弹性牵引的患者，在术后2~3周后，即骨折处已发生纤维性愈合时，可在饭前取下颌间牵引的橡皮圈，饭后用漱口液漱口后，再挂上橡皮圈，以维持牵引状态。须注意重新悬挂橡皮圈的位置和方向应与摘除前保持一致。

（3）术后1周给予高热量、高蛋白、高维生素流食，2周后可进软食，以保证充足的营养，增强机体抵抗力，保证创口愈合。

（4）患者出院后应每周复诊，由医生进行调𬌗，一般术后2周左右就可以恢复正常咬合关系。

（5）张口受限的患者术后1~2周开始张口训练，术后2周内不宜张大口，应逐渐恢复开口度。术后1~2月内可使用开口器，以后改为日间练习时，开口器可放于两侧磨牙区，并可逐渐加大开口度，左右交替练习，以防出现咬合关系紊乱。一般练习时间应持续1年左右。

（6）颧骨、颧弓骨折的患者为避免骨折块移位，术后10天内限制大张口活动，如咧嘴大笑。

（7）鼻骨手术后，应指导患者抑制打喷嚏，可采用张口呼吸或压迫人中的方法，如控制不住可张口打出，以减轻对伤口的冲击力。

（8）术后7~10天拆线，出院后1个月复查，如发现结扎丝脱落、松解、断裂，咀嚼时颌骨、牙齿疼痛等情况应及时就诊。

（9）在颌骨骨折固定期（术后24周），骨折部位制动，禁忌用力咀嚼，出院后复诊时调整牵引及固定。在此期间不能吃坚硬食物，以免复折。

（10）拆除固定装置后，按照循序渐进的原则指导患者练习张口。

（11）根据病情需要，医生决定是否拆除术中固定用钛板，若需要则于术后半年手术去除。

（12）术后3个月内避免剧烈活动、挤压、碰撞患处。

第八章　口腔颌面部先天性畸形患者的护理

第一节　唇裂患者的护理

唇裂是口腔颌面部最常见的先天性畸形，唇裂可单独发生也可伴有牙槽嵴裂或腭裂。唇裂是胎儿在发育过程中，受到多种因素的影响，使上颌突与球状突未能融合而形成的裂隙。导致唇裂的发生可能与遗传及妇女妊娠期间的营养、感染、损伤、药物、烟酒刺激、内分泌等因素有关。唇裂可造成唇部外形缺陷和表情、语言、吸吮、咀嚼等功能障碍。唇裂通过手术治疗的方法可恢复接近正常的唇外形和功能。

【临床表现】

1. 症状

吸吮及进食有一定困难。

2. 体征

出生时即发现上唇部裂开，有两种分类方法：

（1）按裂隙部位分类

①单侧唇裂：可分为不完全性唇裂和完全性唇裂。

②双侧唇裂：分为不完全性唇裂、完全性唇裂以及混合性唇裂（一侧完全，另一侧不完全）。

（2）按裂隙程度分类

①Ⅰ度唇裂：仅限于红唇部分裂开。

②Ⅱ度唇裂：上唇部分裂开，但未裂至鼻底。

③Ⅲ度唇裂：整个上唇至鼻底完全裂开。

【辅助检查】

1. X线检查

了解心肺功能有无异常，胸腺有无肥大。

2. 常规检查

实验室检查包括血、尿常规检查，了解病儿的发育情况。

【治疗原则】

1. 手术治疗

以恢复唇的正常解剖形态和生理功能，为治疗唇裂的重要目的。单侧唇裂修复术最合适的年龄是在出生后 3~6 个月，双侧唇裂选择出生后 6~12 个月实施手术。

2. 序列治疗

国际上公认的唇腭裂治疗方法。是指唇腭裂的治疗应有多学科医生参与，在适当的年龄，按照约定的程序对患者进行系统治疗的过程。包括唇裂修复术、腭裂修复术、牙槽嵴植骨术、鼻唇畸形修复术、正颌外科手术以及相关的术前术后正畸治疗、语音治疗、心理治疗等。

唇腭裂序列治疗：包括团队序列和时间序列。

（1）团队序列：因为唇腭裂所造成的多方面的解剖畸形和生理功能障碍，所以对唇腭裂的治疗需要不同专家从不同方面来进行。如对唇腭裂患者的治疗需要口腔颌面外科专家、整形外科专家、语音治疗师、心理学专家等参与。

（2）时间序列：随着儿童生长发育，在不同时间进行评价和治疗。如 3~6 个月行唇裂修复术；8~12 个月行腭裂修复术；4~5 岁行语音、腭咽闭合功能评价以及语音训练或咽成形术；7.5~8 岁行生长发育评价及植骨前的必要正畸准备；9~11 岁行牙槽突裂植骨修复术以及必要的鼻唇畸形修复术和鼻继发畸形矫正；12~13 岁行必要的正畸治疗和鼻唇继发畸形矫正；15~16 岁根据需要进行正颌外科治疗。

【护理评估】

1. 健康史

评估患儿的全身情况及家族史，询问其有无药物过敏史及手术史。患儿因唇部裂隙，吸吮及进食均有一定困难，其生长发育常受到影响，可出现营养和发育不良。入院后评估患儿全身情况，如评估患儿体重、营养、心肺功能、肝肾功能、血细胞分析、血型、凝血功能、X 线胸片以及患儿有无上呼吸道感染等情况。

2. 身体状况	3. 心理-社会状况
患儿因唇部裂隙，吮吸及进食均有一定困难，加之唇部裂开，冷空气直接进入口咽部，使患儿极易出现呼吸道感染，常会影响患儿的生长发育，从而使患儿出现营养和发育不良的体征。唇裂分为单侧唇裂和双侧唇裂。另外，临床上还可见到隐性唇裂，即病变处皮肤和黏膜无裂开，但其下方的肌层发育不良，致患侧出现浅沟状凹陷及唇峰分离等畸形。	患者及其家属的心理状况是唇裂治疗过程中应予以特别关注的重要环节。患儿常一出生就面临着喂养及手术治疗等问题的困扰。先天性唇裂患者如未在婴幼儿期进行整复术，常有自卑心理，其性格孤僻，不愿与人交往，常会受到同龄儿童的歧视。患儿父母也会受到极大的心理创伤，担忧本病的治疗、术后效果和患儿的前途。入院后应评估患儿家属的心理需求，帮助患儿家属正确认识疾病，如让其了解本病的治疗过程及术后可能达到的效果，避免过分担忧，并鼓励患儿及其家属积极参与社会活动和进行人际交往。

【护理诊断】

1. 有窒息的危险	2. 有伤口感染或裂开的危险
与全麻术后体位、呕吐、误吸或喂养方式不当有关。	与唇部伤口不清洁，未及时清除鼻涕、血痂或食物残渣等有关。
3. 知识缺乏（患儿父母）	4. 组织完整性受损
患儿父母对疾病相关知识不了解及缺乏正确的喂养知识。	由先天性畸形所致。
5. 有受伤的危险	6. 语言沟通障碍
与患儿搔抓切口、哭闹有关。	与患者年龄或唇部畸形造成生理缺陷导致说话不清有关。
7. 营养失调：低于机体需要量	
与唇部畸形，不能正常进食；父母缺乏喂养知识有关。	

8. 自我形象紊乱

与唇部畸形造成心理上的缺陷；长期受别人的嘲笑有关。

9. 进食、吞咽困难

与畸形及喂养知识缺乏有关。

【护理措施】

1. 术前护理

（1）心理护理

让患儿父母了解先天性唇裂患儿智力一般均属正常，不必过分忧虑；恰当交代唇裂修复术预后以及术中、术后可能发生的情况，使患者父母对手术有全面、正确的理解。

（2）术前检查

对患儿进行全面身体检查，包括体重、营养状况、心肺功能情况等检查。血红蛋白含量、白细胞计数、出血时间及凝血时间都应在正常范围。如患儿明显发育不良或面部有湿疹、疖疮等皮肤病时，为预防感染，应推迟手术。

（3）饮食指导

婴幼儿应于术前数日停止吸吮母乳或用奶瓶喂养，改用汤匙喂养，以便术后习惯于匙饲流食，应向家长说明手术后若继续以吸吮方式进食将影响创口愈合及引起创口感染、重新裂开等。另外，术前如果不训练用匙饲的方法进食，术后患儿会对突然改变的喂饲方法不适应，发生哭闹也会影响创口的愈合。

（4）预防上呼吸道感染

向患儿父母介绍术前注意事项，指导其注意患儿的保暖，防止患儿因上呼吸道感染而延误手术。

（5）物品准备

唇裂手术器械、唇裂手术敷料、15 号刀片、11 号刀片、3-0 线、1号线、5-0 可吸收线、4×10（圆针 2 个、角针 2 个）、20ml 注射器、5ml注射器、双极电凝、吸引器、灯罩、0.5%氯己定棉球、碘仿、油纱布、手套、小剪刀、鼻管、小持针器、1:200000 止血水（肾上腺素 1mg/ml+生理盐水 200ml）。

（6）患者准备

①术前 1 天做局部皮肤准备，用肥皂水清洗患儿上下唇及鼻部，并用生理盐水棉球擦洗患儿口腔。成人患者应剪去鼻毛，注意口腔清洁，

可用消毒液含漱，应做好个人卫生，如剃胡须等。

②成人单侧唇裂以局麻为主，婴幼儿则需全麻，全麻术前 4 小时禁食、禁水，成人需全麻者术前 12 小时禁食、禁水。应根据年龄决定婴幼儿全麻术前禁食、禁水时间（表1）。

表1　婴幼儿全麻术前禁食、禁水时间

年龄	禁食牛奶及其他食物时间（小时）	禁水时间（小时）
新生儿	4	2
1~6 个月	4	2
6 个月~3 岁	6	3
3 岁以上	8	3

2. 术中护理

（1）患者取仰卧位，肩部垫小枕。

（2）配合术者铺无菌巾，并递巾钳给术者。

（3）递 0.5%氯己定棉球，协助术者消毒患者鼻孔及口腔。

（4）递测量尺，协助术者用美蓝定点画线。

（5）用高压注射器注射止血水，在患者咽部可填一小块纱布条防止血液误吸而引起窒息。

（6）递 15 号刀片，协助术者切开皮肤，再递 11 号刀片，协助术者切开唇组织，递止血钳止血，钳带 3-0 线结扎唇动脉。

（7）递小剪刀，协助术者解剖肌层。

（8）递盐水纱布给术者，擦干术区，暴露术野，使术野清晰。

（9）递 5-0 可吸收线给术者，缝合唇肌层组织。缝合唇部组织时应由内向外，顺序依次为黏膜、肌肉、皮肤（用 6-0 线缝合）。

（10）唇红处理：递小剪刀给术者，用小剪刀剪去多余部分唇红黏膜，或递 11 号刀片在唇红处切开，做"Z"成形缝合。

3. 术后护理

（1）体位

术后患儿未清醒前，应使其平卧，头偏向一侧，以免误吸。患儿清醒后，取屈膝侧卧位，头偏向一侧，以利于口内分泌物流出。

（2）严密观察病情和监测生命体征变化，如观察伤口有无出血、肿胀等，并认真记录。

（3）观察患儿术后有无脱水、高热等情况，如有发生应及时处理。注意患儿保暖，防止上呼吸道感染，以免感染后流涕引起伤口糜烂，甚至裂开。

（4）伤口护理

①术区在术后第 1 天可加压包扎防止渗血，第 2 天应暴露，除去压迫敷料，安放唇弓，保护唇部创口，减少唇部的张力，并以 4％硼酸酒精清洁创口，避免血液、鼻涕、泪水的污染，唇弓松紧要适度。

②婴幼儿应避免啼哭、吵闹，应保持局部清洁干燥，防止感染。注意勿让患儿搔抓及碰撞上唇，以免创口裂开，尤其夜间更应注意，在夜间可将患儿双肘分别捆绑制动。

③术后应用抗生素，防止感染。视创口张力大小，一般术后 5～7 天可拆线，如有感染的创口，缝线应提前拆除，婴幼儿的口内缝线可晚拆或不拆。拆线后，尚需提醒家属防止患儿碰伤唇部，因为创口虽已愈合，但还有裂开的危险。2 周后可撤掉唇弓。

（5）营养支持

全麻清醒后 4～6 小时，可用滴管或汤匙喂流食，喂流食时尽量不要接触伤口，以免引起伤口感染。术后 10 天方可吸吮母乳或用奶瓶喂养。

【健康教育】

（1）保护创口：拆线后可继续用唇弓 10～14 天，以避免唇部碰伤。

（2）教会患儿父母清洁唇部及牙槽骨的方法。

（3）喂养指导：婴幼儿术后用汤匙喂食营养丰富的流食，喂食时尽量不要接触伤口，以免引起伤口感染。术后 10 天方可吸吮母乳或用奶瓶喂养。

（4）按时复诊：术后 3 个月内复诊，如发现唇部或鼻部的修复仍有缺陷，可考虑 12 岁后或在适当时间施行二期整复术。

第二节　腭裂患者的护理

腭裂是口腔颌面部最常见的一种先天性畸形，可单独发生也可与唇裂同时伴发。腭裂不仅有软组织畸形，还可伴有不同程度的骨组织缺损和畸形。腭裂患者存在吸吮、进食、语言及听力等生理功能的障碍，且咬合关系紊乱及上颌骨发育不良的发生率也高于正常人群。同唇裂相比，腭裂伴发其他畸形的比率较高，如可伴发先天性心脏病、小下颌畸形等。

【临床表现】

1. 症状

（1）吸吮功能障碍

由于腭部裂开，使口、鼻相通，口腔内不能或难以产生负压，导致患者无力吸吮母乳，或吸吮母乳时乳汁从鼻孔溢出。

（2）腭裂语音

腭裂语音的特点是发出的元音很不响亮而带有浓重的鼻音（过度鼻音），发出的辅音很不清晰而且软弱（鼻漏气）。年龄较大的患者，因共鸣腔的异常而难以进行正常的发音和讲话，而用各种异常的发音习惯来代替正常发音，而产生难以听懂的腭裂语音。

（3）口鼻腔自洁环境的改变

由于腭裂使口腔、鼻腔直接相通，进食时，鼻内分泌物很容易流入口腔，造成或加重口腔卫生不良，同时易引起局部感染。

（4）听力降低

腭裂造成的肌性损害，使咽鼓管开放能力较差，影响中耳气流平衡，使患者易患分泌性中耳炎。同时由于不能有效地形成腭咽闭合，吞咽、进食时常有食物反流，易引起咽鼓管和中耳的感染。因此腭裂患者中耳炎的发生率较高，部分患者可有不同程度的听力损害。

（5）颌骨发育障碍

有相当数量的患者常有上颌骨发育不足，随着年龄的增长而越来越明显，可导致反𬌗或开𬌗以及面中 1/3 塌陷，患者呈蝶形脸。

2. 体征

(1) 腭部裂开

出生时即发现腭部裂开。按裂开部位和程度可分以下几种类型。

①软腭裂：仅软腭裂开，有时只限于腭垂。不分左右，一般不伴唇裂。

②不完全性腭裂：软腭完全裂开并伴有部分硬腭裂开，但牙槽突完整，也无左右之分。

③单侧完全性腭裂：软硬腭全部裂开，常伴有牙槽裂及同侧完全性唇裂。

④双侧完全性腭裂：常与双侧完全性唇裂同时发生。鼻中隔、前颌突及前唇部分孤立于中央。

(2) 面部畸形

有相当数量的患者常有上颌骨发育不足，随着年龄的增长而越来越明显，可导致反𬌗或开𬌗以及面中部凹陷畸形。

【辅助检查】

1. 头颅侧位 X 线平片

对软腭的运动功能进行评价，在拍静止平片的基础上还要加拍发元音的动态 X 线片。

2. 鼻咽纤维镜检查

是对腭咽闭合功能进行观察的一种方法。它不仅可以对腭咽部的形态和功能进行检查和评价，有利于手术方法的选择和治疗方案的确定，还是反馈治疗的手段。

3. 鼻音计

是应用于评价腭裂语音的较新方法，它通过分析声音共振能量——声能的输出，反映发音者发音时的音鼻音化程度，从而间接反映腭咽闭合情况。

【治疗原则】

腭裂的治疗应采取综合序列治疗，它不仅需要多学科的专业人士密切合作，还需要患者及其家属的良好配合，才能获得较为理想的治疗效果。

1. 手术治疗

（1）手术年龄选择

腭裂整复术最合适的手术年龄，至今在国内外仍有争议，归纳起来大致有两种意见：一种意见是主张早期手术，在8~18个月手术为宜，在患者开始说话时完成腭裂整复术，可以达到较为理想的发音效果；另一种意见认为在5~6岁施行手术，避免因早期手术影响面部血运以及术后瘢痕等加重上颌骨发育畸形，同时减少麻醉和手术风险。

（2）整复方法

①改良兰氏腭裂修复术：适用于所有类型的腭裂患者，裂隙较窄者可不做松弛切口。

②单瓣或两瓣后推修复术：该术式能适当延长软腭，多用于不完全腭裂患者。

③软腭逆向双"Z"形瓣移位术：该术式也是一种延长软腭的修复方法，多用于裂隙较小的不完全腭裂或腭隐裂患者。

2. 非手术治疗

包括正畸治疗、缺牙区修复治疗、语音训练以及心理治疗等。

【护理评估】

1. 健康史

（1）了解患者有无药物过敏史及观察患者有无上呼吸道感染和急慢性中耳炎等疾病的症状。

（2）评估患儿的吸吮、进食和发音、讲话情况。

2. 身体状况

①患者吸吮、进食、发音等功能出现障碍。因腭裂造成鼻腔与口腔相通，影响吸吮，进食时食物易从鼻腔溢出，患者发音时表现为含橄榄语音。

②患者可伴有上呼吸道感染和急慢性中耳炎。因鼻腔和鼻黏膜暴露，患者容易受冷空气刺激而发生上呼吸道感染。又因鼻咽部慢性炎症，耳咽管通气不畅，可致急慢性中耳炎。

③部分患者可有上颌骨发育不全，导致反𬌗或开𬌗，面中1/3塌陷，使患者呈刀削脸状。

3. 心理-社会状况

患者因发音障碍、面部畸形，常有自卑、性格孤僻等心理异常表现；患者家长也常有担心、焦虑等表现。护士要了解患者及其家属的心理状态，发现异常及时疏导，还应了解患者家属对疾病的认知水平、经济情况等。

【护理诊断】

1. 组织完整性受损

与腭部裂开有关。

2. 语言沟通障碍

与腭裂造成生理缺陷导致说话不清有关。

3. 有窒息的危险

与全麻术后呕吐、麻醉插管导致口咽部组织水肿及喂养不当有关。

4. 潜在并发症

与创口出血、感染有关。

5. 焦虑

与担心手术效果等有关。

6. 自我形象紊乱

与腭部畸形，影响患儿发音，从而造成患儿心理上的异常等有关。

7. 有体温升高的危险

与手术创伤有关。

8. 婴儿喂养困难

与腭裂造成鼻腔与口腔相通有关。

【护理措施】

1. 术前护理

（1）心理护理

腭裂患者由于语言障碍，不愿和人沟通，因此护士不仅要向患者及其家属介绍先天性腭裂的相关知识，以缓解患者及其家属的焦虑情绪，还要及时发现腭裂患者的心理问题，有针对性的做好心理疏导，鼓励他们积极参与社会活动和进行人际交往。

（2）物品准备

腭裂器械、腭裂敷料、剥离子、戴维氏开口器、多功能开口器（3岁以下）、灯罩、油膏、0.5%氯己定棉球、碘仿、油纱布、手套、11 号刀片、12 号刀片、3-0 线、1 号线、4-0 可吸收线、5×12 圆针、20ml 注射器、5ml 注射器、双极电凝、吸引器、止血纱条、100ml 1:100000 止血水（肾上腺素 1mg/ml+生理盐水，50ml 做止血水，余下 50ml 做止血纱条）。

(3) 术前检查	(4) 饮食护理
与唇裂手术一样，术前需对患儿进行全面的健康检查。此外，因腭裂手术时间长，出血较多，还应做好输血准备。	患儿入院起停止母乳和用奶瓶喂养，指导患儿父母采取正确的喂养方法，可改用汤匙或滴管喂养，以适应术后的进食方法。婴幼儿术前 4~6 小时禁食、禁水，成人全麻术前 8 小时禁食、禁水。告知患儿家属（或成年患者），术后保持安静，不能大声哭笑和喊叫，不能吃硬的和过烫食物，以免影响伤口愈合。

(5) 预防感染	(6) 皮肤准备
术前注意患者有无口鼻和咽部的感染灶，应特别注意有无舌扁桃体炎和胸腺肥大。告知患者及其家属要注意保暖，预防感冒，如有上呼吸道感染，需在术前进行治疗，待炎症消退后，再考虑手术。	保持口周皮肤清洁干燥，术前 1 天清洗唇鼻部，擦洗口腔，成人应剪去鼻毛，剃胡须。

(7) 口腔清洁	(8) 试戴腭护板
术前 3 天开始用 1:5000 呋喃西林液漱口，呋喃西林麻黄碱液滴鼻，每日 3 次；用含漱剂反复漱口，以保持口鼻清洁。	裂隙较大者术前 1 周制作腭护板，并试戴合适，以备术后使用，保护创口。

2. 术中护理

（1）患者取仰卧位，肩部垫小枕。根据手术需要调整手术床。

（2）配合术者铺无菌巾，递巾钳。

（3）连接吸引器、双极电凝，盖灯罩。

（4）上开口器，为患者口唇部涂油膏。

（5）冲洗口腔：可用 3% 双氧水 500ml、生理盐水 1000ml、0.5% 氯己定溶液 500ml（儿童只用氯己定冲洗）冲洗口腔。

（6）局部用高压注射器注射止血水。

（7）递 11 号刀片给术者切开口腔黏膜，递生理盐水纱布，吸血，保持术野清晰。

（8）递硬腭剥离子，剥离黏骨膜瓣，使其与骨面分离。

（9）手持大镊子，夹止血纱条递给术者，塞入创口，压迫止血。

（10）递剥离子给术者截断翼突钩，再递止血纱条止血。

（11）递 12 号刀片给术者切开裂隙缘，再递神经剥离子给术者剥离腭部鼻腔黏膜。

（12）递组织剪刀给术者，剪断附着在硬腭后缘的离腱膜，形成一个松弛切口与软腭相连的双蒂组织瓣。

（13）以同样方式在对侧形成双蒂组织瓣。

（14）缝合：递腭裂针、1 号线、大镊子缝合鼻腔黏膜、肌层，递 3-0 线缝合悬雍垂，递 4-0 可吸收线缝合口腔黏膜。

（15）用生理盐水冲洗口腔。

（16）取出止血纱条，递碘仿油纱条给术者，一侧一条填塞两侧松弛切口。

（17）核对止血纱条数量、缝合用针数量。

（18）清理手术器械及物品，消毒灭菌后备用。

3. 术后护理

（1）预防窒息的护理

①全麻未清醒者，应有专人护理，应严密监测生命体征，直到麻醉完全清醒。

②患者取患侧卧位或头偏向一侧去枕平卧位，以利于口腔内分泌物、渗血或胃内容物流出，保持呼吸道通畅。

③由于气管插管的创伤和压迫，以及手术对咽部的损伤，都可能导致咽喉部水肿，可造成呼吸和吞咽困难，严重时可发生窒息。术后应严密观察患者呼吸情况，必要时备气管切开包。患儿术后 6 小时，改为头高侧卧位，以减轻局部水肿。

④指导家属正确喂养。

（2）体温升高的护理

①评估患者体温变化，并做好记录。

②嘱患者及其家属术后要特别注意保暖，以防感冒。术后 3 天内体温偏高与手术吸收热有关。如体温超过 38.5℃，应注意是否有感染征象，若有感染应遵医嘱给予抗感染治疗。术后还应注意患者药物不良反应。

③物理降温如头部置冰袋、乙醇擦浴等方法，或遵医嘱给予解热镇痛药物。

（3）预防伤口出血的护理

①腭裂术后大出血较少见，术后 24 小时内应严密观察伤口出血情况，注意口腔、鼻腔有无渗血。患儿在全麻苏醒期有少量渗血或唾液中带血，可不必进行特殊处理。若患者出现频繁的吞咽动作，应立即检查伤口有无活动性出血。如出血较多应立即用无菌纱布压迫止血，同时通知医生做进一步检查和处理。

②让患儿保持安静，防止其哭闹、感冒、咳嗽，以免引起腭部伤口出血。

（4）预防创口感染的护理

①术前注意口腔卫生，清除牙源性病灶，治疗耳部、鼻部、扁桃体和咽喉炎症。4 岁以上可以配合的患者术前一日晚上和术晨刷牙后用漱口液漱口，以保持口腔清洁。

②术后遵医嘱应用抗生素。

③鼻腔分泌物较多时，可用 0.25%氯麻合剂或呋麻合剂滴鼻，每日 3 次。

④术后如患儿合作，可给予漱口液含漱。患者每次进餐后应喝少量温开水，以减少食物残渣滞留。

（5）预防伤口裂开的护理

创口裂开或穿孔（腭瘘），一般在术后 7 天左右发生。

①术后应让患儿保持安静，防止其哭闹、咳嗽等，以免增加腭部伤口张力。

②术后应注意患儿的饮食护理，术后患儿只能进食温凉流质食物，不可进食较热、带渣或较硬食物，并应使用汤匙或唇腭裂专用奶瓶喂养。

（6）患儿的喂养护理

①对吸吮、进食有困难的患儿，可指导其父母或为其父母示范使用汤匙或唇腭裂专用奶瓶喂养。

②腭裂术后患儿的腭咽腔明显缩小，加上局部肿胀，可使患儿的吞咽功能下降。患儿麻醉清醒后 4 小时，可试着饮少量清水，观察半小时，若无异常，可给予温凉流质饮食。每次进食量不宜过多，速度不宜过快。术后 2 周内给予全流质饮食，以后逐渐改为半流质饮食，1 个月后可进普食。

4. 语音康复训练

腭裂整复术为患者正确发音创造了条件，但一般仍需进行语音训练，才能获得较正确的语音。语音训练在腭裂整复术后1~2个月开始进行。其训练分为两个阶段进行。

(1) 第一阶段

主要是练习软腭及咽部的肌肉活动，使其有效地完成"腭咽闭合"动作。常用方法：

①腭咽闭合功能的训练：应用吹气法训练。可用玻璃管吹水泡或肥皂泡，或练习吹气球、吹笛子、吹喇叭、吹口琴等。练习吹气初期，可用手捏住鼻子，使气流只能从口腔中呼出，要求鼻子不用力，使气流越来越强、越来越长，最后逐渐松开鼻子（这样既可练习腭咽闭合功能又可增加肺活量）。练习吹水泡要求深吸气后，慢慢吐气，使水泡持续时间越来越长。

②唇运动功能训练：唇运动功能训练的目的是增强唇的感觉、唇运动灵活性，以增加唇的力量。如双唇内卷练习（双唇向内卷曲于上下牙之间，尽量向内收，再复原，并反复练习）、双唇紧闭鼓气、咂唇练习等。

③舌运动功能训练：舌运动功能训练作为与舌运动有关的发音错误基础练习，可以增加舌尖运动力度、速度以及使舌与腭之间接触关系正确，如伸舌、缩舌、挤舌尖、舌尖顶上前牙背面等练习。

(2) 第二阶段

在"腭咽闭合"已基本恢复正常后，可以开始第二阶段的发音练习。

①练习单音。

②练习单字的拼音。能够准确发出元音及辅音字母后，即可以开始练习单字的拼音。

③练习语句，开始讲话。从简单句开始，逐渐过渡到朗读较长的文章，最后逐渐加快速度。可先由练习唱歌、朗诵、读报等做起，然后再练习谈话。练习时要求语句中的每个单字发音清楚，互不混淆。

【健康教育】

（1）鼓励患儿多饮水。保持口腔卫生。

（2）严禁患儿大声哭闹和将手指、玩具等物品纳入口中，以防创口裂开。

（3）腭裂手术患者出院后应继续给予软食，术后1个月可给予普通饮食。

（4）腭裂修复后还要为恢复功能创造条件，因此，需向患者及其家属说明术后尚需进行语音训练，以便患者的发音可得到逐步改善。术后3个月，可建议患者用拇指按摩腭部，并做后推的动作及开始进行语音训练，建议患者使用吹口琴、吹气球等方法来加强腭咽闭合功能，并从头开始学习汉语拼音，以练习发音。

（5）定期随访患儿语音改善情况，确定患儿是否需要再进行手术或语音训练。

（6）术后3~6个月复诊。

第三节　牙槽突裂患者的护理

牙槽突裂是常见的口腔颌面部先天性畸形之一，其发生是在胚胎发育期由于球状突与上颌突融合障碍所致，多与唇裂伴发，且多与完全性腭裂相伴发。

【临床表现】

牙槽突裂最常发生于侧切牙与尖牙之间，其次发生于中切牙与侧切牙之间，也有少数发生于中切牙之间或伴发腭裂。裂隙的范围常包括牙槽嵴及前腭骨鼻底和梨状孔边缘的骨缺损。可单侧发生，亦可双侧同时发生，双侧畸形可以不同。

（1）根据裂隙发生的部位不同分类

①单侧牙槽突裂：裂隙仅发生于一侧。

②双侧牙槽突裂：双侧同时发生裂隙。

（2）根据裂隙的程度分类

①完全性裂：从鼻腔到前腭骨的牙槽突完全裂开。裂隙宽度不一，

口腔与鼻腔贯通。常见于单侧或双侧完全性唇腭裂患者。

②不完全性裂：牙槽突部分裂开，程度不一，鼻底及前庭部位牙槽突可有缺损凹陷，但仍保持连续性，表面黏膜完整，口腔与鼻腔不相通。多见于不完全性唇腭裂患者。

③黏膜下裂：临床上常被称为隐裂。牙槽突呈线状缺损或呈轻度凹陷，没有明显裂隙，表面黏膜完整，口腔与鼻腔不相通。可见于不完全性唇裂患者，但临床上较为少见。

【辅助检查】

X线牙片、X线上颌骨全景片或华氏位X线片可见到牙槽部有骨质缺损，阴影密度降低区。

【治疗原则】

一般采取髂骨取骨术和牙槽嵴裂植骨修复术进行治疗。可分两组同时进行。一组自髂骨供骨区切取松质骨，取骨量视受区要求而有不同；另一组进行受骨区的植骨床准备，充分暴露受骨区及患侧梨状孔周缘，形成完善的植骨床，严密缝合植骨床上壁、后壁及下壁的黏骨膜。除牙槽突裂隙处外，还应注意对梨状孔周缘处缺损骨量的补充。在患侧口腔前庭形成蒂在上方的宽大组织瓣，并充分游离松解，使之向裂隙侧转移，在无张力情况下关闭伤口。大龄（16岁以上）患者，若牙槽突裂隙已合拢且无正畸、正颌治疗需要，可考虑应用骨代用品作为植入体。

【护理评估】

1. 健康史

（1）一般情况：了解患儿年龄、性别、营养状况等，询问患儿药物过敏史、手术史、外伤史及家族史等情况。

（2）牙槽突裂患者口腔与鼻腔可相通，可导致漏气，从而可影响口腔卫生及发音清晰度，应对患者口腔卫生情况及交流沟通状况进行评估。

（3）相关因素：了解患儿的心理状态并进行评估。

2. 身体状况

患儿因牙槽突裂，口腔与鼻腔可相通，可导致漏气，口腔内食物或液体经常进入鼻腔，而鼻腔分泌物易流入口腔，从而可影响口腔卫生；同时漏气可影响发音清晰度。应了解和评估患儿目前全身情况，如体重，心肺功能，有无呼吸道感染等情况。

3. 心理-社会状况

患儿及其家属因患儿面部发育畸形和障碍，而使患者及其家属自卑、焦虑，患儿常性格孤僻，同时患儿及其家属常为手术后效果及功能恢复的情况而担心。因此护士需通过沟通、交流来了解患儿及其家属的心理状态及其对疾病的认知水平，并鼓励患儿及其家属积极应对疾病，重建治愈疾病的自信。

【护理诊断】

1. 组织完整性受损	2. 语言沟通障碍
与牙槽突裂有关。	与牙槽突裂、口腔与鼻腔相通、漏气有关。

3. 有窒息的危险	4. 舒适性改变
与手术麻醉有关。	与术后疼痛有关。

5. 潜在的并发症	6. 自我形象紊乱
与创口出血、感染有关。	与面部畸形，术后可遗留瘢痕有关。

7. 潜在营养失调的可能

与咀嚼功能障碍有关。

【护理措施】

1. 术前护理

（1）心理护理

手术年龄段的患者对容貌已经有了认识，患者自卑心理常较重，通常希望手术能够改变容貌；做好患者家长的工作也不容忽视，因为，患者家长同样对手术寄予希望。所以，护士应用通俗的语言，耐心详细地为患者及其家属讲解手术方法及过程，介绍此类手术后能达到的效果及手术医生的工作能力，使患者及其家属感到手术安全可靠，并以最佳的状态迎接手术。

（2）手术时间选择

9~11 岁之间为最佳手术时间，即在裂隙侧尖牙未萌出，侧尖牙牙根形成 1/3~2/3 时手术。

（3）麻醉

经口内气管插管全麻，局部加用含肾上腺素的局部麻醉药以减少出血。

（4）X 线片准备

术前拍上下颌全景 X 线片、上颌体腔 X 线片、上颌前部咬合 X 线片，X 线检查距手术时间不宜超过 2 个月。术前拍 X 线片，以备术后对比，评价手术效果。

（5）术前模型的建立

术前配合医生取全口石膏记存模型，以观察术前的情况，预计手术中需骨量及评价术后恢复的程度。

（6）拔牙

手术前 2 周对手术区滞留的乳牙、多生牙进行处理，牙齿拔除至少在术前 2 周进行，当距离手术时间不超过 2 周时，牙拔除术需同植骨术同时进行。

（7）口腔准备

术前要保持良好的口腔卫生，可用氯己定溶液含漱，进行牙周洁治。术前 3 天开始避免戴义齿、义托或活动矫治器，以为手术提供最好的黏膜组织床。

2. 术后护理

（1）创口护理

术后唇部冷敷 6 小时，冷敷有助于控制出血，减轻水肿与疼痛，应用冷敷过程中，应观察患者全身与局部反应等情况。双侧鼻腔内支撑胶管应固定好，保持通畅，避免脱落。唇部暴露后，应保持干燥，防止鼻腔内分泌物污染创口。

（2）髂骨区护理

在供骨区取髂骨内侧梯形皮质骨翻瓣，取松质骨后再复位，这种新方法与以往髂骨全层切取不同，前者保持了髂嵴的完整性，不影响行走，术后患者可早期离床活动，患者平均离床活动时间为术后 6 小时。髂骨区术后用沙袋（1kg）加压 24~48 小时，或用腹带包扎，以防止出血。

（3）饮食护理

术后给予高热量、高蛋白、高维生素流质饮食，1周后可进半流食，2周后可恢复正常饮食。

（4）口腔护理

保持口腔卫生，是口腔内受骨区松质骨移植成功的关键。由于口腔内的创口存在，故不宜用力漱口，但口腔内黏稠的分泌物又不易清理彻底，故可使用棉签擦拭，注射器胶管加压冲洗，这种口腔冲洗，可以避免因口腔肌肉的运动而造成创口的裂开，同时又可达到彻底清洗口腔的效果。

【健康教育】

（1）告知患者及其家属唇部暴露后应保持干燥，防止鼻腔内分泌物污染创口。

（2）患者术后给予高蛋白质、高热量、高维生素的流食，1周后可进半流食，2周后可恢复正常饮食，但应注意不要让患侧咀嚼黄瓜、排骨等较硬的食物。

（3）嘱患者及其家属术后3~6个月复诊拍X线片观察植骨成活情况及尖牙萌出情况。

（4）告知患者及其家属尖牙萌出后还应配合正畸治疗。

第四节 牙颌面畸形患者的护理

牙颌面畸形主要是指因颌骨发育异常所引起的颌骨体积、形态，上下颌骨之间及颌骨与颅面其他骨骼之间的关系异常，以及随之伴发的咬合关系错乱及口颌系统功能异常，患者外观则表现为颌面形态异常。

牙颌畸形不仅影响面容，同时还可对口颌系统功能造成障碍，从而可影响儿童生长发育及健康。

【病因】

1. 先天性因素

一是遗传因素，由基因控制，具有显著的遗传特征，可亲代遗传，也可隔代遗传。二是胚胎发育异常所引起的畸形。

2. 后天因素

与代谢障碍、内分泌失调、不良习惯如吸吮手指、咬笔杆等因素有关。损伤、感染等也可引发本病。

【临床分类】

分为颌骨发育过度畸形、颌骨发育不足畸形、牙源性错拾畸形、双颌畸形、不对称牙颌畸形及继发性牙颌面畸形。

【检查】

1. 体格检查

常规体格检查与局部检查，包括牙形态、数目、大小，牙与牙周病变，上下牙弓关系，前后向牙拾关系等的检查。

2. 特殊检查

包括牙模型检查、X线检查及口腔系统功能检查。

【治疗原则】

1. 术前正畸治疗

在手术方案确定后，应先根据治疗计划先行正畸治疗，再行外科手术。正畸治疗是获得最佳功能与形态效果的重要治疗步骤和因素。

2. 正颌外科手术

经模型的测量，预测手术过程，确定手术方案并实施手术。

3. 术后正畸

术后正畸是为了达到更好的功能、美学效果，使咬合关系更加稳定，巩固手术效果。术后正畸一般在术3个月后进行。

4. 康复治疗

术后进行颌周肌肉及颞下颌关系的功能锻炼与康复治疗。

【护理评估】

1. 健康史

（1）了解患者全身情况，如了解患者有无过敏史、手术史、外伤史、家族史等情况。

（2）评估患者牙𬌗关系及颌面形态等情况。

2. 身体状况

（1）评估患者的健康状况，包括心肺功能、肾功能等的评价。

（2）对患者局部口腔情况进行评估，如评估患者牙龈、牙周等情况。

3. 心理-社会状况

（1）颌面部畸形可使患者产生焦虑，影响患者正常的生活与社交，进而可使患者产生孤独感，同时对术后效果的不了解易使患者对手术产生恐惧，因此护士应对患者及其家属做好心理评估，出现心理问题时，及时疏导。

（2）对患者的预期目标、家庭经济情况等进行了解。

【护理诊断】

1. 自我形象紊乱 与颌面部畸形有关。	**2. 疼痛** 与手术创伤有关。
3. 肿胀 与手术出血、创伤有关。	**4. 进食困难** 与手术肿胀、口内𬌗板固定有关。
5. 有窒息的危险 与术后麻醉未清醒有关。	**6. 睡眠紊乱** 与术后不适导致入睡困难、担心术后效果有关。
7. 潜在的并发症 与口腔内创口感染、渗血有关。	**8. 知识缺乏** 与患者及其家属对疾病的不了解有关。
9. 营养失调 与术后进食困难，机体营养摄入量低于机体需要量有关。	

【护理措施】

1. 呼吸道的护理

全麻术后平卧4~6小时，应及时吸出患者口腔、鼻腔分泌物，以保持呼吸道通畅。观察局部渗血、肿胀情况，避免局部肿胀压迫气道而致呼吸困难，必要时备好气管切开包，做好气管切开的准备。

2. 伤口的护理

观察局部渗血及肿胀情况，术后24小时内给予局部冷敷，以减轻肿胀。

3. 口腔护理

颌骨畸形手术为口内入路切口且术后殆板固定，口内易滋生细菌，为防止口腔内感染，每次进食后，应先用间隙刷去除结扎固定物上的残余食物，再行口腔冲洗，以防止感染的发生。

4. 饮食的护理

术后按医嘱给流质饮食，且应给予高热量、高蛋白、高维生素饮食，待口内固定殆板拆除后，可逐渐由半流食、软食过渡至普食。

5. 胃肠减压的护理

正颌外科手术为口内入路，术中渗血会进入胃内，为避免术后反流误吸、呃逆等情况发生，可采用胃肠减压术。一般术后12小时内可用负压吸引器，视患者具体情况每2~4小时进行减压1次，每次时间小于15秒，并观察吸引出的内容物的颜色、数量及性状。

6. 口周黏膜的保护

因手术牵拉，口唇、口周易发生溃疡、干裂，可局部涂红霉素软膏或香油，以保护口周及其黏膜，防止口周及口周黏膜发生干裂、溃疡。

【健康教育】

（1）嘱患者及其家属术后1个月复查，如有异常应及时随诊。

（2）颌间结扎的患者，要注意口腔卫生，每次进食后均需进行口腔护理，以保持口腔卫生，可使用间隙刷、冲洗器等装置进行口腔护理。

（3）饮食方面，患者术后应给予流质饮食，可采用在磨牙后放置吸管吸入的方法进食，待殆板等固定装置拆除后，可逐步由半流食、软食过渡至普食。

（4）告知患者及其家属口内装置不可随意拔动，如有松脱应及时复诊。

（5）术后局部肿胀者24小时内可局部冷敷，以后可热敷或进行理疗，以促进肿胀消退。

（6）向患者及其家属介绍术后可能达到的效果及功能改善情况，从而帮助患者适应社会人际交往，重建生活的信心。

（7）术后1个月开始进行张闭口训练，并可开始咀嚼。

（8）术后3个月可继续进行正畸治疗。

第九章　口腔颌面部肿瘤患者的护理

第一节　舌癌患者的护理

舌癌是口腔癌中最常见的一种，男性比女性多见，近年来的患者也渐渐趋向于年轻化。舌癌多发生于舌缘，其次为舌尖、舌背，常见的是溃疡型或浸润型。一般恶性程度较高，生长快，浸润性较强，常波及舌肌，致舌运动受限。

【临床表现】

（1）好发于舌侧缘中 1/3 部位。发生于舌根部时，患者常有明显自发痛及触痛，疼痛可放射至耳部或颞部。肿瘤常波及舌肌，可致舌运动受限。波及舌神经及舌下神经，可有舌感觉与运动障碍。晚期可蔓延到口底及颌骨，使全舌固定；向后发展可以侵犯腭舌弓及扁桃体，出现说话、进食及吞咽困难。

（2）舌癌早期常发生颈部淋巴结转移，且转移率较高。位于舌前部的肿瘤多向下颌下及颈深淋巴结上、中群转移；舌尖部癌可以转移至颏下淋巴结或直接转移至颈深中群淋巴结；位于舌根部的肿瘤不仅可转移到下颌下或颈深淋巴结，还可能向茎突后及咽后部的淋巴结转移；发生在舌背或越过舌体中线的舌癌可以向对侧颈淋巴结转移。此外，舌癌还可发生远处转移，一般多转移至肺部。

【辅助检查】

对于原发灶侵及口底、口咽等区域者，为明确侵及范围，一般需做MRI 检查；波及颌骨者需做曲面断层 X 线检查。颈部淋巴结转移者也需进行影像学检查，根据具体情况可做 B 超、MRI、CT、PET-CT 等检查。

【治疗原则】

(1) 早期位于舌侧缘的病变可采取外科手术切除，简单而方便。离开病变 1cm 在正常组织内切除，术后一般不会引起语言及其他功能障碍。

| (2) 中晚期病例应首选手术治疗。对波及口底及下颌骨的舌癌，应施行一侧舌、下颌骨切除及颈淋巴联合清扫术；若对侧有转移时，应做双侧颈淋巴清扫术。 | (3) 舌癌的颈淋巴结转移率较高且发生较早，所以临床上触不到肿大的淋巴结，并不等于没有转移，手术治疗时一般主张同时行选择性、功能性颈淋巴清扫术。 |
| (4) 舌缺损超过 1/2 以上者应行一期舌再造术。 | (5) 中晚期患者原则上需术后放疗。 |

【护理评估】

1. 健康史

(1) 患病及治疗经过	(2) 生活史和家族史
①现病史：详细询问患者此次就诊的主要原因和目的，最初出现症状的时间、确切的部位，肿瘤生长速度以及最近是否发生突然加速生长。 ②既往史：仔细询问患者发病前的全身健康状况，如过去有无舌炎症史、损伤史，有无严重的全身疾病和外科大手术史等情况。除此之外，还应了解患者预防接种史和药物过敏史。 ③治疗情况：询问患者是否到过医院就诊；是否接受过治疗，治疗的方式和效果如何以及目前的治疗情况。	①生活史：询问患者的出生地和生活环境，婚姻和生育等情况。重点了解患者有无烟酒嗜好，有无锐利牙嵴、残根或不良修复体长期对口腔黏膜的刺激，口腔内有无白斑或扁平苔藓等危险因素存在。 ②家族史：询问患者家族中有无类似疾病发生的病史。

2. 身体状况

(1) 症状
①疼痛：多数舌癌患者的早期症状不明显；当病灶范围超过 1~2cm

时，可出现舌部疼痛；如有继发感染或病变侵犯舌根常可发生剧烈疼痛，还可有同侧放射性头痛或耳痛。

②进食和说话困难：病灶侵犯舌肌时，可使舌运动受限，从而可导致患者进食困难，语言表达不清。

（2）体征

①舌部病灶：舌癌多发生于舌缘，其次是舌尖、舌背，常为溃疡型或浸润型，也有菜花型。

②舌体运动受限：舌癌一般恶性程度较高，生长快，浸润性较强，常波及舌肌，可致舌运动受限，晚期舌癌可蔓延至口底及下颌骨，可使全舌固定。

③颈部及颏下淋巴结肿大：舌的血供及淋巴丰富，特别是舌肌的经常挤压运动，使得舌癌容易发生早期颈淋巴转移，远处可转移至肺部。

3. 心理-社会状况

由于舌癌对进食和发音的影响、对颜面的破坏、病情的反复、放化疗后的不良反应、手术对组织器官造成的毁坏性效果、导致生命质量的下降等都可给患者心理上造成很大的压力，因此应评估患者是否存在恐惧或焦虑等心理问题。个别晚期患者会不堪疼痛、吞咽或言语困难，而对治疗丧失信心而产生轻生念头。除上述情况外，还应了解患者家庭关系、家庭经济状况等情况。

【护理诊断】

1. 恐惧

与被诊断为癌症及缺乏治疗和预后的知识有关。

2. 有窒息的危险

与术后易发生舌后坠而致呼吸道阻塞有关。

3. 有感染的危险

与术后口腔护理困难、局部创口经常被唾液污染、机体抵抗力下降有关。

4. 潜在并发症

伤口出血、移植皮瓣坏死等。

5. 语言沟通障碍

与舌切除有关。

6. 知识缺乏

缺乏出院后自我护理知识和技能。

7. 吞咽困难	8. 有误吸的危险
与全麻手术有关。	与手术创伤、手术麻醉有关。

9. 有营养失调的可能	10. 自我形象紊乱
与术后进食障碍有关。	与手术创伤致局部缺损有关。

11. 疼痛	12. 睡眠紊乱
与手术创伤有关。	与术后疼痛，担心术后效果有关。

【护理措施】

1. 舌癌切除术的术前护理

(1) 心理护理	(2) 饮食护理
因舌癌术前、术后都会影响患者张口、说话和进食，而使患者对预后十分担忧，因此而恐惧、不安和产生悲观心理，护士对此应进行有针对性的心理护理，以消除患者的恐惧，使患者处于接受治疗的最佳心理状态。	鼓励患者平衡膳食。对不能进食者应从静脉给予必要的营养补充，如通过静脉给予氨基酸、葡萄糖等营养素，以保证机体对营养的需要。

(3) 口腔护理	(4) 术前常规准备
术前应根据患者具体情况进行牙周洁治，及时治疗口腔及鼻腔的炎症，可给予适当的消毒含漱剂，如1%~3%过氧化氢溶液及0.5%氯己定含漱剂，让患者含漱，以防止术后创口感染。	按口腔颌面外科术前护理要求，做好术前的各种准备工作，如备血、皮肤准备等。应在术前教会患者有效的咳嗽排痰方法，让患者戒烟及学会在床上进行大小便等。

(5) 特殊护理

①语言沟通障碍的护理：术后由于舌切除或气管切开，部分患者可能出现言语不清，对此在术前可以教会患者一些固定的手势用以表达基本的生理需要，或可用书面的形式进行交流，对于不能读写的患者，还可制作图片让患者选择想表达的内容。

②修复体准备：做一侧下颌骨切除术者，术前应为患者做好健侧的

斜面导板，并且患者术前试戴合适，以便于术后立即佩戴，防止下颌偏位，影响患者呼吸。

③需进行舌再造术者按医嘱做好邻近组织瓣或游离组织瓣整复术的术前准备。

2. 舌癌切除术的术后护理

（1）体位

意识未清醒的患者取去枕平卧位，头偏向一侧。意识清醒的患者采取半卧位，有利于减轻颌面部水肿，减少缝线处张力，并有利于分泌物的排出和伤口引流，以防止误吸。如有游离皮瓣者，应采取平卧位，头制动3~5天，以防止皮瓣痉挛。

（2）密切监测病情

密切监测患者意识、瞳孔、生命体征、心电图及病情变化、引流物颜色和性状、皮瓣颜色、液体出入量等情况，并及时做好记录，同期行双侧颈淋巴清扫术者，应密切观察有无颅内高压症状和四肢的活动情况。

（3）保持呼吸道通畅

舌癌患者因切除一侧舌体或同时切除下颌骨，术后易引起舌后坠而发生呼吸道阻塞，故应严密监测患者呼吸、血压、脉搏的变化，同时应及时吸净患者口腔和咽腔内的分泌物，并观察分泌物的颜色、性质和数量；防止呕吐物或血液吸入气管内而引起呼吸困难或窒息。若患者保留有气管插管或通气道，则应维护人工气道处于正确位置，待病情允许时方可拔除。术后患者舌体可用7号缝线牵拉固定以防舌后坠，但应注意将缝线固定稳妥。如气管已切开者，应注意观察气管套管固定是否良好，有无滑脱，移位；应定时对气道进行雾化治疗，以防止痰液等分泌物阻塞气道；还应定时检查气囊状态，避免出现漏气或过度充气现象。

（4）伤口护理

注意伤口渗血情况，保持负压引流管通畅。因头面部具有丰富的血运，故术后应严密观察颈部敷料及口内创口有无渗血或出血；注意观察负压引流管是否通畅，应对引流量做详细的记录，并按负压引流护理常规进行护理。

（5）口腔护理

患者术后因张口受限，咀嚼困难，有时还伴有口内创口渗血，又不便漱口，故需定时做口腔冲洗，可用 1%～1.5% 过氧化氢溶液冲洗口腔，使局部创面的血性分泌物及形成的血痂形成泡沫而脱落，然后再用生理盐水冲洗干净。根据病情许可，可改用氯己定溶液漱口，3～4 次/天。口腔冲洗对减少口腔臭味、防止创口感染、减少创口渗出、促进创口愈合，将起到重要的作用。

（6）饮食护理

全麻患者清醒 3 小时后无呕吐，可给少量温开水或糖水，以后视恢复情况给予流质、半流质饮食。大多数患者术后主要通过鼻饲流质食物来补充营养，术中或术后第 1 天即可插胃管，一般留置 7～10 天。当伤口愈合良好，就可以进行口饲，即将口饲管沿患者口角放置于患者咽部，用 30ml 注射器抽吸流质食物通过口饲管缓慢注入患者食管。

3. 负压引流的护理

（1）使用负压引流

注意保持负压状态，观察有无漏气，若有异常应及时通知医生更换。使用中心负压吸引装置时，应注意管道连接是否正确，应保持管道通畅。

（2）保持负压引流通道通畅

患者行走、起卧时注意保持负压引流管不打折、不扭曲。确保创口处的引流通道是从高到低的，以利于最佳引流。随时检查引流管内有无血凝块阻塞。

（3）观察、记录引流液量

密切观察引流液量，并将每天 24 小时的引流液量记录在病历上。一般术后 12 小时内不超过 300ml，若引流液量超过 300ml 或短时间内引流过快、过量，引流液呈鲜红色，应注意静脉或动脉有无出血；若无引流物流出或流出甚少而患者颌面部、颈部肿胀明显，甚至影响呼吸，可能为引流管阻塞或放置于创口部分的引流管位置不正确影响引流所致，应通知医生及时处理。

（4）观察引流物颜色

正常情况下引流物颜色逐渐变淡，24 小时后引流量逐渐变少。若引流液为乳白色，应考虑为乳糜漏（术中损伤胸导管或淋巴导管所致），应及时通知医生，拔除负压引流管，局部加压包扎。

（5）维持适当的负压吸引压力

负压吸引压力应维持在 13.3～16kPa 即 100～200mmHg。负压吸引压力过大，会导致静脉回流受阻；负压吸引压力过小，会使创口内积液不能及时吸出而影响创口的愈合。

（6）拔除负压引流管

根据创口情况，一般术后 3 天，24 小时引流量少于 30ml 时即可拔除负压引流管，拔除后应行创口加压包扎。拔除引流管后，护士应继续观察创口肿胀情况。

（7）使用中心负压吸引装置时，注意引流瓶内的引流液不应超过引流瓶容积的 2/3，要及时倒掉引流瓶内的引流液，以免阻塞中心负压吸引装置。

4. 舌癌切除行游离皮瓣及复合组织瓣移植术的护理

（1）术前护理

①术前向患者及其家属详细说明手术的全过程，倾听患者及其家属对手术的要求，并做好解释工作，使患者及其家属有充分的思想准备，消除他们对手术的顾虑，使他们与医护人员密切配合，为取得良好的手术效果创造条件。

②受区除一般术前常规准备外，还应注意，如整复面部缺损，周围皮肤必须完全正常，不能有感染存在；口腔黏膜缺损，需要修复口内缺损者，需进行牙周洁治，并每日用 1%～1.5% 过氧化氢溶液或其他漱口剂清洁口腔数次。

③注意受区和供区有无局部感染和残余感染，以及有无皮炎、湿疹等情况。如有炎症，均应积极治疗，待其痊愈后方可手术。有关受区及供区的术前准备与皮肤组织移植术相同。

④维持足够的血容量是手术成功的因素之一，因此应做好输血准备。

（2）术后护理

除按口腔颌面外科手术后的护理要求进行护理外，还应严密观察受区游离组织瓣血液循环、颜色、温度等情况，注意供区包扎的敷料是否稳固及有无渗出，受区感染是手术成败的关键。

1）受区游离组织瓣的观察

①术后患者取平卧位，注意让患者头颈部适当制动（在医嘱的方向制动），以利吻合的血管在无张力下愈合。患者的头部两侧放置沙袋加

以固定，因活动过度，常可导致压迫血管，形成血栓而使游离组织瓣不成活。

②室内应安静、温湿度适宜，室温应维持在 25℃ 左右，湿度可在 50%~60%，防止受区受低温的刺激而引起血管痉挛。寒冷季节可采用红外线取暖器保温，但要与受区保持一定距离，以免发生烫伤。

③观察移植皮瓣的变化是诊断静脉栓塞的主要指标，详细内容见下表。

表　移植皮瓣的变化

皮瓣颜色	一般术后 1~2 天皮瓣颜色较苍白，以后可逐渐恢复正常，皮瓣颜色每 1 小时观察一次，并进行记录，有异常应及时通知医生。发现皮瓣颜色发紫，说明静脉瘀血，如呈灰白色，则提示动脉缺血，应及时向医生汇报，再次手术探查
组织温度	在观察皮瓣的同时，还可用皮温计定时测量皮瓣组织的温度。一般组织温度与正常皮肤或黏膜温度约差 1℃，如低于正常皮肤或黏膜温度 2~3℃ 则提示移植皮瓣有血液循环障碍存在，若低于 3~5℃ 则表示移植皮瓣血液循环严重障碍
皮纹	皮瓣表面应有正常的皮纹皱褶。如果发生血管危象，可见皮纹消失，皮瓣肿胀明显
质地	皮瓣移植后仅有轻度的肿胀，如发生皮瓣区域明显肿胀、质地变硬时，则可判定血管危象发生，应予以手术探查者为良好

④有负压引流的患者，应保持引流通畅，防止引流管受压或折叠而阻塞管道。还要注意吸引压力的调节，这对吻合血管的游离组织瓣移植尤为重要，负压过大，可直接压迫静脉回流；负压过小，则又可因积血或积液而间接压迫静脉，致静脉回流障碍。这些情况，都将严重影响组织瓣的成活。使用负压引流球的患者，应密切观察负压球有无漏气，以避免局部创口积液而影响皮瓣成活及创区组织愈合。

⑤遵医嘱术后常规应用抗凝药物，如口服肠溶阿司匹林，静脉滴注低分子右旋糖酐 500~1000ml/d；应用扩血管药物，如口服或肌内注射双嘧达莫（潘生丁），静脉补液加丹参注射液，此外也可静脉滴注 654-2，

每 500ml 溶液内加 10mg，以保持组织瓣供血通畅，减少血栓的发生。因此在患者术后补液过程中，应合理分配扩血管药物，使整个补液过程中均有扩血管药物的应用。

⑥手术后组织瓣观察时间一般为 7~10 天，此期内均可出现异常情况，1 周后则趋于稳定。术后 1~2 小时应严密观察移植组织瓣的颜色和毛细血管充盈反应，并测量皮瓣温度，认真做好记录。

2）供区观察

不同供区应有不同的观察点。应用额部皮瓣时，供区有游离植皮，应注意创口包扎松紧是否适宜，有无渗血。取前臂皮瓣时，供区也有游离植皮，且应用夹板固定腕部，使手臂抬高 20°~30°，以利于手指末端静脉回流及减少术后肿胀，包扎时应注意手指末端血供，如手指末端静脉回流良好，说明包扎压力适当。取肋骨肌皮瓣移植的患者，术后应用腹带或胸带包扎并注意有无气胸等。取髂骨肌皮瓣移植的患者，术后应正确应用沙袋及腹带加压包扎，可起到压迫止血的作用。

3）保证营养供应

患者每日所需的总热量不得少于 10450J，以为患者提供充足的热量、必需的营养素和各种维生素。术后患者一般采用鼻饲流食 7~10 天。进食后应保持口腔清洁，以减少感染机会，保证游离组织瓣成活。

5. 颈淋巴清扫术的护理

（1）术前护理

①物品准备：口腔癌手术器械、口腔癌手术敷料包、电刀、吸引器、纱布、冲洗桶、冲洗球、10 号刀片、7×17（圆针 2 个、角针 2 个）、5×12 圆针、1 号线、4 号线、7 号线、3-0 丝线、组织剪刀、直角钳、灯罩、电刀清洁片。

②备皮范围包括面颊部、颈部、耳周及锁骨上下。

③行同期双侧颈淋巴清扫术时，需根据病情做好预防性气管切开术的准备。并应让患者及其家属充分了解手术的危险性及预后等情况。

④根据手术的范围做好充分的输血准备。

⑤术前须彻底控制呼吸道感染病灶。

（2）术中护理

①配合手术助手铺单，颈术侧垫小三角枕。

②7×17角针、1号线缝合固定术野手术单。

③美蓝画线。

④递术者及其助手一人一块干纱布，递10号刀片给术者，切开皮肤。

⑤电刀切开皮下组织和颈阔肌层，递手术助手双齿钩牵拉皮下组织，递生理盐水纱布给术者。

⑥掀起皮瓣，递7×17角针、1号线给术者，将皮瓣缝在敷料上，做牵拉线，充分暴露术野。

⑦递术者蚊式钳分离组织。

⑧术者在颈阔肌深面翻开皮瓣分离前界至颈中线，后至斜方肌前缘，上至下颌角，下至锁骨上缘。

⑨术者剪断颈外静脉近心端，切断胸锁乳突肌并将断端结扎，翻开胸锁乳突肌。颈动脉鞘的显露以及处理：递蚊式钳给术者分离颈动脉鞘周围组织，递剪刀给术者剪开颈动脉鞘。然后递蚊式钳给术者分离出颈内静脉，递直角钳给术者穿过颈内静脉，递双7号线给术者结扎颈内静脉，再递4号线给术者结扎颈内静脉近心端，递组织剪刀给术者剪断颈内静脉，递5×12圆针、1号线给术者结扎颈内静脉下端。操作时应注意保护颈总动脉、迷走神经。

⑩术者游离手术下界，切断肩胛舌骨肌下端，掀起已切断的组织，继续向上分离至颌下区下方。

⑪清扫颌下三角：术者在下颌骨下缘切开深筋膜，保留面神经的下颌缘支，暴露面动脉和面前静脉并切断之，然后切除颌下腺及颌下淋巴组织。

⑫取下整块颈清扫组织：术者在乳突下方2cm处切断胸锁乳突肌上端，切除腮腺下叶并严密缝合腮腺断端，游离颈内静脉远心端，切断后结扎，将整块颈清扫组织取下。

⑬术者用蒸馏水或生理盐水冲洗颈部创面，用电刀或双极电凝止血；递生理盐水纱布给术者擦拭。

⑭放置负压引流管：注意对负压管的穿刺针头进行保护，避免扎伤医生的手部，同时避免扎伤患者颈部血管。

⑮关闭创口缝合之前认真清点纱布。

⑯递7×17圆针、1号线缝合创口肌层和皮下组织，碘伏棉球消毒局

部皮肤，递7×17角针、1号线或3-0线缝合皮肤，碘伏棉球再次消毒局部皮肤，递角针、1号线缝合固定负压引流管。

⑰检查负压球，观察是否有堵塞、漏气情况，如有异常应及时更换，最后连接负压引流管。

⑱递自粘无菌敷料给术者覆盖创口或在创口处涂油膏，让创口暴露。

⑲清理手术器械及物品，可重复使用的器械及物品消毒灭菌后备用。

（3）术后护理

①密切观察患者血压、脉搏以及呼吸情况，保持呼吸道通畅。

②术后适当补液，防止水与电解质平衡失调。行同期双侧颈淋巴清扫术者，需适当限制液体出入量。术后应加强患者饮食护理，争取能够早日经口进食。

③严密观察负压引流情况，正常情况下引流液色泽逐渐变淡，24小时后引流液量应逐渐减少。术后引流液色泽鲜红不变，发生血肿或有明显乳糜状液漏出时，应通知医生，重新清创，查找出血点及胸导管或淋巴导管破损处，发现后加以结扎或用纱条填塞。

④行同期双侧颈淋巴清扫术者，应早期经胃管给予氢氧化铝，以减少应激性溃疡的发生。

⑤术后应取半卧位，有助于头部静脉回流，尤以双侧颈淋巴清扫术者更应注意术后体位的选择。创口愈合后，尤其在副神经未保留者，应嘱其及早进行上臂及肩部的功能锻炼，以减少肩部肌萎缩和减轻不适症状。

6. 功能锻炼

舌癌术后患者可以在护士的指导下进行以下功能锻炼。

（1）肢体锻炼

行颈部淋巴清扫术的患者，术后多主诉同侧手臂和肩部疼痛并有功能障碍。患者术后第2天或第3天即可进行肩部或臂部的被动运动。去除引流管和敷料后，患者可进行主动运动和肌肉的锻炼。不论从生理还是从心理上来看，患者每天1~2次的运动训练是必不可少的。坚持不懈的训练可预防运动能力下降，减少畸形发生。热疗也可减轻肌肉和关节处的不适，但要注意避免烫伤或引发肌肉痉挛。

（2）语言功能的训练

舌癌术后的患者，语言功能训练是重点，应在语言训练师指导下进行。

（3）吞咽功能的锻炼

舌癌术后患者要将食物推入口咽有一定的困难。对于这种患者，可手术解除"口含"阶段的状况。早期可先让患者进少量水，再将食物放入患者咽部开始练习吞咽过程，其方法是：将流质食物灌入60ml注射器再接塑料管，将接管放置于咽腔。此方法进食前还应指导患者屏气或用 Valsalva 手法关闭声带。教会患者"声门上吞咽"的训练方法：咳嗽去除气管内分泌物、吸气、屏气关闭声门；将食物放入口内，努力吞咽食物，使食物进入咽部；咳嗽去除声带上积聚的食物，吞咽、呼吸。通过上述步骤，可减少患者的误吸。为确保操作过程准确无误，训练时护士应站在患者身边，帮助患者掌握训练方法。

【健康教育】

1. 日常活动、休息指导

告知患者出院后可继续日常活动；睡眠时应适当抬高头部。

2. 饮食指导

患者出院1个月内避免进食辛辣、较硬的食物；选择的食物应营养丰富、均衡。

3. 伤口保护指导

避免压迫、撞击术区；术后用柔软的牙刷刷牙，进食后漱口；保持切口处干燥，洗脸时勿触及伤口，洗头时避免水污染伤口。

4. 用药指导

遵医嘱服药。

5. 修复体使用指导

指导患者正确摘戴修复体与清洁修复体。

6. 出现异常症状应立即返院检查

如出现呼吸困难，伤口出血、裂开、肿胀，体温超过38℃或其他任何异常症状应及时就诊。

第二节　牙源性颌骨囊肿患者的护理

牙源性颌骨囊肿发生于颌骨内而与成牙组织或牙齿有关。根据其来源分为以下 4 种：

①根尖周囊肿：由于根尖肉芽肿、炎症的刺激，引起牙周膜内上皮残余增生所致。

②始基囊肿：发生于成釉器发育的早期阶段，牙釉质和牙本质形成之前，在炎症和损伤刺激后，成釉器的星网状层发生变性，并有液体渗出、蓄积其中而形成囊肿。

③含牙囊肿：发生于牙冠或牙根形成之后，在缩余釉上皮与牙冠面之间出现液体渗出而形成含牙囊肿。

④角化囊肿：系来源于原始的牙胚或牙板残余，也有人认为即始基囊肿。

【临床表现】

（1）牙源性颌骨囊肿多发生于青壮年。始基囊肿、角化囊肿好发于下颌第三磨牙区及升支部；含牙囊肿除下颌第三磨牙区外，上颌尖牙区也是其好发部位。

（2）牙源性颌骨囊肿生长缓慢，初期无自觉症状。囊肿过大时，骨质逐渐向周围膨胀，可引起面部明显畸形，皮质变薄，扪诊时有乒乓球感。上颌骨的囊肿可侵入鼻腔及上颌窦，严重者将眶下缘上推，而使眼球受压，影响视力，甚至产生复视。如牙根周骨质吸收，可使牙移位、松动与倾斜。由于下颌骨颊侧骨板一般较舌侧为薄，故当下颌囊肿发展过大，囊肿大多向颊侧膨胀，但角化囊肿可有1/3病例向舌侧膨胀。当骨质损坏过多时，可能引起病理性骨折。

（3）牙源性颌骨囊肿可伴先天缺牙或额外牙。囊肿穿刺时有草黄色液体，角化囊肿则可见油脂样物质。

（4）角化囊肿（常为多发性）同时伴发皮肤基底细胞痣（或基底细胞癌）、分叉肋、眶距增宽、颅骨异常、小脑镰钙化等异常时，称为"痣样基底细胞癌综合征"或"多发性基底细胞痣综合征"。如临床上仅为多发性角化囊肿并无基底细胞痣（癌）等异常表现时，也可称为角化囊性瘤综合征。

【辅助检查】

1. 穿刺

穿刺是一种比较可靠的诊断方法。囊肿穿刺可见草黄色囊液，囊液在显微镜下可见胆固醇晶体；角化囊肿穿刺大多可见黄、白色蛋白样物质混杂。

2. X 线检查

为本病的主要诊断依据。囊肿在 X 线片上一般显示为一清晰圆形或椭圆形的透明阴影，边缘整齐，周围常有一白色骨质线，但角化囊肿中有时边缘可不整齐。

【治疗原则】

外科摘除术是主要治疗方法。如囊肿伴有感染发生时必须先用抗生素或其他抗菌药物控制后，再行手术治疗。

【护理评估】

1. 健康史

仔细询问患者发病前的全身健康状况，如有无严重的全身疾病和外科大手术史，有无过敏史等情况。

2. 身体状况

牙源性颌骨囊肿多发生于青壮年，颌骨的任何部位都可发生。囊肿生长缓慢，初期无症状，若继续生长，则可致面部畸形。

3. 心理-社会状况

部分牙源性颌骨囊肿患者，由于囊肿对颜面的影响、病情的反复、手术对组织器官的毁坏，可使患者产生很大的心理压力及偏激的情绪反应。因此，护士应加强与患者的沟通，随时了解患者的心理状态，并帮助患者树立战胜疾病的信心。

【护理诊断】

1. 自我形象紊乱

与囊肿导致患者面部畸形有关。

2. 疼痛

与手术创伤有关。

3. 潜在的并发症

与术后感染、创口渗血有关。

4. 知识的缺乏

与对疾病的认识不足有关。

【护理措施】

1. 术前护理

（1）心理支持

了解患者及其家属的心理需求，及时掌握他们的心理变化，并对患者的言行给予充分理解。对言语不清的患者，要耐心倾听其倾诉，寻找和建立有效的沟通方式。

（2）术前指导

协助患者完成各项术前检查，发现异常应及时通知医生。做好术前各项准备工作和对患者及其家属的健康教育工作。

（3）特殊准备

①术前并发感染的患者应给予口腔护理的指导，口腔卫生条件差的患者协助其进行口腔清洁。

②因病变致吞咽困难而影响进食的患者，应指导其进软食或半流质食物，必要时可将食物制成糊状以利于患者使用吸管吸食。术前饮食宜少量多餐，并应观察患者的进食量及饮食质量，发现不当时应及时给予相应的饮食调整。

2. 术后护理

（1）体位

麻醉未清醒的患者取平卧位，头偏向一侧；麻醉清醒后，取半卧位，以利于头颈部伤口引流，减轻头部水肿。

（2）病情观察

密切监测和观察患者的生命体征和病情的变化，尤其是观察患者的呼吸道是否通畅、伤口有无出血、引流条是否脱落、有无感染等情况。

（3）营养支持

给予患者相应的饮食指导，术后1周内进流食，1周后可进半流质食物，术后忌强刺激性、过热的食物，2~3 周后可恢复正常饮食。

(4) 口腔护理

指导口内手术患者使用漱口液漱口，口腔创伤较大、不易清洁及行颌间结扎的患者应给予相应的口腔护理。

【健康教育】

(1) 注意口腔卫生，保持口腔清洁。	(2) 术后清淡饮食，忌强刺激性、过热的食物。
(3) 病变范围较大的颌骨囊肿刮治术后，注意勿咬食硬物以防发生病理性骨折。	(4) 遵医嘱 3 个月后、半年后复诊，不适时应随时就诊。

第三节 口腔颌面部良性肿瘤及瘤样病变患者的护理

口腔颌面部良性肿瘤及瘤样病变有：
①软组织肿瘤及瘤样病变：色素痣、牙龈瘤、纤维瘤。
②牙源性肿瘤：牙瘤、成釉细胞瘤。
③神经源性肿瘤：神经鞘瘤、神经纤维瘤。
④骨源性肿瘤：骨化性纤维瘤、骨巨细胞瘤。

【临床表现】

1. 软组织肿瘤及瘤样病变

(1) 色素痣：根据病理学特点，可以分为皮内痣、交界痣和复合痣三种。交界痣为淡棕色或深棕色斑疹、丘疹或结节，一般较小，表面光滑、无毛、平坦或稍高于皮表。突起于皮肤表面者容易受到洗脸、刮须、磨擦等刺激，并因此可能发生恶变，其恶变症状表现为局部轻微痒、灼热或疼痛，痣的体积迅速增大，色泽加深，表面出现破溃、出血，或痣周围皮肤出现卫星小点、放射黑线、黑色素环以及局部的引流区淋巴结肿大等。恶性黑色素瘤多来自交界痣。一般认为毛痣、雀斑样色素痣均为皮内痣或复合痣，这类痣极少恶变。

（2）牙龈瘤：以女性中青年多见。好发于牙龈乳头部，唇、颊侧较舌、腭侧多见，最常见的部位是前磨牙区。肿块较局限，呈圆形或椭圆形，有时呈分叶状。大小不一，直径由几毫米至数厘米。肿块有蒂者呈息肉状；无蒂者基底宽广。一般生长较慢，但在女性妊娠期可迅速增大，较大的肿块可遮盖部分牙及牙槽突，表面可见牙压痕，易被咬伤而发生溃疡、伴发感染。局部常有刺激因素存在，如局部可存在残根、牙石与不良修复体等。随着肿块的增大，可以破坏牙槽骨壁，牙可松动，甚至移位。

（3）纤维瘤：一般生长缓慢。发生在面部皮下的纤维瘤为无痛性肿块，质地较硬、大小不等，表面光滑、边界清楚，一般皆可移动。发生在口腔的纤维瘤较小，呈结节状，可有蒂或无蒂。多发生于牙槽突、颊、腭等部位。如发生于牙槽突，可使牙松动、移位。继发感染可引起疼痛或功能障碍。

2. 牙源性肿瘤

（1）牙瘤：多见于青年人。生长缓慢，早期无自觉症状。牙瘤发生部位可有骨质膨胀；可因肿瘤压迫神经而出现神经疼痛；也可因拔牙或继发感染时才发现牙瘤存在。牙瘤患者常有缺牙现象。

（2）成釉细胞瘤：多发生于青壮年。以下颌骨体部、角部及升支部为常见。早期无自觉症状，生长缓慢；肿瘤逐渐发展，可以造成面部畸形，殆关系错乱，牙齿松动移位。肿瘤进一步发展，压迫下牙槽神经时，患侧下唇及颊部可能感觉麻木不适。肿瘤可侵入软组织内，影响下颌骨的运动度，患者甚至可能发生吞咽、咀嚼和呼吸障碍。巨大型肿瘤患者还可发生病理性骨折。

3. 神经源性肿瘤

（1）神经鞘瘤：发生部位以颈动脉三角及舌部为多见。生长缓慢，包膜完整。肿瘤为圆形或卵圆形，触诊质中或偏软。来自感觉神经者常有压痛或放射样疼痛；来自颈交感神经者常使颈动脉向前移位；来自迷走神经者，颈动脉向前、内移位，偶可有声嘶症状；来自面神经者，常误诊为腮腺肿瘤。肿瘤一般只能沿神经干侧向移动，而难以沿神经长轴上下移动。

（2）神经纤维瘤：多见于青年人，生长缓慢，口腔内较少见。该肿瘤主要表现是皮肤表面呈大小不一的棕色斑或呈灰黑色小点状或片状病损。扪诊时皮肤内有多发性瘤结节。如来自感觉神经，则可出现明显压痛。肿瘤可压迫邻近骨壁，引起畸形。

4. 骨源性肿瘤

（1）骨化性纤维瘤：上、下颌骨均可发生，但以下颌骨较为多见。发生于上颌骨者，常波及颧骨，并可能波及上颌窦及腭部，使眼眶畸形，眼球突出或移位，甚至产生复视。下颌骨骨化性纤维瘤除引起面部畸形外，还可导致咬合紊乱，有时可继发感染，伴发骨髓炎。

（2）骨巨细胞瘤：多发生于20～40岁的成年人，男女发病无显著性别差异。肿瘤发生在颌骨中央者，称为中央性巨细胞瘤。一般生长缓慢，如生长较快，则可能有恶性变。在下颌骨，好发于颏部及前磨牙区；在上颌骨，常波及全上颌骨，表现为牙松动或移位，甚至可发生面部畸形，拔牙时可见创口有易出血的肉芽组织。

【辅助检查】

1. 软组织肿瘤及瘤样病变

要做常规颌面外科检查；病理组织学检查可确诊。

2. 牙瘤

（1）X线检查：可见骨质膨胀，有很多大小形状不同，类似发育不全的牙齿影像，或透射度似牙组织的一团影像。在影像与正常骨组织之间有一条清晰阴影，为牙瘤的被膜。

（2）行病理组织学检查以确诊。

3. 成釉细胞瘤

（1）X线检查：其表现不一，可为蜂窝状、皂泡状或多房性囊肿样阴影。以多房性多见，呈多个圆形或卵圆形、大小不等的透射区阴影，可相互重叠或融合，边缘呈切迹状。少数可表现为单房性囊肿样阴影。

（2）穿刺检查：可抽出褐色液体，可与颌骨囊肿（颌骨囊肿液多为淡黄色）相鉴别。

（3）未突破骨板的成釉细胞瘤有时需依靠病理检查与牙源性颌骨囊肿相鉴别。

4. 神经鞘瘤	5. 神经纤维瘤
临床须与颈动脉瘤相鉴别。鉴别方法有超声检查、颈动脉造影以及 MRI 检查等。	病理组织学检查可确诊。

6. 骨化性纤维瘤	7. 骨巨细胞瘤
X 线片显示颌骨广泛性或局限性沿骨长轴方向发展，呈不同程度的弥散性膨胀，病变与正常骨之间无明显界限。	（1）X 线检查：典型巨细胞瘤呈肥皂泡样或蜂房状囊性阴影，伴骨质膨胀。在囊性阴影区无钙化点或新生骨质，肿瘤周围骨壁界限清楚。 （2）病理组织学检查可确诊。

【治疗原则】

临床上通常采用肿物局部扩大切除的手术治疗，成釉细胞瘤、骨巨细胞瘤等视骨质破坏大小决定是否行颌骨截骨同期游离骨组织瓣修复术。

【护理评估】

1. 健康史

（1）询问患者就诊的原因及目的，肿瘤发展的速度，尤其应注意询问肿瘤最近是否突然加速生长等情况。

（2）询问患者发病前的健康状况，如有无过敏史、手术史、外伤史、家族史等。

（3）了解患者的心理状况。

2. 身体状况

肿瘤一般生长缓慢，能够存在几十年，重量可达数千克，多为膨胀性生长，外表形态多为球形，邻近有坚实组织时，肿瘤可因受压而呈扁圆或椭圆形。肿瘤生长部位的表面如受纤维条束的阻止，肿瘤可呈分叶状。良性肿瘤因有包膜，故与周围正常组织分界清楚，一般多能移动。

除骨肿瘤性质较硬外，一般肿瘤质地中等，如有坏死、液化则质地较软。

良性肿瘤一般无自觉症状，但如压迫邻近神经，发生继发感染或恶变时，则可出现疼痛；常不发生淋巴转移，对人的危害较小。

3. 心理-社会状况

口腔颌面部良性肿瘤早期一般无症状，易被患者忽略，若肿瘤来自于感觉神经，则会出现疼痛。后期，伴随肿瘤生长，可能出现牙齿松动、面部畸形、咬合关系紊乱等症状，患者及其家属会因此而担心、焦虑，面部畸形可影响患者的生活、工作，使患者易产生自卑、孤独感。护士应及时了解患者及其家属的心理状况，对疾病认知的水平及经济能力等情况。

【护理诊断】

1. 疼痛	2. 吞咽困难
与手术创伤有关。	与手术损伤有关。
3. 有窒息的危险	**4. 潜在的并发症**
与手术全身麻醉有关。	与局部感染、创口渗血有关。
5. 自我形象紊乱	**6. 知识缺乏**
与肿瘤生长、面部畸形有关。	与对疾病及康复知识不了解有关。

7. 睡眠型态紊乱
与术后疼痛、心理负担有关。

【护理措施】

1. 术前护理

（1）一般护理

①协助患者完成各项术前检查，发现异常及时通知医生。

②为患者提供舒适、安静的住院环境，确保患者有良好的休息及睡眠，让患者注意保暖，以防止感冒。

③术前并发感染的患者及口腔卫生条件差的患者应给予口腔护理指导。

④因病导致吞咽困难的患者可指导其进软食或半流质食物。

⑤疼痛患者必要时遵医嘱给予镇痛药，并了解用药后疼痛缓解情况。

（2）心理护理

了解患者及其家属的心理需求，加强护患沟通。根据病情为患者及其家属讲解有关疾病治疗、预后等相关知识，帮助其正确认识疾病，鼓励患者积极治疗，从而获得患者及其家属的理解和配合，缓解患者及其家属因对疾病缺乏了解而产生的紧张情绪。

（3）术前常规准备

①为患者及其家属讲解术前皮肤准备及禁食、禁水的目的。男性常规口周备皮，口外手术则应根据手术需要做相应皮肤准备，如淋浴、修剪指甲、更换清洁病服等。

②嘱患者保持口腔清洁，保证充分休息及睡眠，必要时术前1天晚上可酌情给予镇静药。

③根据医嘱做药物过敏试验，阳性者，应通知医生并标注于病历及床头卡相应位置。

④术晨测生命体征，如有体温异常或女性患者月经来潮等情况应及时通知医生。

⑤检查手术前准备工作是否完善。

⑥全麻手术患者勿穿内衣、内裤，术前排空膀胱。

⑦术晨遵医嘱留置导尿管，给予术前用药。

⑧取下活动义齿、眼镜、手表、首饰等，贵重物品应交患者家属保管。

⑨清点手术中所需药品及物品，如病历、X线片、术中用药等，交给手术室接患者的工作人员并记录。

2. 术后护理

（1）体位

麻醉期过后患者床头抬高30°或取半卧位（游离骨组织瓣修复术者除外），以利于头颈部创口引流，减轻头部水肿。

（2）饮食

给予患者相应的饮食指导。口内手术患者术后1周进流食，1周后可改为半流质饮食，术后忌强刺激性、过热的食物，2~3周后可恢复正常饮食。口外手术患者术后进半流质食物，2~3天后改为普食。口内手术创伤较大或手术影响术后吞咽功能时可经鼻饲进食。

（3）口腔护理

指导口内手术患者使用漱口液清洁口腔，创伤较大不易清洁时协助患者进行口腔护理。

（4）密切监测和观察患者的生命体征、伤口渗血情况，保持敷料清洁干燥。

（5）评估患者术后疼痛的程度，向患者说明术后疼痛的预期发展情况以加强患者对疼痛的应对。必要时可遵医嘱给予镇痛药，并观察用药后疼痛缓解情况。

（6）伤口放置负压引流管的患者，应注意保持引流管通畅，观察引流液的性质、数量、颜色，发现异常应及时通知医生并协助给予处理。

（7）神经鞘瘤术后

①由于手术的损伤，来自迷走神经的神经鞘瘤手术后可能发生呛咳现象，术后应观察患者有无呛咳、误吸等情况发生，必要时遵医嘱给予鼻饲饮食。

②由于手术的损伤，来自迷走神经的神经鞘瘤手术后可能发生声音嘶哑，应耐心为患者做好疾病解释工作，以消除患者焦虑、紧张的情绪。如神经未切断，术后可进行面神经功能训练。

③来自交感神经的神经鞘瘤术后可能出现霍纳综合征表现，如眼睑下垂、瞳孔缩小、患侧颜面无汗、皮肤潮红等。

（8）脉管性疾病造影、栓塞术后

①行经股动脉血管造影术术后平卧24小时，腹股沟穿刺部位沙袋压迫24小时。术后观察患者伤口出血、渗血情况及脉管疾病部位疼痛情况。

②行造影栓塞术后患者卧床制动24小时。严密监测和观察患者生命体征、肢体感觉和活动度的变化，观察股动脉穿刺处的出血、渗血等情

况，出现疼痛、恶心时，应及时给予药物对症治疗。

③伤口位于口底、舌、咽旁等部位的患者，术后应注意呼吸、伤口肿胀情况，必要时在床旁备气管切开包。

④观察伤口渗血及清洁等情况，术后应避免压迫、撞击术区，结痂处不要用手撕、抠，以防止伤口出血。

【健康教育】

（1）手术 1 周后可进半流质食物 4~5 天，以后可逐渐过渡到普食。

（2）注意口腔卫生，保持口腔清洁。

（3）脉管性疾病患者出院后注意不要磕碰伤口，结痂未完全脱落者不要用手撕、抠，以避免出血。

（4）出院后积极治疗患牙，去除口腔局部刺激因素，如不良义齿、残根、残冠等。

（5）戒除烟酒，学会排解焦虑情绪的方法，保持心情愉快，建立良好的生活方式。

（6）遵医嘱按时复诊，不适时随时就诊。

第十章 唾液腺疾病患者的护理

唾液腺又称涎腺，包括腮腺、下颌下腺、舌下腺三对大唾液腺以及位于口腔、咽部、鼻腔及上颌窦黏膜下层的小唾液腺。所有腺体均能分泌唾液，唾液与吞咽、消化、味觉、语言、口腔黏膜的防护以及龋病的预防有着密切关系。

第一节 唾液腺炎症患者的护理

唾液腺炎症好发于腮腺，其次为下颌下腺，而舌下腺和小唾液腺较少见，以急性化脓性腮腺炎、慢性复发性腮腺炎、唾液腺结石病和下颌下腺炎等较为常见。

【临床表现】

1. 急性化脓性腮腺炎

以单侧腮腺为多见，早期症状不明显，轻微肿、痛。导管口轻度红肿、疼痛。如未得到控制进入化脓、腺组织坏死期，则疼痛加剧，呈持续性疼痛或跳痛，肿胀明显，出现张口受限，全身发热等不适，还可有化脓性分泌物从导管口流出。

2. 慢性复发性腮腺炎

多因导管受压、结石、瘢痕等造成导管狭窄及阻塞，使唾液淤滞致使细菌逆行感染。临床上可见于单侧或双侧腮腺，反复发作，病程长，腮腺区轻度不适，唾液分泌减少，腮腺导管口轻度充血，挤压腺体可见腺体导管口有脓性分泌物或胶冻状分泌物溢出。

3. 下颌下腺炎

患者自觉肿胀、疼痛，停止进食后缓解。导管阻塞严重者，肿胀可持续数小时至数天，甚至不能完全消退。导管口红肿，挤压有脓性分泌物溢出，触诊可触及硬块并有压痛，同时伴有全身反应。

【辅助检查】

1. 急性化脓性腮腺炎

白细胞总数升高，中性粒细胞比例明显增多，核左移，出现中毒颗粒。不宜做腮腺造影，以免导致炎症扩散。

2. 慢性复发性腮腺炎

诊断主要依据临床表现及腮腺造影。

3. 下颌下腺炎

主要根据临床表现及 X 线检查来诊断。急性炎症消退后，可进行唾液腺造影检查，对已确诊唾液腺结石病者，不做腮腺造影，以免将唾液腺结石推向导管后部或腺体内。

【治疗原则】

1. 保守治疗

（1）抗炎治疗。急性化脓性腮腺炎选用抗革兰阳性球菌的抗生素，如头孢霉素等。

（2）局部治疗。急性化脓性腮腺炎早期可进行理疗、热敷等，还可吃酸性食物或喝酸性饮料等增加唾液分泌，促进引流。

2. 手术治疗

若唾液腺炎症为结石、异物、导管狭窄等病因所引起的需采取手术治疗。

【护理评估】

1. 健康史

（1）询问患者发病前身体健康状况，如有无药物过敏史、外伤史、手术史、家族史等。

（2）了解患者就诊的原因及目的。

（3）评估患者有无面瘫、舌麻木等异常。

2. 身体状况

炎症期，红、肿、热、痛症状明显，挤压腺体导管口可有脓性分泌物溢出。护士应对患者的口腔卫生情况及其对疾病的认知程度进行评估。

3. 心理-社会状况

唾液腺炎症患者主要以局部红肿、疼痛而就诊。患者对疾病的认识不足可使患者产生恐惧、焦虑等情绪，护士应及时了解患者的心理状态，并对其经济情况等进行评估。

【护理诊断】

1. 疼痛	2. 体温过高
与局部炎症有关。	与局部化脓性炎症有关。
3. 知识缺乏	4. 焦虑
与对疾病的认识不足有关。	与对疾病的认识不足有关。
5. 营养失调	6. 口腔感染的可能
与营养摄入量不足有关。	与腮腺导管口脓性分泌物溢出有关。

【护理措施】

1. 保守治疗

（1）评估患者疼痛程度，遵医嘱给予抗炎治疗，并向患者说明疾病原因及预后等情况。

（2）饮食：给予高热量、高蛋白、高维生素饮食。早期急性化脓性腮腺炎患者可给予酸性食物或酸性饮料，以增加唾液腺分泌，促进引流。

（3）口腔护理：保持患者口腔清洁，可用含漱液漱口，也可用棉球擦洗口腔，每日3~4次，以预防口腔感染。

（4）密切监测患者生命体征变化，体温升高者应给予降温治疗。

（5）切开引流者取半卧位，以促进分泌物引流，并注意观察局部分泌物的颜色、量及性状。

2. 手术治疗

（1）术前护理

①一般护理：协助患者完善各项术前检查，并提醒患者注意保暖，以防止感冒，还应给予相应的口腔卫生指导。

②心理护理：向患者介绍疾病手术相关知识，了解患者心理状况，并鼓励其积极配合治疗，缓解其因疾病知识缺乏而产生的焦虑情绪。

③术前常规准备：常规口周备皮，口外手术者还应做好相应的皮肤准备。保证患者充分的睡眠，保持患者口腔清洁。术前常规测体温、脉搏、呼吸及血压。提醒或为患者取下活动义齿，眼镜等，并交由其家属保管。与手术完成人员做好术中所需物品的交接、清点工作并进行记录。

（2）术后护理

①保持患者口腔卫生，可用漱口液漱口，也可用棉球擦拭患者口腔，每日 3~4 次，以预防口腔感染。

②嘱患者术后卧床休息，遵医嘱进流食或半流食。

③术后放置引流条或负压引流管者，应注意防止引流条或引流管扭曲受压、脱出。术后患者可取半卧位，以利于引流，应注意观察引流液的数量、颜色，同时还应观察伤口敷料渗血情况，发现异常时应及时通知医生处理。

④舌下腺手术后应注意观察舌及口底肿块情况，以防止窒息的发生。

【健康教育】

（1）患者术后进流食或半流食，可逐渐过渡至软食、普食。腮腺术后患者禁食刺激性食物及禁止服用刺激性药物，以防止涎瘘的发生。

（2）患者术后应注意口腔卫生，可用含漱液漱口。舌下腺手术者，不宜刷牙、漱口，以免刺激伤口而致伤口出血，可用棉球擦洗口腔，3~4 次/天，同时术后 3~5 天应尽量少说话，以减少舌运动，防止术后伤口出血。

（3）腮腺术后患者可能会出现暂时性面瘫，轻者可半个月恢复，重者需 3~6 个月恢复。可服用维生素 B_1、维生素 B_{12} 和进行理疗。

（4）禁烟、酒及刺激性食物，术后 1 个月复查。

第二节　唾液腺肿瘤患者的护理

唾液腺肿瘤是唾液腺组织中常见的疾病，其中腮腺肿瘤在唾液腺肿瘤中发病率最高，占63.9%。唾液腺肿瘤中良性肿瘤占3/4，恶性肿瘤占1/4，可发生于任何年龄。

【临床表现】

1. 肿块

80%的腮腺肿瘤发生在腮腺浅叶，表现为耳垂下、耳前区或腮腺后下部的肿块。良性肿瘤质软，表面光滑，可活动，与周围组织界限清楚，生长速度慢，病程长者可达数年甚至数十年。而恶性肿瘤的特点是质硬，边界不清，不可活动，与周围组织粘连，生长速度快。

2. 疼痛

良性肿瘤以无痛性肿块为主，而恶性肿瘤的肿块在迅速生长的过程中，破坏周围组织并且对面神经造成压迫或牵拉，因此常有疼痛，疼痛为间断或持续性，且性质不定。

3. 面瘫

腮腺肿瘤所致面瘫，一般认为多由恶性肿瘤引起，而良性肿瘤即使很巨大，也很少引起面瘫。恶性肿瘤患者可出现不同程度的面瘫症状，面神经颞支受侵表现为同侧额纹消失，颧支受侵表现为眼睑不能闭合，颊支受侵表现为鼻唇沟变浅或消失，同侧口角㖞斜等。

4. 其他症状

腮腺肿瘤侵及皮肤可出现破溃出血，侵犯咬肌常致张口受限，腮腺深叶肿瘤突向咽侧表现为咽侧膨隆或软腭肿胀，少数病例出现颈部淋巴结肿大等。

【辅助检查】

1. B超检查

可判断腮腺内有无占位性病变及病变大小，还可显示直径1cm以下的肿块。

2. CT检查

该检查可明确显示肿瘤的大小、部位、扩展范围及与周围组织的解剖关系。

3. 磁共振成像（MRI）检查

该检查主要用于区分肿瘤是原发于腮腺深叶还是来源于咽旁或颞下窝。

4. 病理检查

腮腺和下颌下腺肿瘤禁做活检，因其有发生肿瘤细胞种植的危险，可进行影像学检查。唾液腺肿瘤确诊常依赖于蜡片诊断。腮腺区肿瘤还常采用术中冷冻切片检查，该检查可确定病变性质、肿瘤类型及肿瘤细胞分化程度等。

【治疗原则】

1. 手术治疗

唾液腺肿瘤的治疗以手术为主，原则应从包膜外正常组织开始，同时切除部分或整个腺体。腮腺肿瘤除高度分化肿瘤外，如肿瘤与面神经粘连，尚可分离者，应尽量保留面神经；术前已发生面瘫或术中发现面神经穿入肿瘤或为高度恶性肿瘤时，则可牺牲面神经，然后做面神经修复。若腮腺恶性肿瘤侵及腺体外或下颌骨时，需将受累的组织一并广泛切除。有颈淋巴结转移时，同时行颈淋巴清扫术。

2. 放疗

唾液腺肿瘤对放疗不敏感，单纯放疗很难达到根治的效果。对病理类型高度恶性者或手术不够彻底、疑有肿瘤组织残留者，面神经与肿瘤紧密粘连而保留面神经者，病期较晚者均可辅以术后放疗，可明显提高术后的生存率，降低复发率。

3. 化疗

化疗可用于晚期或复发病例的姑息治疗，仅作为辅助治疗，常用药物有顺铂、多柔比星、氟尿嘧啶等。

【护理评估】

1. 健康史

（1）询问患者健康状况，如有无严重的全身疾病、手术史、过敏史、外伤史等情况。

（2）询问患者有无局部损伤、溃疡史。

（3）评估患者有无面瘫、舌麻木、舌运动受限等情况。

2. 身体状况

检查唾液腺局部肿块的位置、大小、数量、有无疼痛和压痛及活动度，观察有无组织破溃出血及面神经麻痹等症状出现。

3. 心理-社会状况

由于腮腺肿瘤发生于颜面部，可影响患者外观，患者迫切要求整复，但又害怕术后会导致颜面部畸形及手术疼痛，因此普遍存在紧张、焦虑、恐惧的情绪，可影响患者正常生活及社会交往。

【护理诊断】

1. 疼痛

与手术损伤有关。

2. 吞咽困难

与全麻术后、手术损伤有关。

3. 有体温升高的可能

与术后吸收热有关。

4. 潜在的并发症

与口腔感染、创口出血有关。

5. 有面部麻木的可能

与术中面神经损伤有关。

6. 营养失调的可能

与进食困难，机体营养摄入量低于机体需要量有关。

7. 进食困难

与术后加压包扎有关。

【护理措施】

1. 术前护理

（1）心理护理

腮腺肿瘤患者对手术可能损伤面神经的问题，往往有很大的思想负担，因此护理人员需配合医生向患者及其家属介绍手术方法，提供疗效显著的病例给患者及其家属以增加其信心。做好患者及其家属的心理疏导工作，消除患者及其家属的顾虑，以使患者以最佳的心态接受手术。

（2）口腔护理

唾液腺导管口位于口内，若口腔内有感染灶，则需治愈后再行手术，否则可引起伤口延迟愈合及并发症的发生。术前 1 周，可用 1∶5000 的呋喃西林溶液或苯扎氯铵溶液稀释后每天清洗口腔 3 次或 4 次。

（3）患者术前常规准备

嘱患者保持情绪稳定，避免过度紧张和焦虑，腮腺肿瘤患者术前 1 天备耳周 5 指大小范围皮肤，并准备好术后需要的各种物品，如一次性尿垫、痰杯、便器等。术前一晚用开塞露或清洁灌肠后洗澡、更衣，24∶00 以后禁食、禁水，术晨取下活动义齿、贵重物品交由家属保管等。

（4）物品准备（以腮腺肿瘤手术为例）

腮腺手术器械、腮腺手术敷料、手术衣、无菌手套、1 号线、3-0 线、6-0 线、10 号刀片、6×14（圆针 2 个、角针 2 个）、吸引器盘、吸引器头、20ml 注射器、电刀、0.5% 氯己定棉球、油纱布、腮腺剪刀、持针器、引流条（负压引流管）。

2. 术中护理（以腮腺肿瘤手术为例）

（1）置患者于仰卧位，头偏向健侧，缝合固定无菌巾。

（2）画线

递美蓝、牙签（或针头）给术者画线，然后递两块干纱布给术者。

（3）翻瓣

递 10 号手术刀片给术者切开皮肤，递弯钳或蚊式钳给术者牵拉组织，递电刀给术者翻好皮瓣。

（4）解剖面神经

递蚊式钳、腮腺剪刀等给术者解剖面神经。

（5）切除腮腺与肿瘤

递蚊式钳给术者分离腮腺浅叶，并将其与肿瘤一并切除。

（6）缝合伤口

递生理盐水给术者冲洗伤口；递圆针、1 号线给术者缝合颈阔肌；递引流条（或引流管）；递 3-0 线及 6-0 线。美容线缝皮下及皮肤，缝合皮肤前用 0.5% 氯己定棉球消毒皮肤。固定引流条或负压引流管。

（7）消毒及包扎

缝合完毕后，用 0.5% 氯己定棉球消毒皮肤，递油纱布、干纱布给术者覆盖创口，创口应再用绷带或弹力帽加压包扎。

（8）清理手术器械及物品，消毒灭菌备用。

3. 术后护理

（1）全身麻醉患者的术后护理

全身麻醉患者术后采取去枕平卧位，头偏向健侧，防止分泌物，呕吐物吸入气管或污染伤口。严密监测患者生命体征的变化，尤其要严密监测呼吸频率及血氧饱和度的变化。术后应给予低流量吸氧及雾化吸入治疗，应保持呼吸道通畅，及时清除口鼻分泌物。

（2）创口护理

①术后创口放置橡皮引流条或者引流管，密切观察创口渗血情况及引流液的性状。

②腮腺肿瘤切除术后，局部敷料加压包扎是很重要的环节，有时由于加压不当，可致敷料松动脱落，手术区出现积液，甚至发生涎瘘或感染。

③注意观察创口渗血及呼吸情况，如渗血较多或出现呼吸困难（包扎过紧引起），应协助医生及时剪开绷带，给予妥善处理。

④术后48小时可撤去引流条或负压引流。手术部位加压包扎5~7天，以后如仍发现手术区积液者，可在穿刺吸出积液后继续加压包扎直至愈合。

（3）疼痛护理

疼痛与手术损伤、创口加压包扎过紧、体位不当牵拉创口等有关。临床表现为患者被动体位，呻吟或言语减少，表情痛苦等，应根据患者的临床表现对疼痛进行评估。为缓解疼痛可采取以下措施：为患者提供一个舒适、安静的休息环境；患者术后取舒适体位，以减少创口张力；检查绷带松紧度；也可采取转移注意力的方法，必要时可给予镇痛药。

（4）饮食护理

①由于腮腺肿瘤手术切口在面颊部，手术创口加压包扎，常导致患者张口、咀嚼困难，吞咽有哽噎感，可告诉患者这些都是暂时性的，松开包扎后可恢复。

②如局麻，手术结束返回病房后，即可进流食或半流食。2~3天后可改为软食，术后应禁食刺激性食物，特别是酸性食物，以防唾液潴留，影响创口愈合。

（5）口腔护理

保持口腔清洁，因手术后创口加压包扎，使口腔活动受限，加之使用阿托品可引起口干，有利于病原菌生长，因此对伤口愈合有一定的影响，所以术后每天应漱口4次或5次，且应多饮水。

（6）心理护理

提供个体化心理支持，密切观察患者的心理状态，加强与患者的交流，同时应注重沟通技巧，以减轻患者的负面心理压力。特别是恶性肿瘤患者，应对其进行心理疏导和安慰，以增强其战胜疾病的信心。

（7）术后并发症的护理

1）腮腺肿瘤术后面瘫

①告知患者术后注意保暖，防止面部受寒。

②每天给予局部热敷、肌肉按摩，以促进局部血液循环。

③使用血管扩张剂、神经营养剂等可增加面神经周围微血管的供血，改善局部微循环，如：维生素 B_1、维生素 B_6、维生素 B_{12}、神经生长因子、弥可保等神经营养剂。

④注意保护眼睛，以防引起暴露性结膜炎，特别是要防止结膜损伤。入睡后应以眼罩掩盖患侧的眼睛或涂药膏保护眼睛，不宜让风吹眼睛或持续用眼，应减少户外活动。

⑤局部也可进行理疗，同时可让患者配合进行肌肉功能训练，如练习皱眉、鼓气、眨眼等，6~14 天面神经功能均可恢复。

⑥出院后 3~6 个月，症状没有明显好转时，应及时复诊，必要时可行面瘫矫正术。

2）涎瘘

为腮腺切除术后的常见并发症，多发生在术后 1 周左右，临床表现为进食后伤口处有无色清亮液体渗出。预防涎瘘的措施除术中彻底缝合残余腺体及术后加压包扎外，还要及时观察伤口情况；指导患者清淡饮食；餐前 30 分钟给予阿托品口服或肌内注射，以抑制腺体分泌。对涎瘘不愈合者建议放疗使残余腺体萎缩。

【健康教育】

（1）强调术后加压包扎的重要性；取得患者配合，嘱其保持创口处干燥、清洁，洗脸时勿触及创口。如创口有红肿不适应及时到医院就诊。

（2）加强营养，避免辛辣、刺激性食物，并注意食物营养应均衡。坚持每次进食后漱口和正确地刷牙，以彻底清除口腔内食物残渣。

（3）术后应注意劳逸结合，适当进行户外活动及轻度的体育锻炼，以增强体质，防止感冒及其他并发症。

（4）禁烟、禁酒及忌刺激性食物。

（5）术后定期复诊，有不适时应及时就诊。

（6）恶性肿瘤患者，如病情允许，出院后即可行放射治疗或化学治疗。

第十一章　颞下颌关节疾病患者的护理

颞下颌关节是颌面部具有转动和滑动运动功能的左右联动关节，是人体解剖和运动最复杂的关节之一。颞下颌关节具有咀嚼、语言、吞咽和表情等重要生理功能，其解剖结构特点使其既稳定又灵活。颞下颌关节疾病可影响颞下颌关节的正常生理功能和颌面部的正常发育，可造成口腔颌面部畸形，是口腔颌面部较为常见的疾病。

第一节　颞下颌关节紊乱病患者的护理

颞下颌关节紊乱病是指累及颞下颌关节和（或）咀嚼肌群，具有相关临床表现的一组疾病的总称，包括咀嚼肌紊乱疾病、结构紊乱疾病、炎性疾病和骨关节病四大类，原称为颞下颌关节紊乱综合征。发病因素复杂，咬合异常、结构发育异常、精神心理因素、创伤为本病的主要致病因素，还与免疫学因素、偏侧咀嚼习惯、夜磨牙、紧咬牙及其他口腔不良习惯有关。本病临床主要症状包括开闭口运动及咀嚼时关节区和（或）关节周围肌群疼痛、开口受限等关节运动障碍、关节内弹响或杂音，还可伴有头痛、耳鸣等其他症状。

【临床表现】

颞下颌关节紊乱病发展一般分为三个阶段，即功能紊乱阶段、结构紊乱阶段、关节器质性破坏阶段。

（1）下颌运动异常

开口度异常、开口型异常（偏斜或歪曲）、开闭口运动出现关节绞锁等。

（2）疼痛	（3）弹响和杂音
开口或咀嚼运动时关节区或关节周围肌群疼痛，一般无自发痛，若为急性滑膜炎，可偶有自发痛。病程迁延者，有关节区发沉、酸胀，咀嚼肌易疲劳及面颊、颞区、枕区等部位慢性疼痛或感觉异常等表现。	①弹响音：开口运动有"咔、咔"的声音。 ②破碎音：开口运动有"咔叭、咔叭"的声音。 ③摩擦音：在开口运动中有连续的似揉玻璃纸样的摩擦音。

【辅助检查】

1. X线检查、CT检查	
可见关节间隙改变和骨质改变。	

2. 关节内镜检查	3. 磁共振成像检查
可以直接获取颞下颌关节的组织结构图像，可对颞下颌结构紊乱疾病进行确诊。可见患者关节盘和滑膜充血、渗出、粘连等。	可检查关节盘和翼外肌病变，检查可见关节移位、穿孔及关节附着改变等。

【治疗原则】

颞下颌关节紊乱病的治疗方法很多，其治疗原则为先用可逆性保守治疗，然后用不可逆性保守治疗，最后选用手术治疗。

（1）以保守治疗为主
①对症治疗和消除或减弱致病因素。如消除𬌗创伤，避免吃硬的食物等。
②理疗：如用红外线照射、超声药物透入法、石蜡疗法等治疗。
③正畸治疗：调𬌗、正畸矫治。

（2）在治疗关节局部病变的同时应改善患者的全身状况和精神状态。

（3）加强宣教，提高患者自我保护意识，纠正不良行为，如避免不控制的打哈欠、用牙咬硬物等。	（4）若经保守治疗无效或已有器质性破坏者可选用关节镜外科或其他各种相关手术治疗。

【护理评估】

1. 健康史

了解患者全身情况，如颞下颌关节活动情况，有无外伤及药物过敏史等情况。

2. 身体状况

（1）下颌运动异常：包括开口度异常（过大或过小）、开口型异常（偏斜或歪曲）、开闭口运动出现关节绞锁等。

（2）疼痛：在开口和咀嚼运动时，关节区或关节周围肌肉群疼痛。一般无自发痛。

（3）弹响和杂音：关节运动时有弹响和杂音，弹响在张口活动时出现，响声可发生在下颌运动的不同阶段，可为清脆的单响声或碎裂的连响声。

3. 心理-社会状况

颞下颌关节病严重者可造成口腔颌面部畸形，致患者自我形象紊乱。同时可因张口受限，对关节的影响等问题易引起患者焦虑、恐惧。对疾病知识的缺乏可直接影响患者的正常的生活和学习。因此护士应做好患者的心理评估，及时解除其焦虑、恐惧的心理。

【护理诊断】

1. 关节区疼痛

与关节区病变有关。

2. 进食困难

与张口受限，进食障碍有关。

3. 知识缺乏

与对疾病的认识不足有关。

4. 焦虑

与担心疾病预后有关。

5. 营养失调的可能

与机体营养摄入量低于机体需要量有关。

【护理措施】

1. 术前护理

（1）心理护理

对患者给予同情、理解、关心和帮助，告诉患者不良的心理状态会降低机体的抵抗力，不利于疾病的康复。解除患者的紧张情绪，使其更好地配合治疗和护理。

（2）口腔护理

保持口腔清洁，用含漱液漱口，不宜刷牙，可用棉球擦洗口腔或用注射器冲洗口腔，每日3次或4次。

（3）饮食护理

指导患者多进食富有营养、易消化、口味清淡的食物，以加强营养，增进机体抵抗力。对进食困难的患者，可给予营养丰富的软食或流食。

（4）术前常规准备

①协助患者做好术前相关检查，如X线胸片等影像学检查、心电图检查，血、尿、便常规等检查。

②做好术前备皮。

（5）做好术前指导

嘱患者保持情绪稳定，避免过度紧张和焦虑；备皮后洗头、洗澡、更衣，准备好术后需要的各种物品，如一次性尿垫、痰杯等；术前1天22:00以后禁食、禁水；术晨取下活动义齿和首饰等贵重物品，并将贵重物品交由其家属保管等。

2. 术后护理

（1）病情观察

严密监测患者生命体征的变化，包括体温、血压、脉搏、呼吸、心率。观察并记录生命体征的变化，每4小时1次。

（2）饮食护理

术后进流食或半流食，取坐位或半坐位进食，以防止发生食物自鼻腔呛出。

（3）基础护理

①患者麻醉清醒后，可改为半卧位，头偏向一侧，以利于分泌物的引流和减轻局部肿胀和充血。

②患者卧床期间，应协助其保持床单位整洁和卧位舒适，定时翻身，按摩骨突处，防止皮肤发生压疮。

③满足患者生活上的合理需求。

④雾化吸入治疗每日2次。

⑤会阴冲洗每日1次。

⑥做好患者的晨、晚间护理。

（4）口腔护理

保持口腔清洁，含漱剂漱口或口腔冲洗每日 3～4 次，以防止感染。

（5）增进患者的舒适感

术后患者会出现疼痛、恶心、呕吐、腹胀等不适，应及时通知医生，对症处理，以减少患者的不适感。

（6）术后活动

术后 1 周内，使用吊颌绷带加磨牙橡皮垫或颌间牵引的患者应限制下颌运动。术后 7 天，协助患者进行张口训练，练习自动张口运动和咀嚼运动，以促进关节功能恢复。

（7）心理护理

根据患者的生活环境、个性及手术类型的不同，为患者提供个体化的心理支持，并给予心理疏导和安慰，以增强其战胜疾病的信心。

【健康教育】

（1）出院前向患者及其家属详细介绍出院后有关事项，并将有关资料交给患者或其家属，告知患者出院后 1 个月来院复诊。

（2）指导患者早日进行开口训练和咀嚼运动，一般在拆线后开始，训练至少坚持 6～12 个月，以巩固效果，防止复发。

（3）告知患者如有异常情况应及时来院就诊。

（4）纠正不良习惯，禁烟、酒及刺激性食物。

第二节　颞下颌关节强直患者的护理

颞下颌关节强直是指由于疾病、损伤或外科手术而导致的颞下颌关节固定，运动丧失。临床上分为两类：一类是由于一侧或两侧关节内病变，导致关节内纤维性或骨性粘连，称为关节内强直，也称为真性关节强直；另一类病变是在关节外上、下颌骨间的皮肤、黏膜或深层组织，也称为颌间挛缩或假性关节强直。关节内强直常见的病因是创伤和化脓性炎症。关节外强直常见病因为软组织或肌肉损伤所产生的瘢痕，患者常有严重创伤史、感染史、放疗史或不正确的外科手术史。

【临床表现】

1. 关节内强直

（1）开口困难表现为进行性开口困难或完全不能开口，病史一般较长。

（2）面下部发育障碍、畸形多发生在儿童。严重者可致阻塞性睡眠呼吸暂停综合征。

（3）咬合关系错乱多见于儿童期发生强直者。

（4）髁突活动度减弱或消失。

（2）关节外强直

（1）不同程度的开口困难。

（2）口腔颌面部瘢痕挛缩或缺损畸形。

（3）髁突活动度减弱或消失。

【辅助检查】

X线或CT检查可明确关节强直的性质、界限。

【治疗原则】

1. 关节内强直

关节内强直的治疗需外科手术。手术方法有适用于纤维性强直的髁突切除术及适用于骨性强直的颞下颌关节成形术。

2. 关节外强直

关节外强直需手术治疗。手术的基本方法为切断、切除颌间挛缩的瘢痕；凿开颌间粘连的骨质，恢复开口度，用皮片或皮瓣修复创面。

【护理评估】

1. 健康史

了解患者有无感染、损伤、烧伤及口腔内手术剖面处理不当的病史。

2. 身体状况

患者主要表现是进行性张口困难或完全不能张口，病史长，一般在几年以上；面下部发育障碍、畸形，颞下颌关节错乱，髁突活动度减弱或消失。

3. 心理-社会状况

（1）颞下颌关节强直造成患者口腔颌面部畸形和患者自我形象的紊乱可影响其正常的生活和社交。

（2）严重者可引起阻塞性睡眠呼吸暂停综合征，阻塞性睡眠呼吸暂停综合征是一个潜在的威胁生命的疾病，因此要做好患者及其家属对疾病认知程度的评估。

【护理诊断】

1. 张口困难	2. 知识缺乏
与颞下颌关节强直，局部瘢痕挛缩有关。	与对疾病的认知不足有关。
3. 自我形象紊乱	**4. 营养缺乏**
与口腔颌面部畸形有关。	与张口困难、进食障碍有关。
5. 有窒息的危险	
与关节强直继发阻塞性睡眠呼吸暂停综合征有关。	

【护理措施】

1. 术前护理

（1）心理护理	（2）备皮
对患者给予同情、理解、关心和帮助，告诉患者不良的心理状态会降低机体的抵抗力，不利于疾病的康复。解除患者的紧张情绪，使其更好地配合治疗和护理。	了解关节强直的性质，估计病变的范围，若为双侧同时手术，应做好双侧皮肤准备。一侧手术备皮时，必须核对医嘱，以免发生错误。做耳屏前切口者，应剃去耳郭后上方 5cm 以上范围的毛发。
（3）口腔护理	
口腔内瘢痕切除或植皮修复创面，术前 1 周应进行口腔牙周洁治及用含漱液漱口，保持口腔清洁，以防创口感染。	

（4）饮食护理

指导患者多进食富有营养、易消化、口味清淡的食物，以加强营养，增进机体抵抗力。进食困难的患者，可视情况给予软食或流食，术前 1 天 22：00 开始禁食、禁水，使胃肠充分排空，避免术中呕吐引发误吸。

（5）术前检查	（6）术前指导
协助患者做好术前相关检查，如胸部 X 线片等影像学检查、心电图检查，血、尿、便常规等检查。	嘱患者保持情绪稳定，避免过度紧张、焦虑；备皮后洗头、洗澡、更衣，准备好术后需要的各种物品，如一次性尿垫、痰杯等；术晨取下活动义齿、首饰等贵重物品，并将贵重物品交由其家属保管等。

2. 术中护理

（1）置患者于仰卧位，头偏向健侧，做耳屏前至颞部发际内弧形切口。

（2）协助术者冲洗患者口腔，画线，递 6×14 角针、1 号线给术者，固定麻醉插管，递 5ml 注射器、5 号口内注射用长针头给术者，在术区局部注射 1：100000 止血水。

（3）递 15 号刀片、蚊式钳、刀片、电刀给术者翻瓣。

（4）递 3-0 线给术者结扎小血管。

（5）翻瓣后递 6×14 圆针、1 号线给术者，将组织缝于手术单上牵拉固定，撤掉蚊式钳。

（6）递小的深拉钩、蚊式钳、剥离子。

（7）显露关节囊后，协助术者用 11 号刀片切开，递剥离子。

（8）切掉关节处骨痂：递安装好 MED 锯片的矢状锯、神经剥离子、骨凿、骨锤，放明胶海绵协助术者止血，递小咬骨钳、骨蜡、磨头。

（9）冲洗，放置橡皮引流条或小负压引流管。

（10）缝合：递 5-0 可吸收线给术者缝合皮下、递 6-0 美容线给术者缝皮，递 3-0 线给术者缝头皮。

（11）包扎：递油纱、2～3 个棉球、纱布、绷带。

（12）清理手术器械及物品，可重复利用的器械及物品消毒灭菌后备用。

3. 术后护理

（1）病情观察

严密观察患者生命体征的变化，包括体温、血压、脉搏、呼吸等。观察并记录患者生命体征，每4小时1次。

（2）饮食护理

术后进流食或半流食，因暂时性软腭功能障碍可取坐位或半坐位进食，以防止发生食物自鼻腔呛出。

（3）基础护理

①患者清醒后，可改为半卧位，头偏向一侧，以利于分泌物的引流和减轻局部肿胀和充血。

②患者卧床期间，应协助其保持床单位整洁和卧位舒适，定时翻身，按摩骨突处，防止皮肤发生压疮。

③满足患者生活上的合理需求。

④雾化吸入治疗每日2次。

⑤会阴冲洗每日1次。

⑥做好患者的晨、晚间护理。

（4）口腔护理

保持口腔清洁，可用含漱剂漱口或进行口腔冲洗每日3~4次，以防止感染。

（5）增进患者的舒适度

患者术后会出现疼痛、恶心、呕吐、腹胀等不适，出现不适时应及时通知医生，对症处理，以减少患者的不适感。

（6）术后活动

①急性关节脱位，复位后应限制下颌活动，防止再脱位。

②术后1周内，使用吊颌绷带加磨牙橡皮垫或颌间牵引的患者，应限制下颌运动。术后7天，协助患者进行张口训练，练习自动张口运动和咀嚼运动，以促进关节功能恢复。

③根据开口度的不同，采用适当厚度的楔形硬橡皮块或阶梯形木块做开口器。开口练习时，将比较窄的一端置于磨牙区，逐渐地加大塞入的厚度，使开口逐渐增大。

④开口训练时，应注意开口器是放在两侧磨牙区而不是前牙区，且应左右交替练习，以防咬合关系紊乱。

⑤术后1个月复查病情，以巩固效果，张口训练应持续6个月以上，一般应在术后前1~2个月内，日夜使用开口器，以后可改为日间进行开口练习。

【健康教育】

（1）出院前向患者及其家属详细介绍出院后有关事项，并将有关资料交给患者或其家属，告知患者出院后1个月来院复诊。

（2）指导患者早日进行开口训练和咀嚼运动，一般在拆线后开始，训练至少坚持6~12个月，以巩固效果，防止复发。

（3）告知患者如有异常情况应及时来院就诊。

（4）纠正不良生活习惯，禁烟、酒及刺激性食物。

第三节　颞下颌关节脱位患者的护理

颞下颌关节脱位是下颌髁状突滑出关节窝外，超越了关节运动正常限度，以致不能自行回复原位。其发生的外部原因是张口过大，如打哈欠、大笑，下颌前区遭受过大压力或骤然暴力；内部原因是关节囊及关节韧带的松弛，翼外肌在张口运动时过分收缩，同时升颌肌群的反射性痉挛。颞下颌关节脱位按部位可分为单侧脱位和双侧脱位；按性质可分为急性脱位、复发性脱位和陈旧性脱位；按髁突脱出的方向、位置又可分为前方、后方、上方及侧方脱位。临床上以急性前脱位最为常见。外伤导致的髁突向上、向后及侧方移位常合并下颌骨骨折及颅脑损伤。

【临床表现】

（1）下颌运动失常，患者呈开口状，不能闭口。

（2）下颌呈前伸状，两颊变平，颏部前突。双侧关节脱位则前牙明显开𬌗，后牙通常无接触。

（3）耳屏前空虚，颧弓下可触及脱位的髁突。

（4）单侧关节脱位者，上述症状仅见于患侧，颏部中线及下前切牙中线偏向健侧。

【辅助检查】

X线片显示病变侧关节窝空虚，髁突位于关节结节前上方。

【治疗原则】

（1）颞下颌关节急性脱位后应及时复位，复位后应限制下颌运动2~3周，可采用颅颌绷带或颌间橡皮圈牵引固定。

（2）对于复发性脱位，为防止再脱位的发生，可进行关节腔内硬化剂注射治疗、翼外肌肉毒素注射治疗或采用手术治疗。

【护理评估】

1. 健康史

（1）询问患者在什么情况下引起的关节脱位，此次发病前是否有过关节脱位病史。

（2）了解患者身体状况，咀嚼及咬硬物等生活习惯。

（3）询问患者有无药物过敏史、外伤史、手术史等。

2. 身体状况

（1）颞下颌关节脱位主要表现为下颌运动异常，患者呈开口状，后牙无接触，前牙开𬌗。应了解患者以往是否有关节病史及脱位发生的频率、时间及次数。

（2）复发性脱位患者有反复发作的病史，易造成患者言语不清、进食困难，应对患者的精神状态、营养状况进行评估。

3. 心理-社会状况

（1）颞下颌关节脱位患者呈开口状，不能闭口，常因知识缺乏而产生焦虑和恐惧等情绪，护士应对其心理情况进行评估。

（2）复发性脱位患者可有反复发作的病史，进食困难、言语不清，易使患者产生自卑感，而影响其正常生活与社交。

【护理诊断】

1. 焦虑

与关节脱位，担心复位效果有关。

2. 进食困难

与关节脱位、呈张口状、无法正确咀嚼有关。

3. 自我形象紊乱

与前牙开𬌗、颏部前突有关。

4. 沟通障碍

与关节脱位、言语不清有关。

5. 知识的缺乏

与对疾病相关知识不了解有关。

6. 有营养缺乏的可能

与关节脱位、进食困难有关。

【护理措施】

（1）保持口腔清洁，用含漱液漱口。患者不宜漱口及刷牙时，可用棉球擦洗口腔或进行口腔冲洗，每日 3~4 次，以预防感染。

（2）床边备吸引器，及时将患者口腔及咽部分泌物或血液吸出，保持呼吸道通畅。

（3）对关节疼痛、张口受限者，可进行局部热敷、针灸、按摩和理疗。

（4）术后进流食或半流食，必要时采用鼻饲流食 5~7 天。少数患者术后因暂时性软腭功能障碍，进食过程中易发生食物自鼻腔呛出，因此应嘱患者取坐位或半坐位进食。

（5）协助患者进行张口训练，练习自动开口运动和咀嚼运动，以促进关节功能恢复。

（6）关节复位后，应用颅颌绷带固定 2~3 小时，并限制下颌运动，嘱患者不可自行拆除固定装置。

（7）若手术切除粘连髁突，复位后下颌制动 20 天。

【健康教育】

（1）出院后详细向患者及其家属介绍注意事项，并将相关资料给患者及其家属，嘱其出院后 1 个月复诊。

（2）手法复位固定 2~3 小时，此期间不可自行撤除固定装置，并应限制下颌运动，如大张嘴、咬硬物、大笑、打哈欠时应注意保护颞下颌关节。

（3）禁烟、酒及刺激性食物。

（4）下颌固定、制动的同时应注意口腔卫生，防止口腔感染的发生。

（5）纠正不良生活习惯，关节不适可给予热敷，以缓解肌肉痉挛，减轻疼痛。

第四节　阻塞性睡眠呼吸暂停综合征患者的护理

阻塞性睡眠呼吸暂停综合征（OSAS）属睡眠中呼吸调节紊乱，这种病理状态不仅表现为睡眠打鼾和日间极度嗜睡，由于低通气或呼吸暂停还可引发反复发作的低氧和高碳酸血症，可导致心肺和其他重要生命器官发生并发症，甚至发生猝死。因此，OSAS 是一种有潜在致死性的睡眠呼吸紊乱性疾病。

目前国际上大多数学者认为阻塞性睡眠呼吸暂停综合征的定义是：睡眠时口鼻呼吸气流停止≥10 秒，并常伴有白天嗜睡，头痛、逆行性健忘和性格变异等临床特征的症候群。临床上阻塞性睡眠呼吸障碍占绝大部分。

【临床表现】

1. 打鼾

睡眠中打鼾是由于空气通过口咽部时使软腭震动而引起的。打鼾意味着呼吸道有部分狭窄和阻塞，是该病的特殊性表现。

2. 日间极度嗜睡

OSAS 患者表现为日间困倦或嗜睡，患者可立即入睡，而无法控制，有时在开会时入睡，工作时也可入睡，相互交谈时可入睡，进食时可入睡，甚至在骑自行车时可因入睡而摔倒。

3. 夜间呼吸暂停

在鼾声上表现为"抑扬顿挫"，即"鼾声-停顿-鼾声突然爆发"。呼吸暂停时间长者，可出现夜间睡眠中突然坐起，口唇及肢端发绀。

4. 夜间遗尿症

表现为肾的功能损害，常见夜尿增多和蛋白尿。

5. 头痛

以晨起头痛明显，是睡眠呼吸暂停-低通气造成的低氧血症和高碳酸血症所触发的血管性头痛。

6. 性格变化

包括急躁、压抑、精神错乱、产生幻觉、极度敏感、敌视、好动、智力和记忆力减退等改变，严重者可伴发心血管系统和其他重要生命器官的疾病。

【辅助检查】

1. 常规实验室检查

一般对于诊断帮助不大。7%的无肺部基础病变的患者可合并红细胞增多。血气分析多正常，也可表现为低氧和（或）高碳酸血症。肺功能多正常，肥胖患者可表现为限制性通气功能障碍，重叠综合征患者可见阻塞性通气功能异常。对于老年患者，必须进行甲状腺功能的筛查。

2. 多导生理记录仪

是诊断阻塞性睡眠呼吸暂停低通气综合征（OSAHS）的金标准，可同步记录患者睡眠期间的脑电图、肌电图、眼电图、心电图、血氧饱和度、口鼻气流、鼾声、体位，甚至血压、腿动、食管内压等多种生理学指标，为临床睡眠分期及睡眠呼吸暂停的诊断、分型、分度及疗效判断提供了可靠的依据。

3. 夜间血氧监测

夜间脉搏、血氧监测被广泛用于OSAHS的筛查，是非常简便、经济的评估术后治疗效果或气道扩张装置治疗效果的方法。

4. 整夜多导睡眠分时监测

提前半夜行睡眠监测以明确诊断，后半夜予经鼻持续气道正压通气滴定治疗，既可以维持气道的通畅又可以评定需要的正压治疗水平。

5. 睡眠鼻内镜检查

用于明确 OSAHS 患者睡眠时气道阻塞的部位，是一项可重复且易于被患者接受的检查技术。它不仅可以为选择手术方式提供依据，它还是评估手术预后的重要指标。

【治疗原则】

1. 非外科治疗方法

（1）经鼻持续气道内正压通气（nasal-CPAP）：此法是目前治疗阻塞性睡眠呼吸暂停综合征最有效的非手术治疗方法。

（2）各种正畸装置：睡眠时配戴专用正畸矫治器，以改善睡眠。

（3）药物治疗：气道肌张力药物或激素替代疗法。

（4）减肥治疗：饮食控制、运动疗法。

2. 外科治疗方法

（1）气管切开术：是一种暂时解除严重 OSAHS 患者缺氧状态的方法。

（2）鼻腔阻塞性疾病的手术：主要是下鼻甲切除术与鼻中隔矫正术。

（3）腭垂软腭咽成形术：主要是手术切除腭垂、软腭后缘以及咽侧壁组织以扩大口咽腔。

（4）舌体舌根减容术：原则是在不损害舌功能的前提下尽可能切除肥厚的舌组织。

（5）舌骨肌肉切断悬吊术：主要是通过解除患者喉咽腔狭窄或阻塞而达到治疗目的。

（6）双颌前移术：通过正颌外科手段，同时前移上下颌骨使腭后和舌后气道扩展。

【护理评估】

1. 健康史

（1）一般情况：询问或评估患者的年龄、性别、职业、婚姻状况、营养状况等情况，尤其应注意与患者现患疾病相关的病史和药物应用情况及过敏史、手术史等。

（2）发病特点：有睡眠时打鼾、日间极度嗜睡、头痛及性格变化等症状。

（3）相关因素：了解患者术前的心理状态、对预后的期望程度和自身的文化程度及经济承受能力等，并对患者进行及时有效的心理护理。

2. 身体状况

（1）了解患者目前的健康情况及各项生命体征是否正常，有无高血压、糖尿病、血液疾病等全身性疾病。

（2）了解患者与手术相关的各项检查是否正常。

3. 心理-社会状况

（1）OSAS 患者因日间发生困倦或嗜睡，晨起头痛，从而可影响其正常的生活和工作。

（2）OSAS 可引起患者急躁、压抑、记忆力减弱等情况，应评估患者心理状态，并与之交流，以取得其信任。

（3）对患者及其家属对相关疾病知识的认知进行评估，同时进行相关疾病知识的宣教，以增强患者战胜疾病的信心。

【护理诊断】

1. 知识缺乏	2. 行为异常
与对疾病相关知识不了解有关。	与日间嗜睡及疾病引起的性格变化有关。
3. 头痛	4. 有窒息的危险
与睡眠质量低有关。	与呼吸道狭窄有关。
5. 睡眠紊乱	6. 焦虑
与日间极度嗜睡有关。	与担心疾病预后有关。

【护理措施】

1. 术前护理

（1）按口腔颌面外科全身麻醉手术术前护理常规进行护理。

（2）对用多导生理记录仪记录睡眠的患者一定要做好检查前指导：干净的头发和皮肤可使传感器比较敏感，也不易脱落，因此，要提醒患者提前洗澡、洗头，不要使用化妆品，男性患者剃胡须。同时，患者应禁饮咖啡、茶及酒类，禁服镇静催眠药，避免剧烈运动，并保持精神情绪稳定，以免影响睡眠。

（3）心理护理：患者可能会担心自己打鼾影响同病房其他患者，对此护士应尽量为患者安排单间，同时加深与患者的沟通，了解患者的睡眠习惯及心理状态、家庭状况等，对其实施个性化心理护理，以有效地缓解患者术前心理压力。

（4）教会患者在床上进行排痰、翻身、排便及用简单的手势与护士交流的方法，并向患者讲解术后留置鼻插管的注意事项，以取得患者的全面配合。

2. 术后护理

（1）全身麻醉术后返回病房6小时内采取去枕平卧位，并不要让患者睡得太沉，应经常唤醒患者。

（2）患者清醒后，详细向患者解释鼻插管的重要性，严禁患者自行拔管，讲解拔管后可能引起窒息及再次插管困难，可影响生命安全。

（3）严密观察病情：主要是患者血氧饱和度和呼吸情况的观察，如果是痰液堵塞造成的血氧饱和度降低，应及时吸痰。

（4）保持鼻插管通畅：遵医嘱给予持续呼吸道湿化，及时雾化吸入治疗；插管口处覆盖无菌湿纱布以保持呼吸道的湿润；清洗消毒气管内套管前要充分吸痰。

（5）饮食护理：拔出鼻插管后嘱患者进高蛋白质、高热量及高维生素食物，可以先给清流食或流食，逐步过渡到半流食及普食，并鼓励患者少食多餐。

（6）口腔护理：术日用无菌纱球擦洗患者口腔，患者拔管后能自行漱口时，遵医嘱用1:5000呋喃西林溶液给患者漱口。

【健康教育】

（1）指导患者坚持饭后漱口，保持口腔清洁，防止伤口感染。

（2）告知患者加强营养，多进食高热量、高蛋白质及高维生素食物，向患者讲解饮食对术后伤口愈合的重要性。

（3）伤口若有红肿不适，应及时到医院就诊。

（4）指导患者家属注意观察患者睡眠情况，如有无打鼾及打鼾发生的频率，有异常时应及时到院就诊。

第十二章　牙及牙槽外科患者的护理

第一节　急救患者的护理

一、晕厥患者的护理

晕厥俗称昏倒，是一过性脑缺氧所引起的短暂的意识丧失。一般由紧张、恐惧、饥饿、疲劳、疼痛或体位改变引起。晕厥在口腔科临床治疗中极为常见。其病因，可分为血管舒缩障碍、心源性晕厥、脑源性晕厥、血液成分异常4种。其中以血管迷走神经抑制性晕厥最常见，心源性晕厥最严重。口腔科晕厥中绝大多数为血管迷走神经抑制性晕厥，多见于体弱的青年女子。

【临床表现】

头晕、眼花、胸闷、恶心、呕吐、面色苍白、全身冷汗、四肢冰凉、脉搏快而弱、血压下降、呼吸困难，甚至可引起暂时性知觉丧失。

【护理措施】

（1）立即停止操作，放平椅位，或就地置患者于头低脚高位。

（2）松解患者衣领，判断其有无意识，测量血压和脉搏。

（3）口服或静脉推注葡萄糖注射液。

（4）意识丧失者，可给酒精嗅闻，指压人中、合谷穴。

（5）针对造成晕厥的原因进一步处理。如为心源性晕厥则应立即吸氧，进行心电监护，必要时建立静脉通道。

（6）多数患者平卧5~6分钟后症状自行缓解。晕厥发作的危险在于跌撞造成的外伤，当患者脸色苍白、出冷汗、神志不清时，应立即让患者蹲下，再使其躺倒。

【健康教育】

（1）治疗前做好患者的心理护理工作，以消除患者的紧张恐惧心理。

（2）了解患者治疗前夜睡眠情况及体虚疲劳程度。

（3）对未进早餐几近中午拔牙的患者，应指导其进餐后再拔牙。

（4）实施下牙槽神经阻滞麻醉时要准确、仔细。

（5）年老体弱的患者治疗后在牙椅上休息 30 分钟后再离开。

二、心搏骤停患者的护理

心搏骤停是指各种原因所致的心脏有效泵血突然停止。导致心搏骤停的因素有两大类：一类为心源性，如冠状动脉粥样硬化性心脏病，约占 80%；一类是非心源性，如严重创伤，各种休克、手术及诊疗操作中的意外等。

【临床表现】

（1）突然意识丧失或伴有短暂抽搐，患者昏倒于各种场合。

（2）颈动脉搏动消失。

（3）呼吸骤停或开始呈抽泣样逐渐缓慢继而停止。

（4）双侧瞳孔散大。

（5）面色苍白或转为发绀。

【护理措施】

心肺脑复苏术（CPCR）是救治心搏骤停最有效的措施，即开放气道，采用人工呼吸，促使患者恢复自主呼吸；通过胸外心脏按压建立暂时的人工血液循环；必要时快速电击除颤，用以转复心室颤动，促使心脏恢复自主搏动，最终实现脑复苏即恢复神经智能和工作能力。

完整的心肺脑复苏术包括基础生命支持（BLS）、高级生命支持（ACLS）和持续生命支持（PLS）三部分。基础生命支持即现场急救，是救治成功的关键。

1. 单人心肺复苏（现场急救）的步骤

（1）判断患者心跳、呼吸是否停止

①判断患者有无意识。

②呼救。

③判断患者呼吸是否停止及脉搏是否消失。

④将患者放置于复苏体位即仰卧位，使患者头、颈、躯干平直无扭曲，双手放于躯干两侧。

（2）人工循环

1）判断患者有无脉搏：一手置于患者前额，使患者头部保持后仰，气道开放；另一手示指及中指先触及气管正中部（男性可先触及喉结），然后向旁滑移2~3cm，触摸颈动脉搏动，如无搏动，加上无意识即可判定心跳已经停止，应立即行胸外心脏按压。时间不超过10秒。

2）胸外心脏按压

①按压部位：以示指、中指沿患者肋弓处向中间滑移，在两侧肋弓交点处寻找胸骨下切迹，将示指的两横指放在胸骨下切迹上方，示指上方的胸骨正中部即为按压区。

②按压方法：将置于额部的手拿下，以掌根部紧贴另一手示指上方，放在按压区，再将定位之手取下，并将掌根部重叠于另一手的掌根上，采用两手手指交叉抬起法，双臂伸直，双肩在患者胸骨正上方正中，以髋关节为支点，以肩、臂部力量垂直向下用力按压。按压频率至少100次/分钟，按压深度至少5cm。

（3）人工呼吸

畅通气道：徒手畅通，方法一，仰头抬颏法；方法二，双手托颌法。仰头抬颏法即一手置于患者前额使其头部后仰，另一手的示指与中指置于患者下颌骨近下颏或下颌角处，抬起下颏（颌）。

1）判断患者有无呼吸：维持开放气道体位，用耳贴近患者口鼻，头部侧向患者胸部，眼睛观察患者胸部有无起伏，面部感觉患者呼吸道有无气体排出，耳听患者呼吸道有无气流通过的声音。

2）施行人工呼吸

①口对口呼吸：使患者呼吸道畅通，并且口张开，用按于前额的手的拇指与示指捏紧患者的鼻孔，抢救者深吸一口气后张开口贴紧患者的嘴（要把患者的口部完全包住），用力向患者口内吹气（吹气要求快而

深），直至患者胸部上抬，才与患者口部脱离，同时放松捏鼻的手，以便患者从口鼻呼气。通气量：700～1000ml，呼吸频率：10～12次/分钟。

②口对鼻呼吸：开放患者气道，使患者口部紧闭，深吸气后，用力向患者鼻孔吹气；呼气时，使患者口部张开，以利气体排出。

③口对"S"形口咽通气管呼吸。

2. 双人心肺复苏

（1）双人心肺复苏法系指两人同时进行徒手心肺复苏，即一人进行胸外心脏按压，另一人进行人工呼吸。

①胸外心脏按压：立即确定胸外心脏按压的部位，然后立即进行胸外心脏按压。

②人工呼吸：判断患者有无意识，如意识不清，则应立即呼救，同时将患者置于复苏体位，然后开放气道，判断患者有无呼吸，如无呼吸则应立即给予口对口（鼻）人工呼吸两次；然后判断患者有无心跳，如无心跳，则应立即通知另一位抢救者进行胸外心脏按压。

（2）胸外心脏按压与人工呼吸次数比为30:2。

3. 心肺复苏有效指标

（1）颈动脉搏动恢复。

（2）面色由发绀转为红润。

（3）出现眼球活动、睫毛反射与对光反射。

（4）瞳孔由大变小。

（5）意识恢复。

4. 终止心肺复苏的条件

（1）自主呼吸及心跳已有良好恢复。

（2）有其他接受心肺复苏训练合格人员接替抢救，或有医生到场承担复苏工作。

（3）到场的医生确定患者已经死亡。

【注意事项】

（1）抢救心搏骤停患者时，不要等待静听心音，不要等待心电图检查的证实，仅凭突然意识丧失和颈动脉搏动消失两点加之无其他循环征象即可考虑为心搏骤停，应立即实施心肺复苏术，并尽早除颤。

（2）将患者安置于抢救体位时要注意保护其颈部。

（3）判断患者呼吸是否停止时，应保持其气道开放，观察5秒，因有部分患者可因呼吸道不畅通而发生窒息，而导致心跳停止，在呼吸道通畅之后，呼吸可恢复，心跳亦可恢复。

（4）判断患者脉搏是否消失时，应在气道通畅的情况下，触摸患者颈动脉，用力不要过大，以免妨碍头部血供，检查时间不要超过10秒。

（5）确定胸外心脏按压部位时，要以胸骨下切迹为定位标志，不要以剑突下定位。

（6）胸外心脏按压时，按压应平稳、有规律地进行，不能间断，不能冲击式猛压，下压与放松的时间应大致相等；放松时定位的手掌不要离开定位点，每次人工呼吸后（单人心肺复苏）行胸外心脏按压时，应重新定位。按压时肘部不要弯曲，否则压力减弱，下压深度达不到5cm。两手掌重叠放置，手指应离开胸壁，以免造成肋骨及肋软骨骨折。

（7）双人心肺复苏时，两人必须配合协调，人工呼吸吹气必须在胸外按压的松弛时间内完成；行人工呼吸者除需畅通患者呼吸道、吹气外，还应注意触摸患者颈动脉，观察其瞳孔变化，以检测按压是否有效；行人工呼吸者与胸外心脏按压者可互换位置，互换操作，但中断时间不应超过10秒。

第二节　牙拔除术患者的护理

牙拔除术是口腔外科最常用的手术，是治疗某些牙病和预防由牙病引起的局部或全身疾病的手段。

【适应证】

（1）牙体破坏过大或残根，采用现有技术无法修复者。

（2）牙根尖周围病变广泛，用根管治疗或根尖手术等方法不能治愈者。

（3）重度牙周病，牙槽骨明显吸收，牙齿松动而不能治疗者。

（4）阻生牙反复引起冠周炎或引起邻牙病变者。

（5）有碍咀嚼功能、美观，或引起食物嵌塞及创伤或邻牙病损，妨碍义齿修复不能用正畸等方法恢复正常位置的移位牙或错位牙。

（6）牙因创伤折裂至龈下或根折，不能治疗保存者。

（7）形状异常，影响美观，位置不正或妨碍功能的多生牙。

（8）正畸治疗需要进行减数的牙；义齿修复需要拔除的牙；恶性肿瘤放射治疗前，位于照射区的、不宜通过治疗而保留的牙。

（9）乳牙滞留，妨碍恒牙正常萌出者。

（10）引起邻近组织疾病的病源牙（如引起颌骨骨髓炎、蜂窝织炎等）或引起其他系统疾病（如引起风湿病、肾炎、心肌炎、虹膜睫状体炎）的病灶牙。

【禁忌证】

1. 血液病

可以造成血液凝固性降低及术后出血不止的疾病的患者，如血友病、白血病、再生障碍性贫血、血小板减少性紫癜及坏血病等患者，要避免拔牙。

2. 肝炎

对急性期肝炎或肝功能损害严重者应暂缓拔牙。对于慢性肝炎、肝功能无明显损坏者可以拔牙，但术前应做凝血酶原时间测定。

3. 肾脏疾病

有严重肾功能损害者不能拔牙，以免引起肾功能衰竭。一般慢性肾脏疾病较轻者，拔牙前应注射抗生素以防拔牙造成的暂时性菌血症，诱发肾病急性发作。

4. 糖尿病

糖尿病患者因抵抗力降低，术后容易发生感染。病情重者应暂缓拔牙，对于必须拔牙的，应请内科医生会诊，控制血糖不要过高（清晨空腹血糖不超过 8.88mmol/L），拔牙手术前后应使用抗生素以防止并发感染。

5. 心血管疾病

患有高血压的患者应在血压控制后拔牙，一般情况下，血压高于180/100mmHg 时不要拔牙。患有冠心病、心绞痛以及心功能低下的患者，应该在心血管专科医生的指导下考虑是否拔牙。

6. 甲状腺功能亢进

感染、焦虑及各种手术可引起毒性弥漫性甲状腺肿的突然加重，即"甲状腺危象"，重者能迅速引起各器官衰竭甚至死亡，故不宜拔牙。如果必须拔牙时应做详细检查，基础代谢率应控制在+20%以下，脉搏每分钟在100次以下，局麻药中不能加肾上腺素，术后注意预防感染。

7. 精神、神经疾病

此类疾病患者主要为不配合，应该在神经内科医生和其他相关医生会诊并治疗以后再拔牙，而且术前应服用镇静剂。

8. 月经期

月经期拔牙，有可能发生代偿性出血，一般认为应暂缓拔牙。但必要时，简单的拔牙仍可进行，但要注意防止出血。

9. 感染急性期

颌面部的急性感染，根据感染的部位、波及范围、拔牙创伤大小、患者全身情况等多种因素综合考虑是否拔牙。

10. 恶性肿瘤

位于恶性肿瘤中或已被肿瘤累及，单纯拔牙可能激惹肿瘤并引起扩散，视为拔牙禁忌。一般患牙应与肿瘤一同去除。

11. 长期应用抗凝药物

陈旧性心肌梗死、冠心病合并高血脂、血黏滞性增高、持续性房颤或有脑血栓病史的患者多采用抗凝药物治疗，此类患者需评估术后出血情况，再考虑是否拔牙。

12. 长期肾上腺皮质激素治疗

长期使用此类药物，可导致肾上腺皮质萎缩。患者机体反应能力及抵抗能力均降低，拔牙可导致危象发生，术前应请专科医生会诊。

13. 妊娠

对于引起极大痛苦必须拔除的牙，在健康正常者的妊娠期间皆可进行，但应尽量选择在妊娠4~6月进行，前3个月易发生流产，后3个月则可能引起早产，前者局部麻药中不可加肾上腺素。

【术前准备】

1. 物品准备

0.2%碘伏棉球、棉球、一次性检查盘、牙挺、牙钳、刮匙、骨凿、骨锤、牙龈分离器、骨膜剥离子、注射器、一次性针头、局麻药物（2%利多卡因或复方盐酸阿替卡因注射液）。

2. 患者准备

（1）术前仔细询问患者病史及了解患者各种检查结果，正确掌握拔牙适应证和禁忌证。

（2）术者应核对拟拔牙位，向患者说明拔除患牙的必要性，对术中可能发生的问题应给予充分解释，必要时应让患者签手术同意书。

【麻醉的选择和应用】

局部麻醉是牙拔除术主要采用的麻醉方法之一，临床上常用的局部麻醉药为含 1:100000 肾上腺素的复方盐酸阿替卡因注射液和 2%利多卡因溶液，常用的方法为局部浸润或神经干阻滞麻醉。

【手术方法及护理】

1. 拔牙前护理

（1）心理护理

对拔牙恐惧的患者，应从以下几个方面进行心理疏导。

①帮助患者缓解紧张情绪，熟悉诊疗过程和环境，恢复自我控制和接受治疗的信心，并应理解和尊重患者的感受。

②由于患者对拔牙手术认识不足，应向患者说明拔牙的适应证和手术后的注意事项，使患者认识拔牙的重要性。通过聊天、解说、示范等各种方法，解除患者各种不良心理感受，使其保持良好的心理状态。

③局麻药注射前及拔牙前是患者最恐惧的时期，应及时向患者说明拔牙时的感觉，告诉患者注射局麻药的疼痛程度，解除其对注射和疼痛的恐惧，或转移患者的注意力。对害怕出血的患者，嘱其拔牙后不要频繁的吐口水，拔牙结束后应迅速用无菌敷料压迫拔牙创面，并嘱患者咬紧敷料以压迫止血。

④医务人员本身应具有良好的语言修养和高尚的医德，应体谅患者，要耐心地解释拔牙的重要性和必要性，以取得患者的主动配合，使拔牙手术顺利进行。

（2）术前检查

询问患者病史，特别注意患者有无拔牙禁忌证、药物过敏史，必要时应做各种相关检查和局部检查，确定所要拔除的牙位，明确拔牙原因及是否符合拔牙适应证。

（3）签署同意书

向患者及家属介绍术中可能出现的问题，以取得患者及其家属的理解和合作，必要时与患者签署手术同意书。

（4）患者体位

患者多取坐位，也可取卧位。拔牙时，患者头部应稍后仰。拔除上颌牙时患者头部应稍后仰，张口时上颌牙的殆平面与地面成45°；拔除下颌牙时殆平面与地面平行。

（5）手术区处理

在准备手术前，应嘱患者取出口内活动义齿，进食后及时漱口以保持口腔清洁，牙石较多者应先进行洁治。术区及麻醉进针点应严格消毒。

（6）器械准备

主要器械为牙钳，其次为牙挺。辅助器械中较常用的有牙龈分离器、刮匙，以及切开、分离骨膜，凿除牙槽骨，修整牙槽嵴，缝合等所需的器械。并应严格区分无菌和污染物品，所有器械和敷料均需经严格的灭菌处理。

（7）医护人员准备

术者应洗手，并戴无菌手套，对患者基本信息及拔除牙位进行核对后再进行手术操作。医生在手术中位置取决于患者拔牙部位，通常为患者的右前方。护士在配合时，应站在患者左侧协助、传递器械、吸唾，协助劈牙、凿牙和保护颞颌关节。

2. 拔牙术中护理

（1）严格无菌操作

在手术过程中，护士应该严格遵守无菌技术操作要求，准备好传递器械，及时吸出口内的唾液、血液等，充分暴露术野，适时将切割下的牙冠及骨碎片取出，防止误吞。牙全部取出后，协助医生用生理盐水冲洗牙槽窝，并及时用吸唾器吸净，防止牙碎片遗留在牙槽窝内。

（2）观察病情

在拔牙过程中应认真观察患者的病情变化，如观察患者的神志、意识、面色、呼吸及患者有无抽搐等，特别重视患者的主诉，如主诉头痛、头晕、胸闷、恶心等，发现异常，应及时汇报给医生，并配合医生处理。

3. 拔牙后护理

（1）拔牙后，需将伤口清理干净，置入止血棉，牙龈明显撕裂者给予缝合，以预防出血，促进伤口愈合。

（2）观察病情。患者拔牙结束后，应观察病情约30分钟，如无不适方可让患者离院。

（3）观察拔牙区有无出血。拔牙结束时嘱患者咬紧无菌棉球30分钟压迫止血，若出血较多时，可延长至1小时。

（4）观察患者疼痛的性质、持续时间及患者所能够忍受疼痛的程度，教会患者减轻疼痛的方法。使患者保持情绪稳定，因焦虑的情绪易引起疼痛加重。转移患者注意力，可用看电视、漫画等方法来分散注意力。还应遵医嘱服用镇痛药物。

（5）加强患者心理护理。详细介绍拔牙后的注意事项，了解患者的感受，并做相应的解释工作，以缓解患者的紧张心理。

【拔牙术中并发症及处理】

1. 晕厥

当患者在拔牙过程中出现晕厥应马上对症处理。

（1）术中发现患者面色苍白、出冷汗、四肢无力、眩晕、心慌、脉搏减弱、血压下降，应暂停手术。

（2）患者取平卧位，松解患者胸巾、上衣领口，以保持呼吸道通畅。

（3）吸氧或吸刺激性气体或掐人中、内关，一般数分钟即可恢复正常。

（4）如果症状还未缓解，应建立静脉通道，对症用药，必要时收住院进一步治疗。

（5）空腹、饥饿者，可口服糖水或静脉注射50%葡萄糖溶液。

2. 牙根折断

原则上应取出。根据断根及根周情况、创伤大小等多方面因素考虑取出或不取出。

3. 软组织损伤

可有牙龈损伤及邻近组织损伤，其中牙龈撕裂是术后出血的主要原因之一。对于已撕裂的牙龈应复位缝合，牙挺所致的穿刺伤较深，处理时可不缝合，即使继发感染时也可由此获得引流。

4. 骨组织损伤

如折断骨片的大部分仍有骨膜附着，可将其复位，使其愈合。如骨板折断后一半以上已无骨膜附着，则最好将其除去。

5. 邻牙、对颌牙损伤

邻牙如有较大的龋坏和修复体，拔牙时易被损坏，因此应选择适当的牙钳。牙挺绝不能以邻牙为支点。拔对颌牙时摇动动作、力量要控制，注意保护邻牙及对颌牙。

6. 神经损伤

可用一些减轻水肿及促进神经恢复的药物（如地塞米松、维生素 B_1、维生素 B_6、维生素 B_{12}等），亦可用理疗、针灸等治疗。手术是治疗神经断裂伤较好的方法。

7. 颞下颌关节损伤

预防方法为术中固定托住下颌。若发生脱位，应立即复位。

8. 断根移位

即拍 X 线片定位取出。

9. 口腔上颌窦交通

应根据交通口大小酌情处理，若是较小孔可按拔牙后常规处理，待其自然愈合。穿孔如为中等大小，可在拔牙剖面进行无张力缝合，以协助血凝块固位。交通口超过 7mm，需用邻近骨膜瓣关闭创口。

【拔牙术后并发症及处理】

1. 拔牙后反应性疼痛

分析疼痛的原因，较轻微时无需处理，严重时可予镇痛药物。

2. 术后肿胀反应

最初 36 小时内予冷敷，限制肿胀扩散，2 天后予热敷，帮助水肿吸收。还可用激素或减轻水肿的药物治疗。

3. 术后张口困难

局部热敷、理疗有助于改善张口度。

4. 拔牙后出血

（1）注意患者的全身情况：了解出血情况，估计出血量，测量脉搏、血压等生命体征。出血量大或反复出血应做血液相关检查。

（2）局部检查：麻醉下去除创口表面的凝血块，仔细查找出血部位，判定出血原因，并行止血处理。

（3）安抚患者：因血液与大量唾液混合，常使患者误认为出血量很多而产生紧张恐惧感，应向患者解释，并安慰患者，稳定其情绪以获得其配合。

（4）全身处理：对于有血液系统疾病的患者，在出血局部处理的同时，必须结合全身的处理，必要时可输血、输液。

（5）局部处理：残余肉芽组织、软组织撕裂等原因引起出血者，可采用搔刮、缝合的方法处理。对广泛的出血，可在牙槽窝内置入碘仿海绵、止血纱布，并用水平褥式缝合两侧牙龈，再结合纱卷压迫止血。如出血未止，且明确出血来自牙槽窝内者可用长碘仿纱条自牙槽窝底紧密填塞，可达到止血目的。

（6）术后护理：拔牙后出血的患者处理后，应观察30分钟以上，确认无出血后方允许其离开。流入邻近组织和间隙的血液会使邻近组织出现血肿和淤斑，一般可不做特殊处理，较大血肿可应用抗菌药物预防感染，理疗也可促进吸收。

5. 拔牙术后感染

多为牙片、骨片、牙石等异物和肉芽组织引起的慢性感染，可行局部搔刮冲洗，去除异物等处理。

6. 干槽症

应彻底清创及隔离外界对牙槽窝的刺激，以迅速止痛，缓解患者疼痛，促进愈合。

7. 皮下气肿

避免过大翻瓣。使用涡轮机时，应使组织瓣敞开。术后嘱患者避免做鼓气等造成口腔压力增大的动作。

【健康教育】

（1）拔牙后24小时内不可漱口、刷牙，以免造成凝血块脱落而引起出血，进而影响愈合。告知患者拔牙后24小时内，有少许渗血属正常现象。

（2）拔牙后嘱患者勿用舌舔创口，勿反复吸吮、吐唾液，以免增加口腔负压，破坏血凝块而引起出血及影响拔牙创口愈合。

（3）拔牙后2小时可进温热的软食或流食，嘱患者不要食用过热食物，更不要用患侧咀嚼，以免造成出血。

（4）拔牙后若有明显的大出血、疼痛、肿胀、发热、张口受限等症状时应及时复诊。

（5）拔牙创口缝线7~9天可拆除。

（6）根据病情需要服用消炎药、镇痛药的患者，应做好用药指导。

（7）拔牙后患者可根据口腔修复科医生的意见选择种植修复、固定义齿修复或活动义齿修复等方式进行修复。条件允许者拔牙后可行即刻种植，延期种植牙需待牙槽骨恢复后进行。如行活动义齿修复或者是固定义齿修复，需根据拔牙后创口的恢复情况选择修复时间，一般成人约在2个月后进行修复，老年人因拔牙创口愈合较慢，需3个月左右时间恢复，但修复时间不宜拖得太久，因为缺失牙齿引起的空隙会减少对其两侧牙齿的支持，从而可影响两侧牙齿的坚固度。

第三节　微创拔牙术患者的护理

微创拔牙术是采用特殊的手术器械提供无痛微创的拔牙操作，其操作的特殊性要求默契的护理配合。微创拔牙术可避免扩大牙槽窝，患者的拔牙创口可以很快地愈合。微创拔牙术适用于牙科恐惧患者，以及患有全身疾病的患者、即刻种植及要求较高者。微创拔牙的优点：可维持最多的牙槽突骨量、保持牙龈丰满度、减轻拔牙术中的创伤，为术后修复提供条件。

【术前准备】

1. 手术器械及物品准备

治疗盘 1 套包括口镜，探针，镊子。切开缝合器械 1 套包括刀柄、刀片、缝针、缝线、持针器、剪刀。金属口角拉钩、骨膜分离器、中号牙挺、高速涡轮机、长裂钻、金属吸引头、洞巾、无菌手套、5ml 冲洗器、局麻药等。

2. 术前常规准备

询问患者既往史和过敏史，拍全景牙片，了解牙根的位置，倾斜方向及与神经管的关系。

3. 患者体位

患者张口时下颌牙列应与地面平行，椅位的高度是使患者的下颌牙与医生肘部平行，原则是患者舒适，医生便于操作。

4. 心理护理

一般患者对于拔牙都有恐惧心理，所以做好患者的心理护理十分重要。术前应向患者介绍手术过程，说明用高速涡轮机切割法具有损伤小、震动小及安全性高等优点。并告知患者术后并发症的预防措施及注意事项，以消除患者紧张、恐惧的心理。

【术中护理配合】

（1）根据手术部位，调节好灯光，协助医生消毒患者口腔黏膜，铺好洞巾，术中应配合医生牵拉口角，暴露视野。

（2）及时吸净唾液和血液，协助医生止血，以保持术区视野清楚，及时传递医生所需器械，适时将切割下的牙冠及骨碎片取出，防止患者误吞。牙全部取出后，协助医生用生理盐水冲洗牙槽窝，并及时用吸唾器吸净，防止牙碎片遗留在牙槽窝内。

（3）使用高速涡轮机时产生的响声和吸唾器的声音，易使患者产生紧张害怕的情绪，应适时与患者交流，了解患者心情，消除其恐惧的心理。同时密切观察患者反应，发现问题及时处理。

第四节　牙根拔除术患者的护理

临床上对于残根、断根，特别是根周组织有各种病变者，原则上都应拔除。如断根短小（指 5mm 以下），根周组织无明显病变，继续取根创伤过大，或可能引起神经损伤、上颌窦穿孔等并发症，可考虑不拔除，注意观察即可。对于全身状况不良、耐受性差、手术复杂且时间长者，可考虑暂缓拔除断根。

对于留于牙槽窝中时间较长的残根，在根周和牙槽骨壁间，根周有慢性病变，比较松动，故拔除较易。但也有少数较牢固的残根必须使用牙挺或涡轮机分根拔除。对于折断的牙根，由于断根的上端多在牙槽骨内固定较牢固，拔除较为困难。因此，不管是残根或折断的牙根都需用根挺或带槽圆骨凿增隙，如折断部位为根尖，可使用根尖挺，其目的是将牙根挺松或凿松，利于取出。

【术前准备】

（1）拔牙断根时，应仔细检查断根的数目、折断的部位、断面的斜行方向等。

（2）准备好照明及器械，患者所取体位应适当。

（3）断根情况不明时，应拍 X 线片协助诊断。还要注意下牙槽神经管及上颌窦的位置。

（4）去除牙槽窝内的碎屑，出血较多时，可用纱布或含血管收缩剂的棉球压迫数分钟止血，以使术野清晰。术中不能盲目挺凿。

【手术方法】

1. 根挺拔除法

此法适用于牙颈部以下折断，根钳无法夹住时，应使用根挺，将其取出。

2. 翻瓣去骨法

如出血多、断根深，使用其他方法取根困难者，或可能将断根推入邻近器官（如上颌窦、下牙槽神经管、组织间隙等），均可使用翻瓣取根法。

3. 进入上颌窦内的牙根拔除法

①翻瓣去骨法适用于断根进入上颌窦，但仍位于黏膜下的情况。
②冲洗法适用于断根完全进入上颌窦内的情况。

【护理配合】

（1）适时运用增隙法，使用牙锤时应右手腕部用力，力量应适中，有弹性、有节奏地连续敲击两下，然后再次重复。与此同时，应用左手向上托护下颌角处，以保护颞颌关节。若掏取上颌前磨牙或磨牙牙根时，要轻击，以防使牙根进入上颌窦。

（2）断根时，应仔细检查断根的数目、部位，断面的倾斜方向，牙槽骨及邻近牙的情况，了解邻近的上颌窦、下颌管、颏孔的位置。切忌盲目操作，必须在清楚、直视的情况下进行操作，故要求有良好的照明条件，可用灯光直接照射或用口镜将光线折射入牙槽窝。

（3）翻瓣去骨：准备手术刀在牙近中颊交角游离龈处做一切口。避免张力过大及在颊侧附着龈处造成损伤，切口忌在牙龈乳头处和牙颊面。去骨时可用骨凿或骨钻，配合敲击骨凿时应先向患者解释可能带来的不适。配合骨钻去骨时，应及时吸出冷却水，防止患者误吞引起呛咳。

（4）进入上颌窦内的牙根拔除法：先行翻瓣去骨法取出。如牙根已完全入窦，翻瓣去骨后用注射用水或生理盐水冲洗，每次冲洗应仔细检查牙根是否已冲出。

（5）密切观察病情，操作过程中注意观察患者的表情、面色、唇色，有心电监护的患者还应观察其生命体征的变化。掏取断根过程中出血时可将止血棉球或碘仿纱条等塞入牙槽窝加压止血。

（6）牙根拔出后由于操作时间长、创口大、出血多，因此术后应给予抗生素，防止感染。

第五节　阻生牙拔除术患者的护理

阻生牙是指由于各种原因（骨或软组织障碍等）只能部分萌出或完全不能萌出且以后也不能萌出的牙。常见的阻生牙为下颌第三磨牙、上颌第三磨牙及上颌尖牙。

【适应证】

（1）阻生牙反复引起冠周炎症，应予拔除。

（2）阻生智牙本身有龋坏或引起第二磨牙龋坏，引起食物嵌塞，或引起第二磨牙远中骨质吸收者，均应拔除。

（3）正畸需要时，可拔除。

（4）可疑为颞下颌关节紊乱病诱发的阻生智牙，应予拔除。

（5）完全骨阻生而被疑为某些原因不明的神经痛者，或可疑为病灶牙者，也应拔除。

【禁忌证】

（1）血液病患者，如血友病、血小板减少性紫癜、急性白血病、恶性贫血、坏血病等患者，拔牙后可引起出血不止。

（2）口腔恶性肿瘤患者，常因肿瘤区牙齿松动疼痛而要求拔牙，但拔牙可刺激肿瘤生长，造成医源性扩散与恶化，因此不宜拔牙。

（3）严重心脏病以及肝肾功能损害者，肺结核开放期未治疗以及各种急性传染病者均不宜拔牙。

（4）血压过高，收缩压高于180mmHg，或舒张压高于100mmHg，尤其是已有脑、心、肾器质性损伤患者不宜拔牙。

（5）糖尿病未经控制，血糖在8.88mmol/L 以上，并伴有中毒症状（酮体阳性）的患者不宜拔牙。

（6）严重甲状腺功能亢进症患者病情未得控制时，不宜拔牙。

（7）急性炎症期，如冠周炎、蜂窝织炎、牙槽脓肿扩散期，高热、体弱及过敏体质等的患者，不宜拔牙。

（8）易流产或易早产的孕妇，在妊娠期前 3 个月或后 3 个月，不宜拔牙。

（9）疲劳过度、饥饿、紧张恐惧、妇女在月经期等均不宜拔牙。

【术前准备】

1. 物品准备

手术器械包、局麻药、0.2%碘伏、0.5%氯己定棉球、棉球、纱布、骨膜分离器、牙挺、口镜、骨凿、高速手机、吸引器、吸引器管、吸引器接头、针头、骨锤、注射器。

2. 患者准备

（1）详细检查阻生牙的萌出情况、与邻牙的关系及其周围组织情况；邻牙是否有龋、松动或叩痛等；牙龈黏膜是否有充血、炎症；颞下颌关节运动等情况。

（2）术前拍 X 线片了解阻生牙的位置、类型，其牙根数目、分叉，与邻牙的关系等情况，并进行阻力分析。

（3）了解阻生牙及其邻牙周围骨质情况，其在骨内的深度及其与上颌窦和下颌神经管的关系。

（4）应向患者交待阻生牙拔除的困难性、复杂性及术后可能出现的并发症。

【手术方法】

下颌阻生第三磨牙拔除术

（1）切口：由远中切口和颊侧切口组成。	（2）翻瓣：自远中和颊侧切口交界处插入骨膜分离器，向后面颊侧掀起组织瓣。
（3）使用去骨劈开法拔牙，可先用骨凿凿去部分覆盖阻生牙的骨板，以暴露牙冠最宽径及近中颊沟。	（4）分牙：常用的劈开方向有正中劈开和近中牙冠劈开。如用钻针分牙，多采取横断截开，并可分多块断开取出。
（5）挺出阻生牙正中劈开后，选用薄牙挺，插入劈裂线，先挺出远中冠及根，再挺出近中冠。	（6）拔牙创处理：先用刮匙清除牙槽窝中骨及牙的碎屑、牙囊、肉芽组织。舌侧骨板如有折裂，应压迫复位，如已与骨膜分离，应去除之。然后缝合创口，用棉卷加压止血。

【护理评估】

1. 健康史

（1）一般情况：了解患者的年龄、性别、职业、婚姻状况、营养状况等，有无拔牙或其他的手术史、药物过敏史，尤其注意其对局部麻醉药的反应，有无拔牙禁忌证的有关情况。

（2）发病特点：有无牙龈红肿、邻牙龋坏松动、脸颊肿胀、张口困难、牙槽骨吸收等表现。

（3）相关因素：了解患者术前的心理状态、对预后的期望程度和自身的文化程度及经济承受能力等情况，以便对其进行及时有效的心理护理。

2. 身体状况

（1）了解患者目前的健康状况，各项生命体征是否正常，有无高血压、糖尿病、血液病等全身性疾病。

（2）了解患者与手术相关的各项检查是否正常。

3. 心理-社会状况

下颌阻生第三磨牙，临床上常引起冠周炎，发病初期症状较轻，容易忽视，随着病情的发展，当出现疼痛、张口受限、肿胀等症状时，患者常出现恐惧、焦虑的心理，护士应做好患者相应的心理评估，并进行宣教，以消除患者心中的恐惧。

【护理措施】

1. 术前护理

（1）按口腔颌面外科术前护理常规进行护理。

（2）心理护理：多数情况下患者会对拔牙产生恐惧和紧张心理，护士应重视对患者的心理护理，有针对性地与患者沟通，以消除其恐惧心理。向患者详细交代手术过程及注意事项，以使患者处于接受治疗的最佳心理状态。

2. 术中护理配合

（1）阻生牙术前拍牙片，以了解牙齿位置，设计手术方案。

（2）麻醉方式：常用阻滞麻醉同时加局部浸润麻醉。

（3）手术体位：仰卧位。

（4）若需劈开拔牙时，要看清医生放骨凿的部位，击锤前要将左手伸到无菌孔巾下面托护患者下颌角的下缘，应用右手握锤。

（5）调节灯光，调整床位。

3. 术后护理

（1）进行全身麻醉拔牙的患者在全身麻醉未清醒前，应保持去枕平卧位，头偏向一侧，完全清醒后可把床头摇高30°。

（2）密切观察患者体温、脉搏、呼吸、血压及血氧饱和度的变化，保持患者呼吸道通畅，及时吸出患者口、鼻腔内分泌物，防止发生呼吸障碍或窒息。

（3）向患者交代，拔牙后不要用舌舔吸伤口或反复吐唾液、吮吸，以免造成口腔负压增加破坏血凝块而引发创口出血，24小时后遵医嘱用1∶5000复方呋喃西林溶液或漱口剂漱口。

（4）全身麻醉拔牙后，次日可进食温凉的软食或流食，不宜进食太热、太硬的食物，以免造成创口出血。

（5）并发症的观察：若患者术后创口有明显的大出血、疼痛、肿胀，出现发热、开口困难等症状，应及时通知医生，并协助处理，不要延误治疗。

（6）心理护理：根据患者不同的社会背景、个性及文化程度，为每个患者提供个体化的心理支持，并给予心理疏导和安慰，以增强患者战胜疾病的信心。

【健康教育】

（1）向患者及其家属详细介绍出院后的有关事项，并将有关资料交给患者或其家属，如有种植修复计划的患者，可在半年后与种植医生联系。

（2）向患者交代拔牙后当天不能漱口或只能用漱口剂轻轻含漱，以免引起创口出血，而影响创口愈合，并告知患者拔牙后24小时内，唾液中混有淡红色血丝是正常现象。

（3）若因病情，需要继续服用消炎、镇痛药物的患者，要做好用药指导。

（4）嘱创口有缝线的患者术后5~7天拆线。

第六节 牙槽突修整术患者的护理

牙槽突修整术的目的主要是去除妨碍装戴义齿的牙槽突上骨突起部分，注意勿去除过多，以免影响牙槽突应有的高度或宽度，从而不利于义齿的固位。

【适应证】

（1）牙槽突各种妨碍义齿戴入和就位的畸形。拔牙时牙槽骨吸收不全，拔牙后牙槽嵴有尖锐的骨缘或隆起，义齿戴入会出现压痛，如拔牙时未立即咬除尖锐的骨边缘，应于拔牙后 2~3 个月进行修整。

（2）防止牙槽突突出的尖或嵴引起局部疼痛。下颌牙槽突个别局部明显突起，硬腭隆起、上颌结节肥大或突出等，均需修整平坦，以利义齿佩戴。

（3）牙槽骨突出的骨结节或倒凹。多个牙连续拔除，并行即刻义齿修复时应于拔牙后同时修整牙槽嵴，使其呈自然平坦状态，术后才能立即佩戴预成义齿。

（4）上前牙牙槽骨的前突。上颌或下颌前牙牙槽骨明显前突，过分前突的上、下牙槽骨不利于义齿正常𬌗的建立及影响容貌美观，应适当修整。

【禁忌证】

同"牙拔除术"的禁忌证。

【术前准备】

1. 物品准备

手术器械包、局麻药、0.2%碘伏、0.5%氯己定棉球、纱布、骨膜分离器、口镜、骨凿、高速手机、吸引器、吸引器管、吸引器接头、针头、骨锤、骨锉、注射器。

2. 患者准备

常规术前检查如血常规，出、凝血时间，乙肝五项，拍 X 线片，测血压等检查，必要时做心电图。

【手术方法及护理】

（1）根据口腔修复科病历记录确定手术部位，并置患者于仰卧位。

（2）患者多为老年人，术前应了解好患者全身情况如心脏、血压和血糖等情况，做好术前检查和患者的心理疏导工作。

（3）麻醉方式：局部浸润麻醉。

（4）用骨凿去骨，护士在击锤时，用力要轻，以免去骨过多，特别是上颌结节倒凹者，不能去骨过多，以免影响义齿的固位。

（5）术中要密切观察患者的全身情况，若有异常，应及时向医生报告并做相应的处置。

【健康教育】

（1）术后嘱患者常规应用抗生素和镇痛药。

（2）嘱患者术后不要吃过硬或过热的食物，饭后漱口，注意保持口腔卫生。

（3）嘱患者术后7~9天拆线，术后4周可做义齿修复。

第七节　系带修整术患者的护理

系带修整术可分为唇颊系带修整术和舌系带修整术两种。

唇颊系带修整术：唇系带正常附着于中切牙间的唇侧牙龈与牙槽黏膜交界处，发育异常导致的附着过低可造成中切牙间明显间隙而影响牙排列；牙槽嵴吸收造成的相对附着过低，可影响义齿修复。上述两种情况均需矫正。治疗目的：使义齿基托的翼能伸至较大范围，接触面积增加，从而增加义齿的稳定和固位。

舌系带修整术：舌系带过短常表现为舌不能自由前伸，伸舌时舌尖部呈"W"形。婴儿因吸吮母乳，系带与下切牙间摩擦可形成压疮性溃疡，成人则影响发出舌腭音及卷舌音。治疗目的：改善舌及唇颊运动，改善发音，恢复舌功能，改善舌外观。

【适应证】

（1）上唇系带附着点过低或肥大，造成中切牙出现间隙者。

（2）舌系带过短，伸舌呈"W"形，卷舌困难，以致影响发音者。

（3）唇系带、颊系带、舌系带因附着位置近牙槽嵴顶或附着宽大，影响义齿稳定和固位者。

【禁忌证】

（1）口腔内有明显炎症表现。

（2）智力发育障碍所致的发音不清者，不宜行系带修整术。

（3）全身禁忌证参照牙拔除术。

【术前准备】

（1）物品准备	（2）患者准备
小切包、开口器、0.2%碘伏、0.5%氯己定棉球、纱布、5-0可吸收线、局麻药、口镜、吸引器、吸引器管、吸引器接头、针头、注射器。	常规术前检查如血常规，出、凝血时间，乙肝五项，测血压，拍胸部 X 线片等检查，必要时做心电图。

【手术方法】

1. 唇颊系带修整术

（1）方法一：适用于一般唇、颊系带附着过低者

①注射局麻药于系带两侧。

②提起上唇或颊部，用一把止血钳夹住系带附着于牙槽突的基部；用另一把止血钳夹住唇颊部附着端，两把止血钳尖端相交于唇颊移行沟。

③沿止血钳外侧切开并切除系带，潜行分离创缘两侧至能拉拢后，间断缝合。

（2）方法二：适用于儿童唇系带肥大者

①麻醉方法同方法一。

②在两中切牙之间做一楔形切口，直达腭乳头的前方，如腭乳头亦肥大，则切至其后方，切透骨膜将该组织去除。

③唇系带处的切口按方法一缝合。切牙之间及腭乳头的创口以碘仿纱条或丁香油氧化锌糊剂填于其内，4~5 天后去除。

（3）方法三：适用于系带过短而且附着较低者

①绷紧系带做"Z"形切口，"Z"形的纵切口应在系带上。

②剥离"Z"形组织瓣后，两角相互交叉缝合。

2. 在舌系带修整术

（1）在舌系带两侧行浸润麻醉。

（2）用一把止血钳在舌腹部下夹住舌系带，提起止血钳使系带绷紧，用小剪刀在止血钳下方，平行于口底，由前向后剪开系带，剪至伸舌时其"W"形态消失的长度，或至舌尖前伸与上抬无障碍时为止。

（3）剪开后的菱形创面，采用纵形缝合。

【术中护理配合】

（1）麻醉方式：局部浸润麻醉或全麻（安全起见多主张全麻）。

（2）手术体位：仰卧位。

（3）此种手术患者多为学龄前儿童，术中常有哭闹现象，护士应配合医生用敷布裹紧患儿，并固定好其头部和四肢，防止手术过程中划伤患者面部。

（4）放置开口器时，捏紧患儿的鼻孔使其张嘴，以便趁机将开口器放入患儿一侧的上下牙齿之间并调整好合适的开口度，应注意开口器前端要有纱布保护，避免损伤患儿的牙齿。

（5）术毕用纱布压迫伤口数分钟，若无渗血方可放开。

【健康教育】

（1）术后患儿伤口可能有轻度肿胀，应嘱其进温凉的流食。

（2）因麻醉原因，术后舌的感觉、灵敏度可暂时丧失，因此应注意勿让患儿咬伤舌部。

（3）指导家长对患儿进行语音训练（术后 1 个月开始）。

第八节　唇颊沟加深术患者的护理

唇颊沟加深术为口腔颌面外科手术之一。即用手术的方法，将部分唇颊沟加深，以增加义齿和全口义齿的固位。

【适应证】

（1）牙槽嵴过度萎缩，下颌颏肌或颊肌附着过高；或上颌唇颊部肌肉附着过低，影响义齿固位者。

（2）下颌骨切除植骨后所致的牙槽嵴缺损，义齿固位困难者。

（3）颌面部外伤所致牙槽嵴部分缺损及前庭沟瘢痕形成，而使唇颊沟变浅，无法行义齿修复者。

【禁忌证】

（1）牙槽嵴完全缺损，颌骨骨量明显不足者。

（2）下颌颏神经、颊肌附着的位置明显上移；上颌前鼻棘、鼻软骨、颧牙槽突基底等明显下移者。

（3）全身禁忌证参照牙拔除术。

【术前准备】

（1）术前检查牙槽嵴的高度，颌骨体的高度，唇颊沟的深度和肌肉附着点的位置，以确定手术的方式和范围。注意下颧骨的高度、颏孔的位置，以确定可加深的深度。

（2）备好固定用的橡皮管，或做好预成基托。

（3）需要植皮者，应做好游离植皮术前准备。

【手术方法】

1. 黏膜下前庭成形术

（1）手术在局部浸润麻醉或阻滞麻醉下进行。

（2）在唇颊沟外侧的黏膜上或在唇颊沟的牙槽侧做半圆形切口，其深度只能切透黏膜下组织，不应切破骨膜，其长度为需加深的范围。

（3）在骨膜表面剥离黏膜瓣，将附着于骨面的肌肉充分推向下方，注意勿将骨膜剥穿。

（4）将已剥离的黏膜瓣缝于唇颊沟底部的骨膜上；将消毒的橡皮管置于新形成的唇颊沟底部，再用丝线绕过橡皮管，穿过软组织固定于颏部及下颌下区皮肤上，或用预成基托加压固定。

（5）暴露创面用碘仿纱布覆盖保护，任其自行愈合。

2. 皮片移植前庭成形术

（1）手术在局部浸润麻醉或阻滞麻醉下进行。

（2）在唇颊沟皱褶处横行切开黏膜或切除黏膜瘢痕；在骨膜表面将肌肉附着推向深面，直达所需深度，在此过程中应注意保护骨膜。

（3）按创面大小，切取适宜的中厚皮片缝合于骨膜上，可用碘仿纱条打包缝合固定，亦可用内衬凡士林纱布的义齿基托加压固定。

【术后护理】

（1）术后常规应用抗生素，保持口腔卫生，清洁创口。

（2）术后 3～5 天可进流食。注意预防口底血肿和水肿。

（3）黏膜下前庭成形术后 1 周拆线；皮片移植前庭成形术者 10 天后拆除固定物。两者均应在术后立即戴入预成义齿。

（4）创面愈合后应早日更换永久义齿。

第九节　口腔上颌窦瘘修补术患者的护理

口腔上颌窦瘘多是因拔牙术中牙根移位造成，或在即刻修补口腔上颌窦交通后创口裂开，也可能出现于上颌囊肿术后。用手术方法关闭口腔上颌窦病理性通道，称口腔上颌窦瘘修补术。

【适应证】

口腔上颌窦瘘较大不能自愈，且无上颌窦炎者。

【禁忌证】

(1) 口腔内急性炎症期。

(2) 上颌窦慢性化脓性感染未控制者。

(3) 全身禁忌证参照牙拔除术。

【术前准备】

(1) 临床检查瘘道的大小、位置，有无分泌物。拍 X 线片检查上颌窦有无炎症和瘘道周围骨质情况。

(2) 有上颌窦慢性化脓性炎症存在时，应同时行上颌窦根治术；术前数日应反复冲洗至无明显分泌物。

(3) 根据瘘口的大小及部位设计手术方案。

【手术方法】

1. 颊瓣滑行法

适用于瘘口较小、位于牙槽嵴顶部或偏颊侧者。

(1) 手术在局部浸润麻醉下进行。

(2) 将整个组织瓣覆盖区域的上皮切除，形成新鲜创面。

(3) 由颊侧向颊沟做梯形切口，切透骨膜形成蒂在颊沟的黏骨膜瓣，剥离范围要越过前庭沟，翻起此瓣后在基底部骨膜表面横行切开(注意只切开骨膜)，充分减小张力，然后将瓣牵向腭侧在保证无张力下，行褥式加间断缝合。

2. 腭瓣旋转法

适用于瘘口较大、位于牙槽嵴顶部或偏腭侧者。

(1) 麻醉后，先切开瘘口边缘黏膜并向内翻转，修去龈边缘，相对缝合。

(2) 在腭侧设计一个蒂在后、瓣内包括腭降动脉的黏骨膜瓣，其长宽以能旋转覆盖瘘口为宜。

(3) 按设计切透骨膜，沿骨面翻起此瓣，旋转并覆盖穿孔后，采用褥式加间断缝合。

(4) 腭侧裸露骨面，用碘仿纱条覆盖填塞。

【术后护理】

（1）术后1周内常规应用抗生素，滴鼻剂。保持口腔卫生，清洁创口。	（2）术后1~2周进流食或软食。
（3）术后2周内避免擤鼻涕、鼓腮，以防形成负压影响创口愈合。	（4）腭部填塞纱条8~10天内取出；10天后可拆线。

【并发症及其处理】

1. 上颌窦炎症未控制

术前应仔细检查上颌窦炎症情况，有脓性分泌物时应反复冲洗。术后一旦发生穿孔，则上颌窦瘘再次修补术与上颌窦根治术同时进行。

2. 组织瓣过小或张力过大	3. 术后护理不当
在瘘口修补术中组织瓣设计过紧，术后组织收缩而产生小穿孔者，可在术后6~12个月再行修补术。	有擤鼻涕、鼓腮不良习惯者，术后易再次造成穿孔。应加强患者术后宣教，一旦发生穿孔，则需在术后6~12个月再行修补术。

第十三章　口腔修复科患者的护理

口腔修复学是一门临床口腔医学学科。它是利用高分子材料和合金材料，制作成一种人工修复体，重建口腔缺损部位的原有解剖形态，恢复患者口腔正常的生理功能。由于患者间口腔缺损部位解剖的个体差异，同样的缺损部位，人工修复体也不相同，因此每个患者的人工修复体只能个性化制作。除了患者本身口腔条件外，临床操作（包括护理操作）将决定修复体恢复口腔功能的程度。

第一节　制取印模的护理

口腔印模是一种用特殊材料制取的，与口腔或颌面部某些组织或器官的解剖形态相反的阴性模型。口腔印模在临床上简称印模。用于制取印模的材料称为印模材料。制取口腔印模的临床过程称作取印模或取模。

【取模术前准备】

1. 印模材料

国产粉型和进口粉剂型。

比例：水:粉＝5:2

凝固时间：1~3分钟（即允许的操作时间）

温度：20℃

（1）印模材料分类

①根据印模材料是否可反复使用，分为可逆性印模材料和不可逆性印模材料，能多次使用的称可逆性印模材料，反之为不可逆性印模材料。

②根据印模材料的凝固形式分为化学凝固类、热凝固类和常温定型类印模材料三种。

③根据印模塑型后有无弹性，分为弹性印模材料和非弹性印模材料两类。

（2）常见印模材料

①藻酸盐印模材料：常用于活动义齿及研究模型的制取。根据材料具体说明采用量勺及量杯取粉、水，体积比为1∶1，一般凝固时间为2~5分钟，室温要求20~22℃。

②琼脂印模材料：常用于精度要求较高的嵌体、冠、桥修复的印模制取。琼脂印模材料要放置于专用加热器内加热备用，温度保持在60~70℃。由于琼脂材料需加热后使用，因此应避免用于活髓牙印模的制取，以防损伤牙髓。

③硅橡胶印模材料：常用于修复体精确度要求较高的印模制取，如烤瓷冠桥、精密附着体等。硅橡胶材料具有良好的弹性、韧性和强度，还具有良好的流动性、可塑性，其化学稳定性好，容易脱模，是目前材料中最理想的一类。印模制取室温要求23℃，口腔温度下一般3~6分钟凝固。

④印模膏：常用于制取辅助印模或制作个别模型，也可用于制取畸形口腔和颌面部缺损部位的印模。室温下硬而脆，加热到70℃左右变软，而在口腔温度下变硬，为可逆性印模材料。

2. 托盘

（1）根据患者牙弓大小、形状，缺牙区牙槽骨高低，印模材料的不同选择合适的托盘。合适的托盘与牙弓的内外侧应有3~4mm间隙，以容纳印模材料。托盘翼缘不能超过黏膜皱襞，不能妨碍唇、颊、舌的活动；唇、颊系带的部位应有相应的切迹。上颌托盘的后缘应盖过上颌结节和颤动线，下颌托盘后缘应盖过最后一个磨牙或磨牙后垫区。

（2）口腔条件差，无法选择合适的托盘，可采用个别托盘。硅橡胶印模材料或红印模膏均可作为终印模个别托盘的制作材料。

3. 医护位置

患者完全平卧在治疗椅上，医生位于患者头部，约11点工作位置，且与患者的中线大约保持一致，以便能看清托盘的倾斜度，且操作方便、协调。护士大约位于3点工作位置。

【取模术中护理】

1. 心理护理

取模前提醒患者放松，不要紧张。如果出现恶心等不适症状时可嘱患者低头，用鼻吸气，用嘴呼气，即做深呼吸，同时按压患者内关穴。

2. 取初印模时患者体位调整

取上颌印模时调整椅位至患者上颌与医生肘部相平或稍高于医生肘部，张口时，上颌牙面的殆平面约与地平面平行；取下颌印模时将椅位调至患者下颌与医生上臂中部相平，张口时，下颌牙殆平面与地面大致平行，以方便医生操作，使患者体位舒适。

3. 藻酸盐印模材料的调拌

左手握住橡皮碗，右手持调拌刀先加粉，后加水，顺时针方向调拌弹性印模材料，直到印模材料的粉、液或水、粉完全混合均匀，形成奶油状。

4. 琼脂印模材料的调拌

（1）琼脂加热后，放置已消毒的专用注射器内。

（2）递给医生后，由医生将琼脂注射在牙体预备处及其周围组织处。

（3）护士在医生注射琼脂的同时开始迅速调拌藻酸盐印模材料。

5. 硅橡胶印板材料的调拌

（1）根据患者病情需要，以 1:1 的比例取适量的基质及催化剂。

（2）用双手手指尖部进行催化剂与基质的混合，时间 30 秒。

（3）将混合均匀的材料置于模具内并塑牙槽崤形，然后递给医生制取初印模。

（4）取出初印模后，由医生修整初印模，制备排溢道。

（5）制备终印模。先将调拌好的终印模材料递给医生，注入牙体预备处及其周围，然后护士接过，去除注射器输送头后直接注入初印模的牙列内，最后将初印模迅速递给医生。

（6）该材料混合时，不可与橡胶类手套接触，因为滑石粉和橡胶手套会影响硅橡胶材料聚合。

（7）终印模材料注入时，采取从非工作端至工作端的原则注入。

6. 印模材料的传递

取适量的印模材料置于托盘内。

7. 将盛有印模材料的托盘置于口腔内。

8. 上颌托盘的就位

让托盘稍微倾斜，托盘右侧先进入口内，左侧后进入口内，然后旋转就位于口腔内。将托盘从前向后轻轻向上加压，使托盘后缘印模材料超出牙弓5mm左右，前牙边缘也需将多余的印模材料挤压出来。

9. 上颌托盘固定	**10. 下颌托盘固定**
用右手拇指和示指握住托盘柄部，右手中指和左手示指在托盘双尖牙部位稍加压固定托盘。	用左右手拇指托住患者下颌颏部，示指在托盘双尖牙部位稍加压固定托盘。

【取模术后护理】

1. 送印模	**2. 清洗**
用冷水冲洗模型表面血液、唾液及残屑，消毒处理后连同设计单送到模型室灌注石膏模型。	帮助患者解下胸巾，用湿纸巾将患者口周残留的印模材料擦拭干净。撤下机头、车针送消毒室消毒。撤去一次性检查盘。用胸巾包裹吸唾器，将其拔下后放入器械盘中，连同口镜、镊子、探针等一起按锐器及一般医疗垃圾分别放入污染器械盒内处理。最后行诊疗区域的终末消毒。

第二节 牙体缺损修复和牙列缺损固定修复患者的护理

牙体缺损为牙体硬组织不同程度的缺损和畸形。通常使用某种材料，在体外制作一个与已缺损了的患牙相吻合，可恢复患牙的形态和功能的修复体，通常有嵌体、部分冠、全冠等修复体。

而牙列缺损是指牙列中缺失一个或多个牙齿，固定局部义齿是修复牙列缺失的牙齿解剖形态和生理功能的一种修复体。它依靠固位体的固位作用及粘结剂的封闭和粘固作用，使固位体牢固地粘固在基牙上，义齿因而不能被患者自行取戴，故称为固定局部义齿。固定局部义齿主要由基牙、固位体、桥体和连接体组成。根据固位方式的不同，固定局部义齿分为双端固定桥、半固定桥、单端固定桥和复合固定桥。而按照所用材料，目前制作最多的是全瓷固定桥和金属-烤瓷固定桥。由于这两种类型修复操作在护理上有共同之处，故一并叙述。

【初诊护理】

1. 治疗器械盘序列

冠桥修复治疗器械盘序列包括金刚石钻针、炭化硅磨头、金刚石砂片、金属桩、比色板及适当的托盘等。

2. 术中护理

（1）一次印模法	（2）二次印模法
直接使用硅橡胶或弹性印模材料或精细印模材料制取缺损牙体或缺损部位及其邻近口腔软硬组织印模。	使用少许硅橡胶或琼脂等精细印模材料，置于缺损部位及其邻近口腔软硬组织。

调拌一般弹性印模材料，放置托盘内，立即在患者口腔内制取印模。精细印模材料仅仅用于制取缺损牙体或缺损部位印模，这样既节省价高的精细印模材料，又能保证印模清晰、准确。

【复诊护理】

1. 复诊治疗器械盘序列

冠桥修复复诊治疗盘序列包括金刚石钻针、炭化硅磨头、硅橡胶磨头、黏固剂、冠（桥）修复体。

2. 术中护理

（1）将冠、桩修复体抛光。

（2）酒精消毒、吹干。

（3）根据材料具体要求，取一定比例粉、液，调至拉丝状。

（4）将调拌好的黏固材料置于冠、桩底部黏结面，传递给医生。

【健康教育】

（1）嘱患者 24 小时内勿使用该修复体。

（2）告诉患者小心使用暂时冠，避免咬硬或黏的食物。

（3）嘱患者不能害怕暂时冠脱落而不认真刷牙。在使用牙线时不要有向上提拉的动作，牙线进入接触点以下的牙间隙后，轻轻上下拉动，然后从颊舌侧拉出牙线。

（4）如果暂时冠松动或脱落，应及时与医生联系。

（5）烤瓷冠桥修复的患者，可以咀嚼正常的食物，但应避免突然的外力，如咬坚果、咬瓶盖、用牙齿打开发卡等。

（6）固定桥修复的患者，要注意桥体下面的清洁，建议使用专用的牙线清洁，同时还要仔细刷基牙牙龈龈沟部位。

第三节　可摘局部义齿修复患者的护理

可摘局部义齿是我国牙列缺损患者常用的修复方法，即利用天然牙和基托下黏膜及骨组织做支持，依靠义齿的固位体和基托来固位，用人工牙恢复缺失牙的形态和功能，用基托材料恢复缺损的牙槽嵴、颌骨及其周围的软组织形态，便于清洗，患者能够自行摘戴的一种修复体。其制作方法简单、费用较低、便于修理和增补。

【可摘局部义齿的组成及作用】

可摘局部义齿一般由人工牙、基托、支托、固位体和连接体等部件组成。按各部件所起的作用，可归纳为三部分，即修复缺损部分、固位稳定部分与连接传力部分。其作用包括以下几点：

（1）替代缺失的天然牙以恢复牙弓的完整性。

（2）建立正常咬合、排列和邻接关系以恢复咀嚼功能。

（3）辅助发音功能。

（4）恢复牙列外形和面部外形。

（5）通过对缺牙的修复，可起到防止口内余留牙伸长、倾斜、移位及关系发生紊乱的作用。

【可摘局部义齿的适应证】

可摘局部义齿修复的适用范围广泛，从个别牙的缺失到上颌或下颌仅余留单个牙的大范围缺损或伴有软组织缺损时均可采用。

（1）各类牙列缺损，尤其是游离端缺牙者。缺牙伴有颌骨、牙槽骨或软组织缺损者。

（2）拔牙创愈合阶段需制作过渡性义齿者或青少年缺牙需维持缺牙间隙者。

（3）基牙或余留牙松动不超过Ⅱ度，牙槽骨吸收不超过 1/2 者，修复牙列缺损的同时可固定松动牙形成可摘义齿式夹板。

（4）𬌗面重度磨损或多个牙缺失等原因造成咬合垂直距离过低，需恢复垂直距离者。

【试支架时的护理】

（1）在医生试戴时，护士要随时调节灯光，并递咬合纸，同时及时地吸除磨出的金属粉末，必要时传递技工钳。

（2）试戴合适后，协助医生为患者选牙。

【试牙时的护理】

（1）操作过程中，随时调节灯光，为医生点燃酒精灯，同时递三角蜡刀。如果有取下的牙要粘在蜡片上，应随技工设计单、模型一同转技工室，防止丢失。

（2）如果𬌗关系不正确，为医生准备𬌗记录材料，重新确定𬌗关系。

【戴牙时的护理】

（1）医生在调磨义齿时，护士要用强力吸引器协助医生吸除粉末，并及时调整灯光以方便医生的操作。当医生调𬌗时，护士应将咬合纸递给医生。

（2）调改合适后，协助医生教会患者摘、戴义齿。

（3）在操作的过程中注意缓解患者的紧张情绪，还应帮助行动不便的患者漱口。

（4）医生将义齿调改合适，抛光后，护士应用酒精棉球清除义齿上的咬合纸印迹，并在冲洗干净后交与患者。

【健康教育】

（1）指导患者摘、戴义齿。戴义齿时要放准位置，用手指轻压人工牙𬌗面，轻缓就位，不能用牙咬合就位，以免卡环变形或义齿损坏。摘义齿时用指甲向𬌗方向推拉卡环，即沿就位相反方向推拉卡环。患者摘、戴义齿不熟练可回家练习，但必须教会患者摘、戴的方法，否则患者回家后可能无法取下或戴上义齿。

（2）指导患者饭后摘下义齿清洗。睡前将义齿摘下，用牙刷、牙膏将义齿清洗干净后浸泡在冷水中。如水碱较大时，可将水烧开后放凉，再将义齿浸泡在其中。不能用沸水或酒精等消毒义齿，以免活动义齿老化、变形。

（3）告知患者义齿初戴时可能出现异物感、恶心、发音不清、口水多、义齿摘戴不便等现象，需要一段时间习惯。

（4）初戴义齿后有黏膜压痛、溃疡、咬腮、咀嚼不得力或卡环过松、吃饭易掉等不适时，应及时就诊。如不适症状使用者难以忍受，嘱患者可暂时停戴义齿，但在复诊前数小时应戴上义齿，并吃少许食物，以便找出疼痛原因。

（5）告知患者义齿的寿命。由于人工牙的磨耗及牙槽嵴不断吸收，义齿使用一段时间后会出现一定问题，需请医生及时修改。

第四节　全口义齿修复患者的护理

全口义齿是利用适当基托和人工牙材料，按照一定方法和步骤制作的，可恢复患者缺失的牙列和功能的人工修复体。全口义齿利用基托吸附在上下颌牙槽嵴黏膜上，在产生的吸附力和大气压力的物理作用下进行固定。固定的好坏不但与患者的口腔组织解剖生理条件和个体适应能力有关，而且与操作方法和材料等因素有关。从临床的角度出发，印模是否精确，直接关系到全口义齿的修复效果。

【初诊护理】

1. 物品准备

准备全口圆底托盘、印模胶、精细印模材料，蜡片、蜡刀、垂直记录尺、𬌗平面板。

2. 全口义齿托盘选择

（1）牙列缺失上颌牙槽嵴宽度的确定：使用分规或其他测量工具，测量出上颌牙槽骨最大宽度，并以此为依据选择托盘。

（2）牙列缺失下颌牙槽嵴宽度的确定：使用分规或其他测量工具，测量出下颌牙槽骨内侧最大宽度，并以此为依据选择托盘。

3. 患者准备

（1）与患者沟通：了解患者的主观要求、既往牙科治疗情况、年龄、性格、心理和全身情况。

（2）口腔检查：检查患者颌面部左右是否对称，拔牙后伤口愈合情况。牙槽嵴高而宽对义齿的固位、稳定和支持作用好。检查患者上下颌弓的形状和大小是否协调，上下颌唇系带的位置等。

【取印模的护理】

1. 制作全口初印模的护理

（1）取上颌印模时调整椅位至患者上颌与医生肘部相平或稍高于医生肘部，张口时，上颌牙𬌗平面与地平面大致平行；取下颌印模时将椅位调至患者下颌与医生上臂中部相平，下颌牙𬌗平面与地面大致平行。

（2）调节灯光，使口内视野明亮清晰，同时避免灯光直射患者眼睛，并且保证头灯不影响医生操作。

（3）观察患者牙弓大小、形态，牙槽嵴高度、宽度，为其选择一副合适的无牙颌托盘，放入口中，然后将红色打样膏放入 60~70℃ 水浴盆中软化（需用纱布包裹，防止打样膏软化后与容器黏附）。

（4）必要时点燃酒精灯。如果患者口水较多，应注意及时吸唾。待红色打样膏成形后取出。

2．取终印模的护理

（1）将红色打样膏修理刀递给医生，在医生完成初印模表面及边缘的修整后，递给毛巾或气枪，吹干红色打样膏初印模。

（2）调拌藻酸盐印模材料取终印模，稀稠度比取其他印模稍稀，将调好的藻酸盐印模材料放入初印模内，边缘外翻涂抹，此时的印模要薄且均匀细腻，边缘密合，表面光滑，量不要过多，然后将初印模递给医生，并为患者及时吸唾。协助医生将初印模放入患者口内，嘱患者放松，如出现恶心等不适症状，可嘱患者低头，调整呼吸，如用鼻吸气，用嘴呼气。

（3）待医生做好边缘整塑后，为患者准备好漱口水，医生从患者口中取出印模后，嘱患者漱口，帮助患者清除口内残余的印模材料，擦拭干净患者的口角。

（4）清理操作台，核对患者姓名后，迅速将取好的印模送至模型室，消毒后灌注硬石膏。

【戴牙时的护理】

（1）将义齿消毒后放入一次性检查盘内，再在一次性检查盘内放好两片咬合纸，将低速直手机安到马达上，配合医生完成对患者的咬合检查、调𬌗和选磨。

（2）调磨时护士应用强力吸引器吸出调磨时产生的粉末和碎屑。

（3）患者试戴满意后，协助医生对全口义齿进行抛光、打磨，清洗消毒后交给患者。

【健康教育】

全口义齿戴好后，为了使患者尽快地适应和发挥义齿的功能，应帮助患者正确地认识和了解义齿，指导患者正确地使用和保护义齿。

（1）增强使用义齿的信心

初戴义齿时可能会出现异物感、唾液多、恶心、发音不清楚、不会用义齿咀嚼等不适现象。应事先让患者了解义齿初戴时可能出现的问题，使其对此有足够的心理准备，使患者建立适应和学习使用义齿的信心，并告诉患者应尽量将义齿戴在口中练习使用。

（2）纠正不正确的咬合习惯

长期缺牙而没有及时修复，或长期戴用不合适的旧义齿的患者，可能存在下颌习惯性前伸或偏侧咀嚼习惯。在初戴义齿时，患者常常不容易咬到正确的正中𬌗位，而影响义齿的固位和咀嚼功能的恢复，应告知患者通过练习，能够自然咬合到正中𬌗位。对于存在舌后缩习惯而影响下颌义齿固位和稳定的患者，应教会其通过练习用舌尖添下前牙舌侧来矫正。

（3）进食方法

口腔条件差、适应能力差而又有不良咬合习惯的患者，在初戴义齿的前几天，可先适应义齿的存在，然后逐渐克服不适感，并练习正中咬合。待初步习惯后，再用义齿咀嚼食物。开始时可先吃较软的小块食物，进食时咀嚼动作要慢，尽量用两侧后牙同时咀嚼食物，避免用前牙咬切大块食物。锻炼一段时间后，再逐渐吃一般食物。戴用义齿后，不宜吃过硬或过黏的食物，以免义齿折裂或松动而易脱落，也不要用前牙切咬食物，且咀嚼要慢。

（4）保护口腔组织健康

进食后应及时摘下义齿，用冷水冲洗或用牙刷刷洗等方法来清洁义齿，以免食物残渣存积在义齿的组织面，刺激口腔黏膜。睡觉时应将义齿摘下，认真清洁，同时可使无牙颌承托区组织得到适当的休息，有利于组织健康。如由于义齿刺激造成黏膜破损，应摘下义齿使组织恢复，并应及时请医生修改义齿，切忌患者自行修改义齿。

（5）义齿的保护

最好能做到每次饭后都刷洗义齿，或每天至少用牙膏彻底刷洗清洁一次。刷洗时应特别小心，避免掉在地上摔碎义齿。义齿不戴用时应将其浸泡在清水中，不要长期在干燥环境下保存义齿。义齿可用软毛牙刷和摩擦颗粒小的牙膏清洁，或用义齿清洁剂浸泡，应避免用强酸、强碱溶液浸泡义齿。

（6）定期复查

由于人工牙的磨耗及牙槽嵴不断吸收，义齿使用一段时间后会出现问题。应定期请医生检查并做小的调改。一般使用 5 年需要更换，不合适的状态下使用，会加剧牙槽嵴的吸收，严重影响进一步的修复治疗。戴用过程中，如黏膜组织发生疼痛、义齿经常松脱、咬腮、咀嚼不得力时要及时复诊修理。

第十四章 口腔正畸科患者的护理

第一节 临床常用正畸器械及材料

正畸治疗是一个操作性特别强的医学专业。矫治错𬌗畸形需要许多矫治装置及器材。护理工作或四手操作需要牙科助手认识、了解和掌握这些器材的种类、使用方法和特性，这有助于协助医生减少临床操作时间，提高矫治效果，保证消毒灭菌效果，避免交叉感染。

【临床常用正畸器械及其基本用法】

1. 细丝钳

细丝钳喙缘细长，一喙缘为圆形，另一喙缘为方形，可用于弯制不同规格的细丝和弹簧曲。喙缘后部带有坚硬的刃口，可以用于切去多余的钢丝。但细丝钳最大弯制或切断钢丝直径不能超过0.51mm。

2. 尖咀钳

尖咀钳与细丝钳的结构有点类似，其一喙缘为圆形，另一喙缘为方形。但尖咀钳喙缘较短，可以用于弯制各种弹簧曲。尖咀钳最大弯制钢丝直径不能超过0.81mm。

3. 转矩钳

转矩钳用于在方丝上形成转矩角而产生转矩力，转矩钳通常成对使用。

4. 带安全夹远中末端切断钳

用于切断磨牙圆管远中多余的钢丝，它的切刃后部有专门设计的夹口，能夹住多余的弓丝，防止所切断的弓丝进入口内而发生意外事故。

5. 结扎丝切断钳

结扎丝切断钳只能用于切断直径为0.41mm或以下的栓钉和结扎丝，而不能用于剪切任何其他的硬丝和粗钢丝。

6. "Ω" 曲弯制钳

专用于弯制 "Ω" 曲的器械。

7. 停止曲弯制钳

弯制钢丝的停止曲专用钳。

8. 三臂钳

用于弯制较粗钢丝的器械。

9. 梯形钳

弯制各种弹簧曲的器械。

10. Tweed 曲成型钳

弯制各种精细的弹簧曲的器械。

11. 带环成型钳

用于带环外形轮廓边缘的成型。

12. 前牙去托槽钳

去除前牙上托槽的器械。

13. 分牙圈钳

黏结带环前辅助弹性分牙圈就位、分离牙间隙的器械。

14. 带环去除钳

去除后牙带环用钳。

15. 粗丝切断钳

用于切断较粗钢丝的器械。

16. 托槽定位器

在黏结托槽过程中,辅助确定托槽黏结在正确位置的器械。

17. 持针器

可代替结扎丝切断钳使用,用于结扎、拆除弓丝。

18. 栓钉、结扎丝钳

栓结结扎丝所使用的器械。

19. 托槽镊

夹持托槽用的器械。

20. 带环推子

用于在安装带环过程中,帮助带环就位和使带环更贴合的器械。

21. 弓丝成型器

用于弯制标准弓丝,特别在方丝的弯制过程中,更是不可缺少的工具。

22. 结扎圈就位器

结扎圈就位器可提供一种安全、舒适、卫生的结扎方法,可避免其他器械或结扎丝对患者软组织的损伤。

23. 滑动牵引钩固定钳和滑动阻止管固定钳

可以使滑动牵引钩或滑动阻止管固定在圆丝或方丝上的器械。

24. 模拟𬌗架和错𬌗蜡堤

模拟正畸治疗错𬌗畸形的基本过程,可用于口外练习和训练。

25. 点焊机

焊接弓丝或带环等的工具。常用焊接器械有点焊机和气体焊接枪两种。

【正畸常用材料】

1. 方丝弓托槽

方丝弓托槽的类型较多。有单、双翼托槽，Bmussard 托槽，Lewis 托槽等。托槽可使用金属、塑料、陶瓷制作，也可使用复合材料制作。上中切牙、下颌前牙、后牙的标准方丝弓托槽尺寸各不相同，形态也有少许差异。

2. 直丝弓托槽

直丝弓托槽槽沟带有预成的转矩、轴倾角。

3. Begg 托槽

Begg 托槽是在带状托槽的基础上改进的一种细丝托槽。它分为平底（用于前牙）和弧形底（用于后牙）两种。

4. 差动直丝弓托槽

Kinsling 设计的一种可使用方丝和细丝的托槽。

5. 颊面管

位于支抗磨牙的颊侧，用于稳定或固定弓丝的装置。颊面管按形态分为方形颊面管和圆形（椭圆形）颊面管两类，按数目可分为单管、双管、三管颊面管等，分别使用于主弓丝、辅弓丝及口外弓。

6. 口外弓

一种口外加力装置，需与头帽、颈带联合使用。

7. 头帽

固定于头部的支抗装置。常与口外弓、颏兜、面具配合使用。

8. 舌侧纽扣

粘固于牙齿唇、舌侧，用于牵引时橡皮圈的固定。

9. 分牙簧

分离牙齿之间邻间隙，为黏结带环提供间隙。

10. 磨牙带环

支抗磨牙上的固位装置。它有许多型号，可供临床选用。

11. 结扎丝

起结扎和固定作用，将弓丝及其附件固定于托槽槽沟内。

12. 弹性橡皮链

通常用于牙齿之间微小间隙的关闭。

13. 弓丝

正畸使用的弓丝类型较多。从形态上有圆形弓丝、方形弓丝。从材料上有镍铬 18-8 不锈钢弓丝、Elgiloy 钴铬镍合金不锈钢弓丝、澳丝、镍钛丝及钛钼合金丝（TMA）。

14. 结扎橡皮圈

与结扎丝的作用相同，用于将弓丝与托槽固定在一起。因其具有弹性，故特别使用于扭转牙齿或弓丝一时不能进入托槽槽沟等情况时。

15. 牵引橡皮圈

用于颌内或颌间牵引。常用规格有：1/8英寸（1英寸=25.4mm），3/16英寸，1/4英寸，5/16英寸等。每一规格又有三种不同厚度。

16. 螺旋弹簧

移动牙齿以增加间隙或关闭间隙。有拉伸弹簧和压缩弹簧两种。

17. 弹性牵引圈

用于颌内牙齿间牵引和纠正牙齿扭转。规格有5mm、7.5mm、10mm、15mm、20mm、25mm等。

18. 扭转垫

用于纠正扭转牙齿。

第二节　初诊咨询患者的护理

错𬌗畸形是指儿童在生长过程中，由先天的遗传因素或后天的环境，如疾病、口腔不良习惯、替牙异常等导致的牙齿、颌骨与颅面的畸形。患者就诊时接待护士应温和亲切，起身回答疑问，并告知患者及其家属就诊须知、程序及矫治的大致费用和时间，请家属或患者完善病历首页、个人信息，以便于联系。

【正畸矫正的适应证】

错𬌗畸形是一种对人体功能及心理有潜在影响的缺陷，当出现以下改变，即可考虑正畸矫治。

1. 牙列拥挤、牙齿不齐

最常见的一类畸形，主要表现为牙齿拥挤和排列不齐，里出外进。

2. 反𬌗

分为前牙反𬌗和后牙反𬌗。前牙反𬌗即俗称的"地包天"，又可分为个别前牙反𬌗和多数前牙反𬌗，也就是咬合下前牙舌面覆盖上前牙牙冠的唇面，下巴较向前突出，从人体侧面看，脸型呈现凹陷的月牙形。有些儿童的反𬌗会随着生长发育而越发明显。后牙反𬌗分为单侧和双侧，可表现为个别后牙反𬌗及多数后牙反𬌗。

3. 前牙深覆盖

此类畸形表现为上前牙突出，上前牙切端至下前牙唇面的最大水平距离超过 3mm，常伴有前牙深覆𬌗，明显者嘴唇不能自然闭合，侧面看脸型呈鸟形脸。

4. 深覆𬌗

此类错𬌗出现咬合过深，表现为上前牙过多盖住下前牙，超过下前牙唇切面 1/3，严重者的下前牙咬在上前牙舌面超过前牙颈 1/3，甚至咬在上前牙腭侧牙龈上，深覆𬌗者通常面下 1/3 距离过短。

5. 牙列间隙

指牙齿间出现的间隙。可表现为：牙体形态较小，颌骨形态正常；先天缺牙，颌骨形态正常；牙体形态正常，颌骨过大；拔牙后未及时修复，导致近远中邻牙移位而产生间隙。

6. 开𬌗

上下前牙切端间无覆𬌗关系，垂直向出现间隙。

7. 后牙锁𬌗

在临床上可分为正锁𬌗和反锁𬌗。正锁𬌗是指上颌后牙舌尖的舌斜面位于下颌后牙颊尖的颊斜面的颊侧，𬌗面无咬合接触，临床较为多见。反锁𬌗是指上颌后牙颊尖的颊斜面位于下后牙舌尖的舌斜面的舌侧，𬌗面无咬合接触。后牙锁𬌗易降低咀嚼能力，诱发颞下颌关节紊乱等问题。

8. 协助修复治疗

有的患者因为长期缺牙，使得对𬌗牙伸长，或者出现邻牙倾倒等现象，可利用正畸治疗，开扩间隙或是压低伸长牙，获得足够空间，以利于修复治疗。

【正畸矫正的禁忌证】

口腔正畸被应用于临床虽然才 1 个世纪，但矫治装置的层出不穷，理论研究亦越来越深，因此放宽了矫治条件。但有精神疾病、癔症、癫痫、严重的牙槽骨吸收和极不配合治疗的患者尚需慎重使用。

【正畸科专业检查】

核对患者姓名及病历，安排患者在牙科治疗椅上就位，为患者系胸巾，接漱口水。嘱患者漱口，调整椅位及光源，等待医生检查。

【诊断性检查】

拍 X 线片，包括曲面体层 X 线片、头颅正位片、头颅侧位片及个别牙片，还可进行头颅 CT 检查。制取上、下颌研究模型及拍摄面像、口内像。拍摄口内像应根据患者年龄及口腔情况准备大小合适的正面拉钩、侧方拉钩及反光板。牵拉患者口角时，动作要轻柔，避免用强风吹患者口中的反光板，以减轻患者口干、恶心等不良反应。照相拉钩用毕需彻底清洁消毒。

【交代矫治计划】

整个正畸治疗过程时间长，同时也是医患共同合作的过程，需要医患双方互相信任、互相配合。正畸治疗全程往往需要一年半到两年的时间，且需要定期复诊。而不同的矫治材料和系统也有不同收费的标准。因此，正畸治疗前，要求患者及其家属都在场，医生将治疗方案、治疗时间的安排、矫治所需费用及矫治过程中可能出现的问题告知患者及其家属，患者及其家属同意治疗后，签订正畸治疗知情同意书。护士也应提醒患者及其家属清楚认识矫治过程顺利与否、矫治效果满意与否，除了依赖于合理的设计、熟练的操作及准确的诊断外，还与患者及其家属的配合有着重要的关系。治疗过程中强调患者应具备良好的配合度和健康的心态，应使患者学会维护口腔卫生的方法，以使正畸治疗达到患者需求的结果。

第三节　活动矫治器的护理

活动矫治器是指用于矫治少数牙齿错位、以修复牙倾斜移动为主，以及早期防治牙颌畸形和早期矫形治疗骨性畸形的机械式活动矫治器。它可以改进颌骨关系，是引导颌骨正常生长的功能性矫治器。此类矫治器因为患者可自己取出，所以患者的医从性与术后效果相关联，术后需要护理密切配合。

【适应证】

纠正前牙反𬌗、扩大牙弓、解除深覆𬌗、纠正下颌后缩等。

【术前准备】

1. 器材准备	2. 患者准备
（1）初诊器材准备：正畸初诊所需器械除一般口腔检查三件套外，还需准备适当的托盘、蜡片、咬合纸、分牙器材等。 （2）复诊器材准备：如口镜、探针、镊子、持针器、金冠剪、咬合纸、各种磨头、活动矫治器等。	核对患者病历及患者姓名。安排患者就座在治疗椅上。为患者系好胸巾，接好漱口水。嘱患者漱口。调整椅位及光源，将核对无误的矫治器消毒后放至器械盘中。

【术中护理】

（1）矫治器由医生进行调整、磨改、抛光、消毒后戴入患者口内。	（2）护士协助医生检查有无尖锐突起物，询问患者局部有无压痛、不适，如有不适应及时通知医生给予处理。
（3）复诊时安排患者就座后，嘱患者将矫治器取下，清洗干净，由医生进行调整。	（4）询问患者在佩戴过程中，有无牙齿疼痛、牙齿松动、溃疡等情况；并对佩戴时间进行评估。
（5）协助检查患者口腔卫生情况及矫治器的维护情况。	

【术后护理】

（1）协助患者预约复诊时间，不同矫治器复诊时间不同，应遵医嘱预约。	（2）向患者及其家属交待矫治器佩戴方法及使用中的注意事项、维护要点等。
（3）对诊疗后器械进行分拣、消毒，并对诊疗区域进行终末消毒。	

【健康教育】

（1）告知初戴者，佩戴初期会有不舒适、不习惯的感觉，一般可在

2~3天内适应。如出现疼痛持续加重，应立即取出矫治器，取出时应避免对牙体及牙周组织造成损伤。不可自行调整矫治器，出现不适应尽快来医院由医生进行处理。

（2）教会患者自行取戴矫治器，可让患者对着镜子反复练习直到熟练为止。佩戴矫治器时用双手拇指、示指协作将固定卡环顶压就位。取下时不可扳卸唇弓以免唇弓发生变形，可将手指放于固位卡环处用力取下。嘱患者佩戴时不可用牙上、下咬合的方法使矫治器固位，因为这种方法会损坏矫治器。

（3）佩戴活动矫治器应保持良好的口腔卫生，早晚刷牙时将矫治器取下，用牙刷轻轻刷洗干净，注意不能用力过猛，防止副簧变形。坚持饭后漱口，预防牙龈病的发生。

（4）佩戴活动矫治器后会出现发音不清，口内有异物感等现象，一般戴用1周后会有好转。对影响发音的患者，可指导其多读书读报，多练习讲话，直到发音清楚为止。

（5）活动矫治器矫治错𬌗畸形，医嘱常要求患者24小时戴用。有些患者，尤其是中小学生患者因怕影响学习，一般白天不戴，而只在晚上戴用，这样会影响矫治效果，使治疗过程延长，甚至会导致矫治失败。可与患者或其家属交流，告知患者错𬌗畸形的危害性及进行矫治的重要性，鼓励患者建立信心，克服困难完成治疗。

（6）嘱患者妥善保管矫治器，防止损坏和丢失。因特殊情况不戴矫治器时，应在取下后放在硬质盒内，防止矫治器挤压变形或损坏、丢失。

（7）有特殊情况可打电话联系医院后来诊，一般佩戴活动矫治器的患者每2周复诊1次。

第四节　活动保持器的护理

活动保持器是一种可以自行摘戴的正畸治疗后的保持装置。具有结构简单、制作容易、保持效果稳定等特点，是目前临床最为常用的一种保持器，能有效防止错𬌗畸形的复发。适用于错𬌗畸形在治疗结束以后，进入保持阶段的患者。

【物品准备】

一次性检查盘、持针器、去托槽钳子、有带环者备去带环钳子、高速手机、裂钻、低速直手机、低速砂石磨头、低速弯手机、矽粒子、抛光杯、牙膏、已做好的保持器（有时备三德钳、日月钳）。

【治疗过程及护理】

（1）先用去托槽钳子将口内托槽去除，用高速手机、裂钻去除牙齿上的残留剂，然后用矽粒子、抛光杯、牙膏做光洁处理。

（2）牙面处理完后试戴、调整保持器。

（3）护士按步骤传递器械、吸唾，保持术野清晰。

【健康教育】

（1）加强口腔卫生，养成每餐后刷牙和清洁保持器的习惯。

（2）初戴保持器可有说话时吐字不清、恶心等不适感，1周后多可自行消失，告诉患者不必担心。

（3）保持器不戴时可浸泡在凉水里或放在硬质盒内，防止变形，杜绝丢失、损坏保持器的行为。

（4）嘱患者严格按医嘱要求佩戴保持器，保证足够的佩戴时间。一般要求患者在最初的6～12个月内全天24小时佩戴保持器，此后的6个月只晚上佩戴；再后的6个月隔日晚上佩戴1次即可。如此持续直至牙齿稳定。

（5）嘱患者半年复诊1次，有特殊情况可打电话咨询医生后来诊。

（6）保持器如有丢失、损坏，应及时就诊，重新制作，以防错𬌗畸形的复发。

第五节　固定矫治器的护理

固定矫治器是由约20个托槽和支抗磨牙上的带环或颊面管以及各种弓丝组成的，固定在患者口内的牙齿上，患者不能自行取下的一类高效矫治系统。目前国内常用的主要是方丝弓矫治技术、直丝弓矫治技术。

托槽和带环黏结部位的准确程度，可以说是决定矫治成功的关键步骤，直接关系到治疗质量和牙齿移动的速度，其黏结部位不准确轻者可使牙齿无法排齐，重者可使治疗无法进行。医生和护士的密切合作，可以避免不必要的差错，减少椅旁操作时间。

【物品准备】

分牙的物品准备：一次性检查盘、水杯、分牙圈钳、钢丝剪刀、开口器（及后牙拉钩）、吸唾管、不锈钢镊子、托槽、玻璃板、调拌刀、釉质黏结剂、黏结液、酸蚀液（30％磷酸溶液）、低速弯手机、马达、矽粒子、带环（若为焊接颊面管备带环、带环就位器、去带环钳子）、酒精棉球、棉球、分牙橡皮圈、玻璃离子黏固剂等。

【分牙处理】

在带环黏结前先进行分牙处理，由于牙齿间有紧密的邻接点，不可直接放置带环，因此在安放带环前需对牙齿进行有效分离，以获得微小的间隙。方法：用分牙圈钳夹住分牙圈，将条状分牙圈置入分牙处，一般放置3~7天于带环试戴时弃掉。

【带环黏结的护理】

1. 带环鉴别

带环应与支抗牙密切贴合，因此决定了它的形态与支抗牙形态应完全一致。

（1）上颌左右侧带环鉴别	（2）下颌左右侧带环的鉴别
上颌带环呈斜方形，即颊侧近中轴面角和舌侧远中轴面角为锐角，而颊侧远中轴面角和舌侧近中轴面角为钝角。拉钩开口朝向远中。UR为上颌右侧带环，UL为上颌左侧带环。	下颌带环呈梯形状，舌侧近远中距离小于颊侧近远中距离，近远中沟与中央沟相交呈"十"字形，或者面呈"田"字形。拉钩开口朝向远中。LL为下颌左侧带环，LR为下颌右侧带环。

2. 带环的选择

（1）原则	（2）方法
带环应与支抗牙密切贴合，龈缘与颊舌侧牙龈轻接触，而带环𬌗缘应位于牙齿𬌗缘下而不干扰咬合。	选择与支抗牙大致相同大小的带环，从面观察，带环龈缘周径与牙齿最大周径大致相同。医生可以在临床患者口内试戴，在此型号基础上增加或减少一个带环号码。

3. 带环黏结的术中配合

（1）口腔准备	（2）带环准备
充分清洗欲黏结带环的牙齿，可使用杯状橡皮刷或棕刷刷洗，以完全去除牙齿颊侧舌面的结石、滞留的食物残渣；然后用棉球隔湿，热气体吹干牙面。	从口内取出的带环，用清水冲洗干净，棉球擦干，再用酒精棉球消毒，热空气吹干。

（3）调拌黏结剂

①取适量玻璃离子黏固剂的粉剂，从液剂中挤出 1~2 滴液体，将粉剂与液剂混合调拌均匀。根据产品说明书比例要求进行调拌，成品应为拉丝状。调拌过稀，凝固时间较长；黏稠度较高，凝固时间短。

②将已调拌好的黏固剂放置于带环内侧龈缘，约 1/2 环即可，宽度约 1mm，带环𬌗缘垫上一张韧性较好的小纸片，以免黏固剂弄到手指上。

4. 带环的传递

（1）上颌左侧磨牙带环的传递	（2）上颌右侧磨牙带环的传递
护士左手持带环的舌侧远中轴面角处，示指放在带环的𬌗缘纸片下，拇指压在带环龈缘上，医生右手拇指在龈缘上，示指在𬌗缘下，握持带环颊侧近中轴面角处，传递后医生逆时针稍旋转，即可将带环安放在患者牙面上。	护士左手持带环的舌侧处，示指放在带环的𬌗缘纸片下，拇指压在带环龈缘上；医生右手拇指在龈缘上，示指在𬌗缘下，握持带环颊侧颊面管处，带环传递后医生即可将带环直接安放在患者牙面上。

（3）下颌左侧磨牙带环的传递

护士左手持带环的舌侧远中轴面角处，示指放在带环的龈缘上，拇指压在带环𬌗缘纸片下，医生右手拇指在𬌗缘上，示指在龈缘上，握持带环颊侧近中轴面角处，带环传递后医生逆时针稍旋转，即可将带环安放在患者牙面上。

（4）下颌右侧磨牙带环的传递

护士左手持带环的远中面，示指放在带环龈缘上，拇指压在带环的𬌗缘纸片下；医生右手拇指在龈缘上，示指在𬌗缘下，握持带环近中面，传递后医生逆时针稍旋转，即可将带环安放在患者牙面上。

5. 带环黏结

（1）按照上述带环传递方法，医生即可将带环置于患者口内相应的支抗牙齿上。

（2）带环就位：用手稍加力，使带环基本上在支抗牙上就位，使用带环推子，头部置于带环边缘，加力使带环就位。

6. 术后器械护理

将所用器械收集在一起，以便于清洗消毒。调拌刀和调拌板刮去残余黏固剂后，也可使用酒精棉球擦拭。

【托槽黏结的护理】

1. 常规黏结

（1）安装低速弯手机及矽粒子，进行牙面光洁处理。

（2）放置开口器，准备酸蚀液，进行牙面酸蚀处理。

（3）医生用水枪冲洗牙齿表面的酸蚀液，此时护士应配合吸唾，把患者口腔中的水及唾液吸干净，保持牙面清洁干燥，护士还应准备好隔湿棉球。

（4）吹干牙面后，将备好的隔湿棉球递与医生进行隔湿处理。选用正畸黏结材料进行托槽的黏结。正畸黏结材料分为双组剂（牙釉质黏合剂）和单组剂 2 种。按固化种类分为光固化和化学固化 2 种。

1）双组剂（牙釉质黏合剂）

①取等比例 A、B 膏体放于玻璃板上，一颗牙即 A、B 膏体1:1 各取

小米粒量（约0.5g）整齐并排放好。

②取等量 A、B 黏结液各 1 滴分别至双碟中，用毛刷均匀混合后，将蘸取混合液的毛刷递给医生，涂于酸性黏结的牙面上。

③用持托槽镊夹持托槽，将调好的均匀的 A、B 膏体混合体涂布于托槽底面上。调拌时采用塑料调拌刀，调拌至细腻无杂质方可使用。

④将涂有黏结剂的托槽递给医生，定位、黏结。

2）单组剂（化学固化）

①核对黏结剂名称及有效期。

②将单组剂底液滴入双碟。

③将蘸有黏结液的棉棒递给医生，涂到酸蚀的牙釉质面上。

④护士用持托槽镊夹取托槽，并接过小棒，蘸取底液，涂于托槽底面上。

⑤将黏结剂膏体挤出米粒大小置于托槽底面上。

⑥将夹有托槽的持托槽镊递给医生，黏结固定。

2. 光敏树脂黏结

用光敏树脂黏结托槽还需备光敏车（光敏灯、电源设备、酸蚀液、小刷子、黏固剂、光敏材料）。用光敏树脂黏结托槽的治疗及护理如下：

（1）连接好光敏机的电源。

（2）准备酸蚀液，进行牙面酸蚀处理。

（3）医生用水枪冲洗牙齿表面的酸蚀液，此时护士应配合吸唾，把患者口腔中的水及唾液吸干净，保持牙面清洁干燥，护士还应准备好隔湿棉球。

（4）吹干牙面后，医生用棉球隔湿。护士用小刷子蘸适量黏结剂递给医生。医生在牙面上涂黏结剂。护士递送光敏灯给医生。医生用光敏灯照射牙面 20 秒（或按说明书要求照射）。同时护士嘱患者闭眼（或戴保护眼镜），并用吸唾器吸出患者口腔中唾液。

（5）涂黏结剂。护士用光敏调拌刀取适量的黏结剂置于托槽底面并递给医生。黏结过程中护士还应及时用吸引器吸出患者口腔内的唾液。医生用光敏灯照射牙面 20 秒（或按说明书要求照射）。照射的同时护士应嘱患者闭眼。

【健康教育】

（1）戴用固定矫治器的患者要特别注意口腔卫生。早、晚及进食后都必须按正确的方法刷牙，必要时可使用正畸专用牙刷或者牙间隙刷刷牙，以便将牙齿上的软垢及食物残渣仔细刷干净。

（2）需分牙的患者，应先告知其分牙后牙齿会有些不舒服，应嘱其不要自行拆除分牙圈，下次复诊时分牙圈将由医生拆除。

（3）对初戴固定矫治器患者要说明，佩戴初期可能会有不舒适的感觉，带环和托槽可能会刺激唇侧或颊侧黏膜而引起疼痛，疼痛感会随佩戴时间的延长而逐渐减轻，最后消失。如果引起溃疡或疼痛情况加重，要及时到医院复诊。

（4）佩戴固定矫治器期间，嘱患者不能随意自行扳动和调整钢丝或托槽。

（5）整个治疗期间，患者要按医生要求戴用弹力橡皮圈或口外牵引装置。

（6）告诉患者如出现牙龈增生则更需注意口腔卫生，正畸固定保持结束，去除带环托槽等附件后2周，牙龈增生一般可自行消退，严重者，可进一步进行牙周治疗。

（7）告知患者按预约时间复诊，如治疗中出现严重疼痛或托槽、带环脱落及损坏等应及时与医生联系，由医生根据情况妥善处理。

（8）固定矫正治疗过程中，告知患者注意不能吃硬、黏的食物，以免损坏托槽、带环，引起带环、托槽断裂、脱落。也不要做啃食的动作，水果和饼类等大块食物需切成小块食用。带有骨头的食物和有硬壳的水果应尽量避免食用，坚硬的骨头或果核常常会导致托槽的脱落。

（9）纠正患者的不良习惯，如异常吐舌头习惯、用口呼吸等习惯，告知患者或患儿家长这些都会影响整个治疗的效果，以取得患者或患儿家长的配合。

第六节 固定保持器的护理

舌侧保持器是一种应用和设计的各种固定装置并粘贴在牙齿舌侧表面来进行矫治后保持的保持器，可克服患者不合作因素的影响，效果稳定可靠，可以防止错𬌗畸形的复发。用于对美观要求较高或需要长期或终生保持者。

【物品准备】

一次性检查盘、持针器、钢丝剪刀、去托槽钳子、有带环者备去带环钳子、光固化机、开口器、酸蚀液、吸唾管、棉卷、光固化黏结液、光固化黏结剂、一次性毛刷、镍钛麻花丝（长约 10cm）、直径 0.25mm 结扎丝 5~7 段、高速弯手机、裂钻、轮状车针、低速手机、矽粒子、抛光杯、牙膏等。

【治疗过程及配合】

（1）酸蚀后吸唾。

（2）将镍钛麻花丝贴于牙齿舌侧面或腭侧面，用结扎丝结扎或先结扎再酸蚀。

（3）以毛刷取适量光敏黏结糊剂做固定，光固化照射 40 秒。

（4）粘固后将结扎丝去除，拆除固定矫治器，牙面做光洁处理。

【健康教育】

（1）嘱患者保持口腔卫生，强调三餐后及时刷牙、漱口，保持口腔清洁，尤其是佩戴保持器的部位。

（2）按医嘱复诊，有问题及时与医生联系。

第七节 压模保持器的护理

压膜保持器是由弹性塑料制成的，可覆盖所有牙列的牙冠，用于矫治后的保持，有利于咬合关系及牙位的稳定。可以使牙和颌骨稳定于矫治后的特定位置，可保持临床矫治效果。

【物品准备】

一次性检查盘、持针器、去托槽钳子、有带环者备去带环钳子、高速手机、低速弯手机、低速直手机、裂钻、适用磨头、咬合纸、矽粒子、抛光杯、牙膏、已做好的保持器。

【治疗过程及护理】

（1）递给医生去托槽钳子将口内托槽去除，递高速手机、裂钻给医生去除牙齿上残留的黏结剂，然后用矽粒子或抛光杯蘸牙膏递给医生做光洁处理。

（2）牙面处理后，协助医生调磨保持器。安装好低速手机及磨改抛光用的车针递给医生，调磨过程中注意保护患者眼部，应嘱患者闭目。

（3）调整咬合，必要时用高速手机及车针调𬌗，并准备咬合纸。

（4）教会患者正确戴取矫治器的方法，指导患儿家属帮助戴用。

第十五章　口腔种植科患者的护理

第一节　种植患者手术前评估

口腔种植学是口腔医学中最引人注目的新兴学科。种植修复的功能恢复及美学效果与传统口腔修复方法相比有着无可比拟的优势。在发达国家，种植修复已成为牙列缺损和牙列缺失的常规修复方法。

【术前常规检查】

1. 口腔临床检查

（1）种植区的解剖条件

咬合关系应有正常的覆𬌗、覆盖关系；单牙缺失的𬌗龈距至少有 5mm，近远中距至少有 5mm，对𬌗牙如有伸长则需调磨或采用正畸方法矫治。同时应注意患者口腔黏膜颜色、质地、厚度、深部骨量等健康状况。

（2）余留牙情况

检查邻缺隙余留牙的牙体、牙髓、牙周是否存在病变及了解患者治疗情况，如有牙周炎、根尖周炎应予以彻底治疗。

（3）口腔卫生检查

口腔卫生条件差者应加以警惕：应明确患者刷牙的频率、刷牙的时间、了解的牙间清洁的知识、使用的器具等详细情况；了解患者吸烟状态，如每天吸烟时间、数量等。术前应清洁口腔，进行全口牙周洁治。

（4）颌面部检查

检查患者面部外形或牙列是否正常；颞下颌关节有无弹响、疼痛及开口度、开口型是否正常。

2. 放射检查

（1）根尖片

主要用于检查个别缺牙区的骨密度及缺牙区周围是否存在病变，以便制订治疗计划，对判断骨质情况也很有价值。也常用于术中、术后检测种植体各部件的就位情况。

（2）曲面体层 X 线片	（3）锥形束 CT
可得到颌骨的垂直高度，上颌窦底、鼻底和下颌管至牙槽嵴顶的距离以及颌骨内是否有阻生牙、肿物等信息。	能够三维观察颌骨解剖结构，精确测量种植区域的可用骨量和评价种植区域的骨质，可协助制订种植方案。

3. 全身一般检查

（1）常规实验室检查

血常规、出凝血时间、肝功能、血糖及血清四项检查（了解患者有无梅毒、艾滋病、肝炎）。

（2）血压、脉搏、心电图及胸片等检查。	（3）通过这些检查，可了解患者全身状况能否耐受种植手术，还可进一步推测患者能耐受简单手术，还是中等或复杂手术。对于有一些相对禁忌证的患者，需要请内科医生会诊，并做好相应的预防措施。

（4）尽管吸烟患者也可接受种植手术，但失败率相对较高。应鼓励患者种植修复前开始戒烟。

（5）对患者心理情况进行评估。

4. 模型检查和测量分析

（1）牙𬌗模型诊断性上𬌗架

明确缺牙数目，缺牙区牙槽嵴与邻牙及对𬌗牙的关系；上下颌弓的对位关系、对𬌗牙列及颌间距离；上下牙列的正中𬌗关系等。

（2）诊断性试排牙

即在种植手术前预先将牙𬌗模型按正中关系上𬌗架，按照制作常规义齿的要求将人工牙排列到研究模型适当的位置上，展示将来人工牙及𬌗平面的理想位置与剩余牙槽嵴之间的关系；明确种植体植入的数量、位置、角度，设计上部结构等。

【评估因素】

1. 唇线

唇线的位置对于美学区缺失牙种植义齿修复的美学效果影响很大，因此手术前一定要充分评估。关于美学区的位置目前尚无确切的定义，一般说是指前牙区，也有人认为是指两侧第二前磨牙之间的区域。这里所说的唇线一般是指上唇线，而下唇线对于美学影响较小。唇线的位置包括休息位唇线和高唇线。高唇线是指患者自然大笑时唇线的位置。如果高唇线位置较高，对于红色美学影响较大。

2. 上下牙弓的位置关系

上下牙弓的位置包括垂直向和水平向位置。如果上下牙弓位置关系不好会影响修复效果。

3. 咬合关系

如果咬合关系不正常会影响种植效果，特别是多个牙缺失的病例，种植前一定要纠正不良的咬合关系。如果双侧多个后牙缺失，应注意患者的殆间垂直距离，必要时进行咬合重建。对于咬合关系不正常而需要正畸的患者，一定要先正畸再进行种植修复，因种植体植入后不能移动会影响牙齿正畸。

4. 口腔内剩余牙齿及现有修复体的状况

种植手术前应治疗现存的牙体及牙周疾病，更换不良修复体。

5. 缺隙邻牙与对殆牙的情况

如果邻牙移位、对殆牙过长或下垂，需要通过正畸方法治疗的，应先正畸，然后进行种植手术。如果需要调磨邻牙和（或）对殆牙的，术前应向患者说明，待种植体形成骨结合后再进行调磨。

6. 颞下颌关节

对于双侧多个后牙缺失或牙列缺失的患者，种植前应检查颞下颌关节，必要时先治疗相关疾病。

【适应证】

原则上说对于牙齿缺失而无禁忌证的患者，只要患者希望进行种植修复都可以进行，过去认为只有缺牙部位牙槽骨的质量与数量都能满足种植要求时才能种植，现在随着骨增量技术的发展，骨量已不是限制种植的因素了。但是总体上说对于下列情况种植义齿更有优势。

（1）因牙槽嵴严重吸收，常规全口义齿无法达到固位稳定者。

（2）软组织耐受力差，无法使用常规基托制作活动义齿或全口义齿者。

（3）上前牙缺失伴随牙槽骨缺损而因职业需要要求美学效果者。

（4）因各种原因行颌骨部分切除术后，剩余牙齿不足以支持赝复体或无剩余牙而无法支持赝复体者。

（5）希望接受固定修复而剩余牙不符合基牙条件者。

（6）牙齿缺失要求固定修复而不愿接受大量牙体预备作为固定桥基牙者。

（7）牙列缺失希望固定修复者。

【禁忌证】

1. 全身禁忌证

①高龄患者，年龄超过 80 岁的一般不考虑种植修复。

②糖尿病患者如果血糖过高难以控制或患者依从性差而血糖控制不理想者；血糖控制在 8.4mmol/L（150mg/dl）以下，骨质疏松症患者。

③冠心病患者半年内有过心绞痛或心肌梗死发作史。

④结缔组织病患者（如病理性免疫功能缺陷及结缔组织的炎性变、硬皮病、干燥综合征、类风湿关节炎等）。

⑤因脏器移植长期使用免疫抑制剂者。

⑥有急性炎症者。

⑦妇女妊娠期及服用某些药物期间（如抗凝血制剂等）。

⑧心理状态不稳定者及对钛金属过敏者。

⑨过度嗜烟、酒者及吸毒者。

⑩甲状腺功能亢进、有高代谢综合征者，神经、血管等功能异常者，应推延手术。

⑪神经系统疾病患者，如癫痫病患者。

⑫血液病患者，如血友病、再生障碍性贫血等患者。

2. 局部禁忌证

①植入区牙槽骨内有病变者。

②颌骨经放疗后 5 年内者。

③口干综合征患者，不利于种植义齿的自洁，易导致种植体周围炎。

④咬合畸形者，如有严重错牙合、紧咬合、偏侧咀嚼等不良咬合习惯者。

⑤缺隙空间不足以容纳种植义齿者。

⑥急性牙周炎者。

⑦口腔内有牙体疾病而未治疗者。

⑧牙龈黏膜疾病患者，如口腔扁平苔藓、复发性口炎、口腔白斑等患者。

第二节　种植体植入术患者的护理

牙种植体植入手术方法很多，包括骨内种植、骨膜下种植、根管内种植等。目前临床上多采用骨内种植，治疗分两期完成。

【术前准备】

1. 患者准备

（1）影像学检查，术前常规实验室检查，约定手术日期（女性患者应注意避开生理期）。

（2）口腔洁治，术前1周进行全口牙周洁治，确认口腔卫生状况良好，牙龈无炎症，方可进行手术。

（3）取术前模型和制作外科模板。

（4）嘱患者手术前1天及手术当天口服消炎药，清淡饮食，禁烟酒并充分休息。

（5）手术当天为患者测量血压，向患者及其家属交代病情及手术注意事项并与患者签署手术知情同意书及治疗计划书，填写患者基本信息。

（6）留取术前口腔内资料。术前照口内正、侧面咬合像和缺失牙列的颌像。

（7）取药，让患者用复方氯己定漱口液反复含漱，以清洁消毒口腔，每次含漱2~3分钟。

2. 药品准备

0.5%氯己定棉球、复方盐酸阿替卡因注射液。

3. 器械准备

口镜、挖匙、拉钩（2个）、骨膜剥离器、组织镊子、眼科剪刀、测量尺、照相拉钩（2个）、手术包、变速手机、手机座、手机套、生理盐水、无菌手套、吸引器管、吸引器连接管、输水管、输液器、消毒盘、颌面反光镜（浸泡于75%的酒精中）、手术车、种植机。

如有附加手术，还应遵医嘱备器械。

（1）骨质疏松者备骨挤压器械盒及锤子。	（2）植骨者备骨粉、骨膜、小球钻、骨粉充填器、一次性注射器、钛钉、锤子。骨粉、骨膜的条码及标签须保留。
（3）附加上颌窦内提升手术者备骨挤压器械盒及锤子。	（4）附加上颌窦外提升手术者备超声骨刀种植机、超声骨刀器械盒、上颌窦提升器械盒、输液器。

【治疗过程及术中护理】

（1）打开敷料包和手术包，将纱布、刀片、缝合针线、注射器、吸引器等放于包内无菌区。	（2）戴无菌手套，协助铺无菌巾，摆好器械，连接好种植机头及马达线，接好冷却水道，配合医生传递器械，并根据医生需要随时调整种植机头转速。
（3）备1%碘酊消毒种植区域黏膜，备必兰（阿替卡因肾上腺素注射液）或2%利多卡因或其他麻醉药物。	（4）切开、翻瓣、分离骨膜时，配合医生牵拉口角，并及时吸唾，协助暴露术区视野。
（5）牙槽嵴暴露后，传递持针器和缝合线，以便医生悬吊牵拉组织瓣，并置稍微湿润的纱布块于患者嘴角，以防患者嘴角被缝合线拉伤。	（6）种植窝制备时，应及时吸唾，以充分暴露术区视野，便于医生操作的顺利进行。

（7）种植窝制备完成后，用生理盐水冲洗骨屑。打开的种植体要避免被污染而影响骨结合，协助医生植入种植体至其就位，可采用手指推压或用骨锤轻击传力器使种植体就位。

（8）医生缝合时，协助止血、剪线。

（9）术中密切观察患者的生命体征，发现异常与不适时，及时处理。

（10）手术完毕后，仔细检查患者口腔内有无器械或异物遗留，然后擦净患者口周血迹，清点用物，并对各类手术器械及用物进行分类清洁、消毒、灭菌。

（11）记录患者资料，如植入区域、种植体数量与类型，以备术后随访；将印有种植体生产批号的标签贴于患者病历中备查。

【健康教育】

（1）指导患者术后拍 X 线片，以了解种植体在牙槽骨的位置。

（2）嘱患者术后咬纱布卷或棉球半小时，2 小时后可进食，但食物忌过热，宜进温凉软食。

（3）手术当日不要刷牙或用力漱口，或用患侧咀嚼，还应避免吮吸、触摸伤口。

（4）术后 24 小时内可以局部冷敷，以减少渗出液和缓解疼痛。24 小时后可改为热敷，以加速淤血消散。

（5）嘱患者按医嘱服药，用漱口液漱口，以保持口腔卫生。

（6）避免烟酒等刺激物，术后 3 天注意适当休息，避免剧烈运动、过度疲劳。

（7）涉及上颌窦的手术，术后 1~2 天内，鼻涕含血丝是常见现象，术后应加用滴鼻剂，避免用力擤鼻涕；下颌种植术后 5~6 小时仍有下唇麻木、局部出血明显时，应及时复诊。

（8）嘱患者 7~10 天拆线，如期间有不适，可电话咨询或返院复诊。拆线后，在创口修复之前，应每月定期复查，若有口腔卫生不良或愈合帽松动应及时处理。

（9）需二期手术者，应约好二期手术时间，一般为术后 3~6 个月。

第三节　种植体安置愈合基台的护理

做埋植式种植的患者在种植手术后 3~6 个月，待种植体与颌骨完成骨结合后，行二期手术，安置愈合基台。

【术前准备】

1. 物品准备

一次性检查盘、0.5%氯己定棉球、小切开包、纱布（若干）、无菌手套、口镜、挖匙、探针、复方阿替卡因注射器、局麻药、剥离子、眼科剪刀、照相拉钩、愈合基台及愈合基台扳手（2个）、吸引器管。

2. 患者准备

拍X线片。

【治疗过程及护理】

（1）消毒：递0.5%氯己定棉球给医生进行口腔内及口腔周围皮肤消毒。消毒后协助医生铺无菌巾，仅暴露口腔及周围部分皮肤。

（2）麻醉：递安好的复方阿替卡因注射器。递油膏，涂抹于患者唇部，防止术中牵拉损伤患者口角。

（3）切开：递刀片给医生，并协助医生牵拉患者口角并从旁吸唾。

（4）递止血钳给医生取出覆盖螺丝。

（5）安装愈合基台：递愈合基台给医生。

（6）缝合创口：递针线、剪刀、0.5%氯己定棉球给医生。

【术后护理】

（1）用过的一次性物品扔在指定的垃圾桶内，刀片、针头等锐器扔在指定的盒子内，并统一做毁形处理。

（2）手术器械统一刷洗、清洁、擦油，被污染的敷料也应及时清洗干净。

（3）打小切开包，并将物品归位。

【健康教育】

（1）术后当天勿用患侧咀嚼，勿吃过热、过硬和辛辣等刺激性食物。

| (2) 注意保持口腔卫生。 | (3) 嘱患者 10 天后拆线，取石膏模型，制作种植义齿。 |

第四节　种植体印模技术的护理

种植修复的印模方法有很多：根据使用的托盘是否开窗可分为开窗式印模和非开窗式印模；根据转移的目的分为基台转移印模和种植体转移印模。

【物品准备】

一次性检查盘、挖匙、止血钳、高速手机、生理盐水、5ml 注射器、冲洗针头、牙周探针、扭力扳手、愈合帽扳手、基台扳手、0.5%氯己定棉球、取模盒、基台测试盒、基台、聚醚、不锈钢托盘（上、下颌）、弹性印模材料、橡皮碗、调拌刀、照相拉钩、反光镜、吸唾管、漱口杯、比色板、镜子、临时黏结剂。

【治疗过程及护理】

(1) 递愈合基台扳手，协助医生取下愈合基台，用生理盐水冲洗，并从旁吸唾。	(2) 递基台测试盒，根据医生的测试结果准备相应型号的基台。安上合适的基台后拍照。
(3) 安放转移体，转移体带有弹性结构可直接以卡紧形式固定于种植体或基台上，然后拍照记录。	(4) 如患者有两颗或两颗以上种植牙需备硬化树脂。
(5) 取工作印模。为患者准备托盘，患者试戴合适后，协助医生将聚醚橡胶打入注射器内，医生先在种植区及牙齿咬合面注射，护士将聚醚橡胶打于托盘上，医生将盛有聚醚橡胶的托盘在口腔内就位。按下计时器，3 分钟后取出。	(6) 取对颌印模。调藻酸盐印模材料放于对颌托盘上。

（7）调临时黏结剂，粘保护帽。	（8）比色，为患者准备镜子。	（9）整理用物，处理器械，洗手，将物品放回原处备用。

【健康教育】

（1）保持口腔卫生。	（2）勿吃过黏或过硬的食物，防止保护帽脱落，如发生脱落，应尽快与医生联系，及时处理。

（3）提醒患者注意病历本上预约的复诊时间，如改约，需提前打电话联系。

第五节　种植义齿戴入的护理

根据患者种植数目和部位确定修复类型。可进行单个种植牙修复、多个种植基牙共同支持式冠桥修复、种植基牙和天然牙联合式修复、全颌固定式种植义齿修复以及全颌覆盖式种植义齿修复。

【物品准备】

一次性检查盘、止血钳、挖匙、5ml 注射器、无菌针头、生理盐水、纱布、棉球、酒精棉球、薄咬合纸、塑料薄膜、牙线、低速手机、桃形砂石磨头、高速手机、13 号直车针、照相拉钩、反光镜、抛光轮、CX 黏结剂、吸唾管、漱口杯。

【治疗过程及护理】

1. 实心直基台

（1）医生取下保护帽，用生理盐水冲洗，护士从旁吸唾。

（2）医生为患者试冠过程中，护士应注意调整灯光，并及时添加咬合纸及棉球。

（3）调𬌗完毕，为患者拍 X 线片。

（4）如 X 线片显示牙冠就位良好，则可进行抛光，备抛光轮。

（5）清洁基台及内冠，调 CX 黏结剂，黏固。

（6）清除多余黏结剂，照相。

（7）请患者漱口。

2. 八角基台或角度基台

（1）根据种植系统备配套的愈合基台扳手及扭矩扳手。医生取下愈合基台，用生理盐水冲洗，护士从旁吸唾。

（2）将基台放于超声清洗机内清洗。

（3）将基台从模型上转移到患者口腔内，试冠。

（4）医生为患者试冠过程中，护士应注意调整灯光，并及时添加咬合纸及棉球。

（5）调𬌗完毕，请患者拍 X 线片。

（6）如 X 线片显示牙冠及基台就位良好，则可固定基台。协助医生拧紧中央螺丝，用树脂封闭基台，备光敏机、充填器。

（7）清洁基台及内冠，调 CX 黏结剂，黏固。

（8）清除多余黏结剂，照相。

（9）请患者漱口。

（10）整理用物，处理器械，洗手，将物品放回原处备用。

【健康教育】

（1）保持口腔卫生，特别是要注意种植基桩周围的情况，必须用牙间隙软刷等清除牙间隙的食物残渣、软垢，以免造成种植体周围软组织感染或者造成种植体周围骨吸收。

（2）嘱患者勿吃过硬食物。

（3）定时复诊，1 周后复查咬合情况，3 个月后复诊 1 次，以后每半年复诊 1 次。复诊应提前打电话预约，期间如发现问题应及时复诊。

（4）种植体与天然牙相比，对𬌗力等特别是水平向力有相对较低的耐受能力，应正确使用种植义齿，纠正偏侧咀嚼等不良习惯，防止种植义齿受力过大而影响其使用寿命。

参 考 文 献

［1］程红缨，张绍蓉. 眼耳鼻咽喉和口腔科护理技术. 北京：人民卫生出版社，2011.

［2］赵佛容，陈佩珠. 口腔科护理手册. 北京：科学出版社，2011.

［3］卫生部医政司. 口腔科临床路径. 北京：人民卫生出版社，2012.

［4］高毅，李立芳，刁志虹. 口腔科主治医师 1088 问. 北京：军事医学科学出版社，2012.

［5］谷树严，马宁，李光宇. 眼耳鼻喉口腔科经典病例分析. 北京：人民军医出版社，2012.

［6］马晓衡. 眼耳鼻咽喉口腔科护理学. 北京：中国医药科技出版社，2014.

［7］肖跃群. 眼耳鼻咽喉口腔科护理. 第 2 版. 北京：人民卫生出版社，2014.

［8］卢爱工，张敏. 眼耳鼻咽喉口腔科护理学. 第 2 版. 北京：第四军医大学出版社，2012.

［9］席淑新. 眼耳鼻咽喉口腔科护理学. 第 3 版. 北京：人民卫生出版社，2012.

［10］李秀娥，王春丽. 口腔门诊治疗材料护理技术. 北京：人民卫生出版社，2011.

［11］李秀娥. 实用口腔颌面外科护理及技术. 北京：科学出版社，2008.